改訂第2版

リハ実践テクニック
関節リウマチ

■監修
西林保朗 ときわ病院整形外科

■編集
佐浦隆一 大阪医科大学総合医学講座リハビリテーション医学教室 教授
八木範彦 甲南女子大学看護リハビリテーション学部理学療法学科 教授

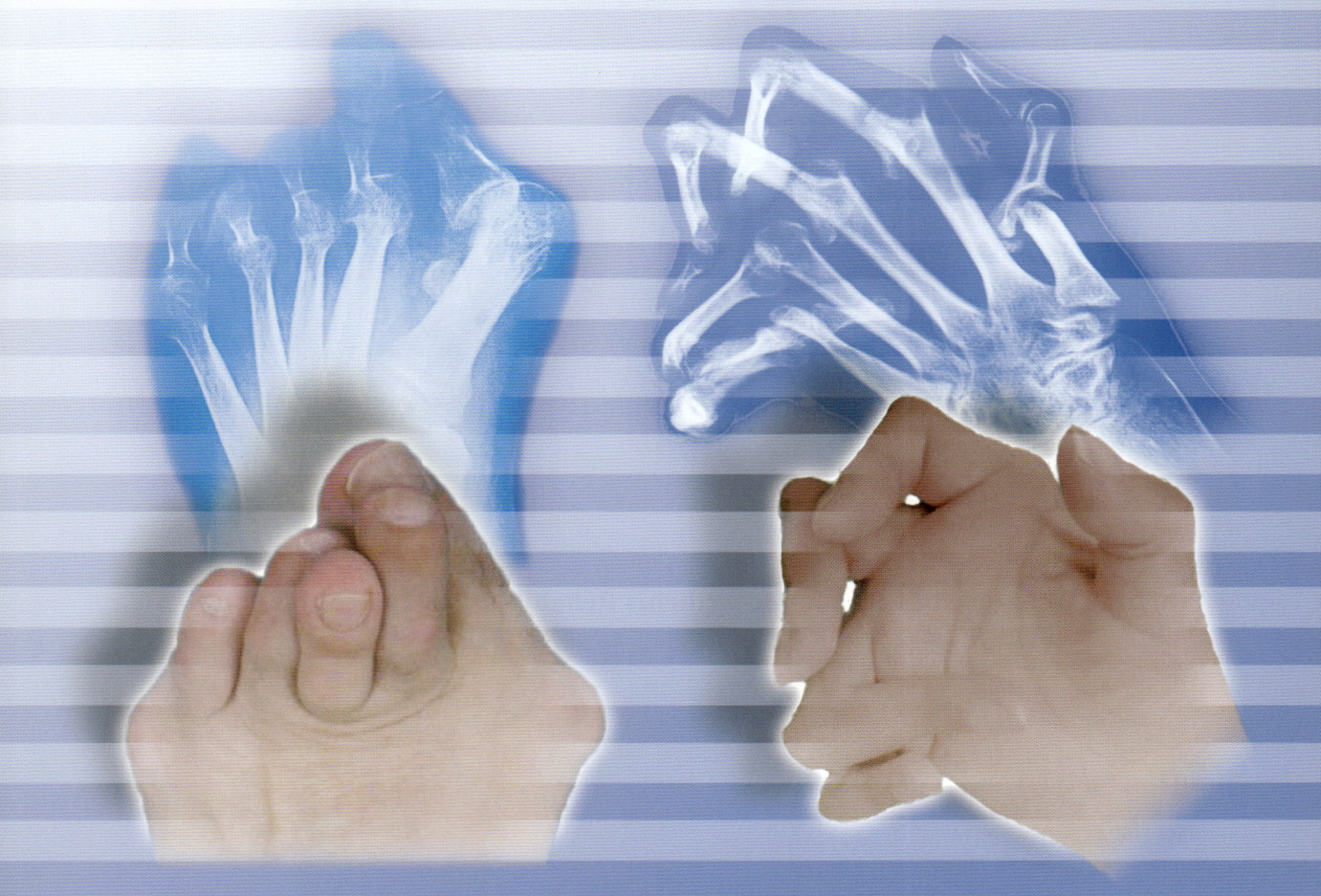

MEDICAL VIEW

本書では，厳密な指示・副作用・投薬スケジュール等について記載されていますが，これらは変更される可能性があります．本書で言及されている薬品については，製品に添付されている製造者による情報を十分にご参照ください．

Practical Technique in Rheumatoid Arthritis Rehabilitation, 2nd edition
(ISBN 978-4-7583-1491-6 C3347)

Chief Editor : Yasurou Nishibayashi
Editors : Ryuichi Saura
　　　　　Norihiko Yagi

2009. 2. 10　1st ed
2014. 12. 10　2nd ed

©MEDICAL VIEW, 2014
Printed and Bound in Japan

Medical View Co., Ltd.
2-30 Ichigayahonmuracho, Shinjyukuku, Tokyo, 162-0845, Japan
E-mail　ed@medicalview.co.jp

改訂第2版　序文

　関節リウマチ（RA）患者に対するリハビリテーションは，関節保護とエネルギー温存に始まり，疼痛の軽減，筋力の強化，関節可動域の拡大，ADLの維持と改善，QOLの向上と，疾患活動性の変化や病期の進行に伴い，必要とされる介入方法が大きく変わる。わが国のRAの有病率は健保データより0.6～1％程度（Yamanaka H, et al.：Mod Rheumatol 24：33-40，2013.）と考えられ，およそ70～120万人のRA患者がいると推測されている。RAは免疫異常を背景とした炎症性肉芽腫性疾患であり，発症直後より関節症状だけでなく，多彩な全身性の臨床症状を呈する。RAに対する治療的アプローチは，よく患者の話を聴き，病気の説明を十分にすること（傾聴と十分なインフォームドコンセント），薬物療法，物理療法と運動療法，作業療法，必要に応じた外科的治療，そして，身体障害に対する包括的なケアである。生物学的製剤の導入を契機にRAの治療は大きく変化（パラダイムシフト）したが，RAに対する治療的アプローチはその割合の変化はあっても，基本的な構成要素には変化はない。

　近年，RAの治療は，生物学的製剤の導入により格段の進歩を遂げた。本書は，初版刊行からおよそ5年半が経過したが，RAのリハビリテーションも最新化が望まれる。そのため，今回の改訂では公開されたばかりの『関節リウマチ診療ガイドライン2014』を皮切りに最新の情報を盛り込み，EBM（evidence-based medicine）をより意識した内容に刷新した。また「ADL評価」，「患者の心理（Women's Health）」の項を新たに追加し，初版のイメージを踏襲しながら，理学療法および作業療法以外の周辺領域の治療内容なども記載して，RAに対する知識・技術に関する内容をこの1冊で網羅できるように構成した。

　本書の執筆は，初版に引き続き「日本RAのリハビリ研究会（2018年 日本リウマチリハビリテーション研究会に改称）」に所属する会員を中心に執筆を依頼した。本書の内容は，長い臨床経験に裏打ちされたRAのリハビリテーションの実績そのものであり，臨床の現場をオールカラーの図・写真にて解説し，誰にでも実践できるような記述になっている。本書が医師，理学療法士，作業療法士だけでなく，看護師，地域ケアスタッフなどRAの治療とリハビリテーションに関わるすべての関係者のよりどころの1つとなれば，執筆者一同にとって望外の喜びである。また，ご意見ご批判は，よりよいRAのリハビリテーションを作り上げていくために必要なものであるので，遠慮なくご教示を願いたい。

　最後に本書の出版に協力いただいた執筆者に心より深謝したい。また，多大な尽力をいただいたメジカルビュー社の間宮卓治氏，渡邊未央氏には紙面を借りてお礼申し上げる。
2014年11月

西林保朗
佐浦隆一
八木範彦

初版 序文

　わが国の関節リウマチ（RA）の有病率は約0.33％と考えられ，およそ50万人のRA患者がいると思われる。RAは免疫異常を背景とした全身症状を伴う慢性，進行性，炎症性疾患である。そのため，発症直後より関節症状だけでなく多彩な臨床症状を呈する。そしてRA患者に対するリハビリテーションもまた，疾病症状の変化や進行に伴い，さまざまな対応を行う必要性に迫られる。その目的は関節保護に始まりエネルギーの温存，疼痛の軽減，筋力の維持と強化，関節可動域の維持と拡大，ADLの維持と再獲得，QOLの向上と次第に広範なものとなる。

　現在はストレス社会，うつの時代といわれている。RA患者はいわれるまでもなくストレスまみれで，抑うつに苛まれている。また，慢性疼痛は侵害刺激に反応して脳が感じる痛みではなく，侵害刺激がない状態でも持続する強い疼痛に脳が悩まされている状態である。このようにいえば理解してもらえると思うが，RA患者は2種類の強い疼痛に長い年月責められることになる。慢性疼痛に効果があるアプローチは，よく話を聴き，病気の説明を十分にすること，物理療法とエクササイズ，認知行動療法，薬物療法，そして，全人的ケアである。もちろん，各個の障害の状態に応じたリハビリテーションが，その個人，その状態に有効なことは自明の理である。時代は移り，社会は変貌し，人も変わるので，同じ障害だからといって，同じ答えにたどり着くというものではない。

　今回出版された本書は，"日本RAのリハビリ研究会"に所属する会員を中心に執筆していただいた。この研究会は，いわゆるRA専門病院といわれる施設の医療スタッフが多く参加している会である。したがって，本書は彼らの長い経験と実績に裏づけされた現在のRAのリハビリテーションの実際を示すものであり，さらに執筆にあたり読者にわかりやすいよう図・写真を多用して，誰にでも実践できるように表現していただいた。本書が医師，理学療法士，作業療法士だけでなく，RAのリハビリテーションに関わる看護師，地域ケアスタッフなどすべての関係者の拠りどころの一つとなれば幸甚である。生涯学修が必須とされている現在，是非，本書をご一読いただき，ご賛同いただきたい。また，ご批判があれば，より大きな喜びとなるので，ぜひともご連絡いただきたい。

　なお，本書の出版にあたって執筆者のご協力に深謝する。また，メジカルビュー社の安原範生氏，間宮卓治氏には多大なご尽力をいただいた。紙面をお借りしお礼申し上げる。
2009年1月

八木範彦

西林保朗

目次

I章 関節リウマチリハビリテーションの概要　　2

1　関節リウマチリハビリテーションの概要　……………………　西林保朗　2
　　関節リウマチリハビリテーションの概要　………………　2
　　RA治療の現状　………………………………………………　4
　　病態の理解　…………………………………………………　5
　　RAの治療体系　………………………………………………　7
　　おわりに　……………………………………………………　11

2　薬物療法（1）目的と流れ　……………　佐浦隆一，仲野春樹，冨岡正雄　14
　　薬物療法の目的　……………………………………………　14

3　薬物療法（2）薬剤の種類と特徴　………………………………　三浦靖史　22
　　メトトレキサート　…………………………………………　22
　　生物学的製剤（biological agent）　………………………　23
　　MTX以外の免疫抑制剤（immunosuppressants）　………　25
　　低分子量分子標的薬　………………………………………　26
　　疾患修飾性抗リウマチ薬（免疫抑制剤を除く）　…………　27
　　ステロイド薬（steroids）　…………………………………　27
　　非ステロイド性抗炎症薬　…………………………………　28

4　薬物療法（3）薬剤の副作用　……………　仲野春樹，冨岡正雄，佐浦隆一　29
　　はじめに　……………………………………………………　29
　　疾患修飾性抗リウマチ薬（DMARDs）　……………………　30
　　生物学的製剤　………………………………………………　32
　　MTXと生物学的製剤で生じやすい感染症について　……　33
　　副腎皮質ステロイド　………………………………………　37
　　非ステロイド性抗炎症薬（NSAIDs）　……………………　39

5　手術療法　……………………………………………………………　石川　肇　40
　　RA関連整形外科手術の考え方　……………………………　40
　　手術の動向　…………………………………………………　41
　　手術の優先順位　……………………………………………　42
　　上肢手術の適応と部位別術式　……………………………　42
　　下肢手術の適応と部位別術式　……………………………　49
　　合併症と注意点　……………………………………………　53
　　まとめ　………………………………………………………　54

II章　障害評価　55

1　関節炎の評価　仲野春樹，冨岡正雄，佐浦隆一　56
　　RA の関節炎とは　58
　　視診　58
　　触診　60
　　検査所見　62
　　診断と病勢の評価　65

2　痛みの評価　西山保弘　67
　　痛みの種類と評価　67
　　RA の炎症の器質面　68
　　痛みの心理面　68
　　RA 患者の不安・つらさ　69
　　痛みの意義　70
　　RA の関節痛の評価　72
　　痛みの評価法　72

3　機能評価　阿部敏彦　75
　　障害評価における身体機能　75
　　RA 患者の身体機能のとらえ方　77
　　障害評価の手順　83

4　ADL 評価　長尾佳奈，蓬莱谷耕士，冨岡正雄　95
　　関節リウマチの生活機能障害　95
　　ADL 評価の意義　96
　　生物学的製剤時代の ADL 評価　96
　　RA の ADL 評価の実際　97
　　まとめ　104

5　患者の心理（Women's Health）　渡邉明美　106
　　患者が抱える思い　106
　　心理面の評価　109
　　実際の症例とのかかわり（作業療法を中心として）　114
　　まとめ　116

III章 治療の実際　　117

1 運動療法 ……………………………………………………… 加藤新司　118
　　関節可動域（ROM）治療 ……………………………………… 119
　　筋力に対する治療 ……………………………………………… 127
　　全身循環動態に対する治療 …………………………………… 131
　　RA 運動療法のパラダイムシフト …………………………… 133

2 物理療法 ……………………………………………………… 西山保弘　134
　　実施手順 ………………………………………………………… 134
　　RA の炎症マーカーと物理療法 ……………………………… 135
　　物理療法の実際 ………………………………………………… 140

3 装具療法（1）　歩行の改善・獲得に有効な下肢装具 ……… 高橋康博　152
　　RA の下肢装具に求められるもの …………………………… 152
　　股関節罹患による歩行障害 …………………………………… 152
　　膝関節罹患による歩行障害 …………………………………… 153
　　足部罹患による装具対策 ……………………………………… 155
　　今後の課題 ……………………………………………………… 160
　　おわりに ………………………………………………………… 161

4 装具療法（2）　ADL の向上・拡大を図る上肢装具 ……… 松尾絹絵　162
　　母指スプリント ………………………………………………… 162
　　手指スプリント ………………………………………………… 165
　　手関節スプリント ……………………………………………… 168
　　尺側偏位矯正スプリント ……………………………………… 172
　　スプリント装着のアドヒアランス …………………………… 174

5 各種の術後療法（1）　下肢関節に対する人工関節置換術を中心に
　　………………………………………………………………… 八木範彦　175
　　人工股関節置換術 ……………………………………………… 175
　　人工膝関節置換術 ……………………………………………… 180

6 各種の術後療法（2）　手指および上肢関節に対する術後療法
　　……………………………………………… 蓬莱谷耕士，長尾佳奈，仲野春樹　185
　　生物学的製剤と上肢手術療法 ………………………………… 185
　　人工肘関節置換術（TEA） …………………………………… 186
　　手指伸筋腱皮下断裂の再建 …………………………………… 189
　　代表的な術後療法 ……………………………………………… 190
　　手指 MP 関節形成術 …………………………………………… 195
　　まとめ …………………………………………………………… 200

IV章　ADL 指導　　203

1　起居・移動動作（杖・車いすを含む）　…………………………　定松修一　204
　　背臥位・側臥位　……………………………………………………………　204
　　背臥位から端座位　…………………………………………………………　206
　　端座位から立位（立ち上がり）　……………………………………………　208
　　歩行　…………………………………………………………………………　209
　　階段昇降　……………………………………………………………………　211
　　車いす・電動車いす　………………………………………………………　212

2　関節保護　………………………………………………　村川美幸，高木理彰　214
　　関節保護の基本　……………………………………………………………　214
　　関節保護の方法とコツ　……………………………………………………　215
　　関節保護の実際　……………………………………………………………　216

3　自助具　……………………………………………………………　林　正春　221
　　自助具導入ポイント（動作分析とEBMに基づく設計）　………………　221
　　食事動作で役立つ自助具　…………………………………………………　222
　　更衣動作で役立つ自助具　…………………………………………………　223
　　整容で役立つ自助具　………………………………………………………　226
　　入浴時に役立つ自助具　……………………………………………………　227
　　服薬関連の自助具　…………………………………………………………　229
　　ケアのための自助具　………………………………………………………　230
　　調理動作で役立つ道具　……………………………………………………　231
　　その他　………………………………………………………………………　231
　　自助具の発展と将来の展望　………………………………………………　232

4　靴　…………………………………………………………………　石田健司　233
　　靴作製手順　…………………………………………………………………　233
　　靴の有用性　…………………………………………………………………　240
　　靴作製上の手続きおよび費用について　…………………………………　243
　　まとめ　………………………………………………………………………　244

V章　在宅ケア　　245

1　生活指導 ……………………………………………………… 米澤有里　246
　　生活指導のための評価 …………………………………………… 247
　　生活指導 …………………………………………………………… 249
　　個別指導 …………………………………………………………… 250
　　集団指導 …………………………………………………………… 253

2　家屋改造 ……………………………………………………… 松葉貴司　255
　　環境整備の目標設定 ……………………………………………… 255
　　生活を構成する動作 ……………………………………………… 256
　　環境整備の基本的な考え方 ……………………………………… 256
　　事前の体験的評価 ………………………………………………… 256
　　環境整備の実際 …………………………………………………… 257

　　索　引 ……………………………………………………………… 270

執筆者一覧

監修

西林保朗
ときわ病院整形外科

編集

佐浦隆一
大阪医科大学総合医学講座リハビリテーション医学教室　教授

八木範彦
甲南女子大学看護リハビリテーション学部理学療法学科　教授

執筆

西林保朗
ときわ病院整形外科

佐浦隆一
大阪医科大学総合医学講座
リハビリテーション医学教室　教授

三浦靖史
神戸大学大学院保健学研究科
リハビリテーション科学領域　准教授

冨岡正雄
大阪医科大学総合医学講座
リハビリテーション医学教室　講師

石川　肇
新潟県立リウマチセンター　副院長

仲野春樹
大阪医科大学総合医学講座
リハビリテーション医学教室　助教

西山保弘
医療法人社団仁泉会 畑病院リハビリテーション科　科長

阿部敏彦
田窪リウマチ・整形外科 リハビリテーション室　室長

蓬莱谷耕士
医療法人仙養会 北摂総合病院リハビリテーション科

長尾佳奈
大阪医科大学附属病院リハビリテーション科

渡邉明美
東京女子医科大学附属膠原病リウマチ痛風センター
リハビリテーション科　作業療法主任

加藤新司
札幌山の上病院リハビリテーション部

高橋康博
道後温泉病院リハビリテーション科

松尾絹絵
一般財団法人甲南会甲南加古川病院
リハビリテーション部　主任

定松修一
松山赤十字病院リハビリテーション科　技師長

村川美幸
山形大学医学部附属病院リハビリテーション部　主任

高木理彰
山形大学医学部整形外科学講座　主任教授

林　正春
JA静岡厚生連リハビリテーション
中伊豆温泉病院作業療法科　技師長

石田健司
栗原市立栗原中央病院　副院長

米澤有里
稲美町地域包括支援センター

松葉貴司
横浜市総合リハビリテーションセンター

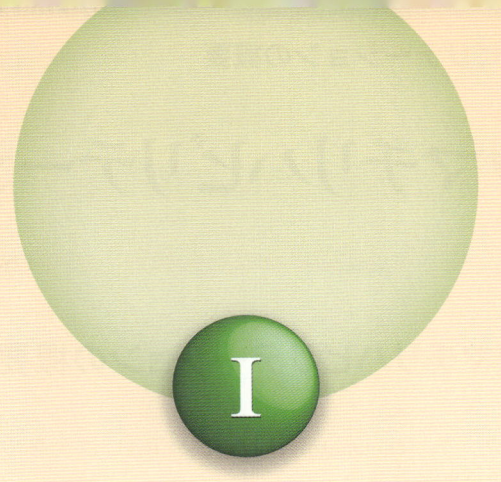

関節リウマチ
リハビリテーションの概要

I 関節リウマチリハビリテーションの概要

1 関節リウマチリハビリテーションの概要

西林保朗

1 関節リウマチリハビリテーションの概要

- 関節リウマチ（rheumatoid arthritis：RA）は全身の炎症性疾患であるが，その病変の首座は関節である。
- RAの病因はいまだに不明であるので，診断や病期の判定は共通の約束に従って行う必要がある。しかし，生活習慣病の成り立ちの構図はRAも同じである（図1）。

図1　疾病，障害の成り立ち（生活習慣病の成り立ち）はRAでも同じ

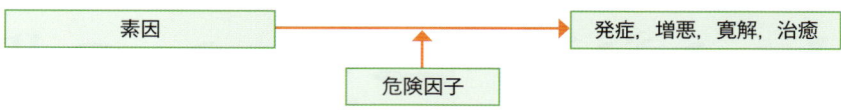

代表的な危険因子：タバコ，ストレス，肥満，睡眠不足
代表的なよい因子：エクササイズ，よい姿勢（柔らかい身体，抗重力筋，バランス感覚）

認知行動療法（全人的アプローチ）

治療効果を検定する臨床試験で，疾患分野のいかんにかかわらず，効果ありとされる治療法・手段には2種類ある。1つはエクササイズであり，もう1つは認知行動療法である。また，姿勢や身体の柔軟性，深呼吸などが健康に大きく寄与していることが，家庭の医学やアスリートのパフォーマンス向上を指導する分野などで広く認識されるようになっている。

- どの関節が侵されるか一定の法則性はないので，RA患者の病態を正しく把握するには，病歴聴取と細やかな診察，X線撮影を中心とする適切な画像診断などが必要である。
- 厚生省リウマチ調査研究事業QOLに関する調査分野（橋本明分野長）による全国の専門施設の患者調査でわかったことは，RA肢体不自由のレベルが重度な群ほど①握力が弱く，②関節点数が大で，③罹病期間が長く，④血沈値（ESR）が高く，⑤CRP値が高く，⑥ヘモグロビン（Hb）濃度が低く，⑦高齢で，⑧自己負担医療費が高く，⑨朝のこわばりの持続時間が長く，⑩リウマチ因子（RF）値が高いことなどであった[1, 2]。
- すなわち，RA患者のQOLを高めるには，炎症を抑え，罹患関節数を減らし，疼痛をコントロールし，身体機能を保持・改善し，全人的サポートをすることが重要である。
- 肢体不自由はRA患者のQOLに深刻な影響を及ぼすので，肢体不自由の進行防止はRA治療における重大課題である。薬物治療とともにリハアプローチが重要である。

- これまで多くのRA患者や医療者がとってきた方法や考え方は、「痛くない姿勢で安静を保持」、「RAは特殊だ」、「RA気質がある」、「認知高齢者と一緒なんていや！」、「手術すればよくなるはずだ」、「生物学的製剤で治る」、「治るまで入院させてもらって当然」、などである。
- 現在のわが国の状況は、うつ、ストレス、慢性疼痛の時代といっても過言ではない。
- そして現在わが国では、少子高齢化、超高齢社会の到来、健康長寿、高度先進医療など多くの課題を見据えて、在宅医療、リハビリ、全人的ケアなどを推進している。これらを成就するには保険・医療・福祉・介護連携が必要であり、医療供給体制の整備が進められているところである。RA治療も例外ではない。
- よって、リハスタッフは、従来の物理療法、運動療法、装具療法、ADLの指導などの狭い領域に留まるのではなく、在宅医療、リハビリ推進の中心的役割を担う存在として自認して活動するべきであり、日頃から、このような広い観点に立ってRA患者の病態把握に努めなければならない。
- RAも運動器不安定症（現在はロコモティブシンドロームとしてその撲滅運動が展開されている）の1原因疾患とされており、リハビリのかかわりが重要と認識されつつある[3]。
- WHO主導の全世界規模の運動器疾患撲滅運動である「運動器の10年、2000-2010」が1998年にスウェーデンから始まった。RAも重要課題疾患の1つとされていることは、記念の講演演題をみても理解できる（表1）。
- わが国も「運動器の10年、2000-2010」に参画しているが、日本リウマチ財団が2002年に「骨・関節疾患対策10年（2000-2010）国際会議」を開催し、その全容が世界的な医学雑誌 The Journal of Rheumatology に『International Conference for the Bone and Joint Decade Tokyo, Japan April 17-19, 2002』[5] として特集され、その全訳本が日本リウマチ財団から出版されている。そのなかで東京宣言がなされており、示唆に富むものである（表2）。
- また日本リウマチ友の会から出版されているリウマチ白書のリハビリに関する項目では、リハビリを行っているものは半数に満たず、「（リハビリを）やってくれないので行わない」がその理由の半数であり、多くの患者は在宅リハを希望している。

表1 「運動器の10年 2000-2010」運動器疾患撲滅運動

講演
- 変形性関節症
- 関節リウマチ
- 関節の化膿（化膿性関節炎）
- 関節疾患に対する外科手術と関節置換術
- 骨粗鬆症
- 腰痛症の疫学
- 脊椎疾患の基礎
- 脊椎の退行変性疾患
- 四肢の重度外傷
- 戦傷
- 骨関節疾患の医療経済
- 骨関節疾患
- 国際リウマチ協会とWHOとの協定

各グループからの報告
- 関節疾患
- 骨粗鬆症
- 脊椎疾患と腰痛
- 四肢の重度外傷

文献4）より引用

表2 運動器の10年［東京宣言］（Woolf、七川 2002年）

- 人々への教育：ADLを高め、運動器機能を高める
- 医師や健康関連職従事者への教育：特にプライマリケア段階が重要である
- 骨関節疾患をもつ人々のサポート：自立と社会生活、そのためのノウハウを伝える
- 各分野でのさらなる研究
- 骨関節疾患の状況の追跡

文献6）より引用

- 心を込めて医療を行っても，不具合が生じれば，訴訟を起こされかねない時世である．それが，エビデンスに基づく医療（evidence based medicine：EBM）に反するものであればなおさらであろう．しかし，EBM はそれぞれの患者事情に寄り添っているかどうかを点検しなければならないことになっている．すなわち，EBM も，個々の患者の特別な状況にマッチした医療を行うナラティブベイスドメディシン（narrative based medicine：NBM）と本質的に共通するものであることを知る必要がある．
- RA 患者にとって，疾病の受容は大切であるが，混沌としている場合もあることを理解して，患者の訴えを傾聴する必要がある．エリザベス・キューブラロスが著書「死ぬ瞬間」で解説し有名になった死の受容過程は医療者はもちろん，患者にとっても大いに参考になる（表3）．

表3 死の受容過程（エリザベス・キューブラロスに筆者が加筆）

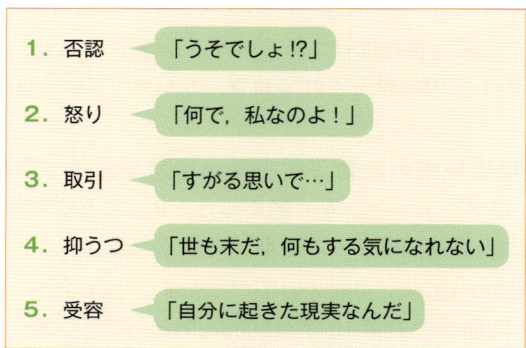

2 RA治療の現状

○厚生科学研究の結果

- 厚生科学研究の結果[7]により，わが国の RA 患者の状況が明らかになった（表4）．
- RA になれば，身体機能障害は止まることなく進行し，やがては寝たきりの状態になってしまうと考えられがちであるが，自立して日常生活を行っているものが 71% と非常に高い割合を示した（表5）．RA 専門施設での調査であること，現在では MTX（メトトレキサート：methotrexate）がアンカードラッグとなり，生物学的製剤も広く使用されるようになっていることを考慮すれば，ADL はもっと良好と推測できる．
- RA 炎症の病勢が良好にコントロールされているものは全体の 46% に止まっているが，MTX が調査当時ではもっぱら専門医のみが使用していたために，MTX 使用例はコントロール不良と同等に扱っている．現在では，コントロール良好は 70〜80% になるものと推測される（表6）．

表4　わが国のRA患者の状況

- RA患者はおよそ50万人
  (有病率は0.33%, 男性0.11%, 女性0.52%, 疑いを加えれば0.44%)
- 発症年齢は高齢化
  (男性50.2歳, 女性48.6歳, 罹病期間は男性11年, 女性15.3年)
- 日常生活で30%は要介護
  (部分自立20%, 寝たきり10%, 身体障害者手帳の保持は40%)

文献7)より引用

表5　RA患者の日常生活動作能力

自立度	概要	割合
生活自立	日常生活は自立	71.0%
部分自立	介助なしに外出しない	18.2%
寝たきり, 一部自立	ベッド上が主な生活の場	6.3%
寝たきり, 全介助	食事, 排泄は全介助	4.5%

文献7)より引用

表6　RA患者の病勢のコントロール状況

良好	46% (34～65%)
不良または免疫抑制薬使用中	38% (11～54%)
入院中または入院が適当	14% (2～38%)
在宅医療が適当	2% (0～7%)

文献7)より引用

● 現在のわが国のRA治療の状況

- MTXがアンカードラッグとなり, その1日処方量の上限も国際的なものに近づいてきており, 生物学的製剤も広く使用されるようになっている。
- 目標達成に向けた治療を心掛けることが提唱され, わが国も同調している。主要な治療目標は症状のコントロールであり, 患者と医師の合意に基づいて行われるべきである。治療目標を達成するためには次のことが最も重要である。炎症を取り除き関節破壊などの構造的変化の抑制を行う, 身体機能の正常化を図る, 社会参加を通じて患者の長期的QOLを最大限まで改善させる, などである。
- 炎症活動の評価とそれに基づく治療の適正化による「目標達成に向けた治療」は関節リウマチのアウトカム改善に最も効果的であることである[8]。

3　病態の理解

● RAとはどのような病気か

- 運動器すなわち四肢や体幹の神経-筋-骨格系に生じる痛みを「リウマチの訴え」といい, こわばりやしびれを含む。
- 「リウマチ病」とは, リウマチの訴えをきたす疾患のすべてをいい, 非常に多く, けっしてRAだけを指す言葉ではない。脊椎炎や骨・関節炎に留まらず, 腫瘍性疾患や外傷も含む。極端にいえば, 運動器に生じる疾患, 外傷のすべてを表すと考えてよい。
- RAは運動器不安定症の1原因疾患である (表7)。
- RAを運動器的側面から, いくつかのキーワードでとらえることができるので, 日常の診療に生せる (表8)。

表7 運動器不安定症(日本整形外科学会, 日本運動器リハビリテーション学会, 日本臨床整形外科学会 2006 年)

定義：高齢化により, バランス能力および移動歩行能力の低下が生じ, 閉じこもり, 転倒リスクが高まった状態
診断：下記の運動機能低下をきたす疾患の既往があるかまたは罹患している者で, 日常生活自立度あるいは運動機能が以下に示す機能評価基準 1 または 2 に該当するもの
運動機能低下をきたす疾患：脊椎圧迫骨折および各種脊柱変形, 下肢骨折, 骨粗鬆症, 変形性関節症, 腰部脊柱管狭窄症, 脊髄障害, 神経・筋疾患, 関節リウマチおよび各種関節炎, 下肢切断, 長期臥床後の運動器廃用, 高頻度転倒者
機能評価基準：1. 日常生活自立度：ランク J または A (要支援＋要介護 1, 2)
　　　　　　　　　 2. 運動機能：1) または 2)
　　　　　　　　　　　　1) 開眼片脚起立時間　　　15 秒未満
　　　　　　　　　　　　2) 3m Timed up and go test　11 秒以上

文献 3) より引用

表8 RA の運動器的側面から見たキーワードと対策

不安定性（高齢化, 関節炎, 関節破壊, 関節炎後変形性関節症）	→ エクササイズ, 装具, 手術
易転倒性	→ エクササイズ
骨粗鬆症, 易骨折性	→ エクササイズ, 薬物療法
炎症, 疼痛	→ エクササイズ
生活の不自由（ADL, QOL）	→ エクササイズ, 全人的ケア

◯ RA の診断

- はっきりとした病因が不明な疾患であるので, 一定の基準を設けて同じ認識のもとで対処することとしている。これがいわゆる RA の診断基準あるいは分類基準とよばれているもので, 現在はアメリカリウマチ学会／ヨーロッパリウマチ学会が提唱したものを利用するようになっているが, RA リハの現場では以前のアメリカリウマチ学会のものが有用である（**表9**）。

表9 RA の診断基準（アメリカリウマチ学会, 1987 年）

1. 朝のこわばり（少なくとも 1 時間以上続くこと）
2. 3 カ所以上の関節の腫れ（腫脹）
3. 手指 PIP 関節または MP 関節または手関節の腫れ
4. 対称性の関節の腫れ
5. 手指・手の X 線像の異常（骨びらんや骨萎縮など）
6. 皮下結節（リウマトイド結節）
7. 血清のリウマトイド因子陽性
　上記 7 項目のうち 4 項目以上が認められる場合, RA と診断される
　最初の 4 項目は少なくとも 6 週間持続していなければならない

◯ RA の病態の把握

- 関節炎による疼痛と不自由（身体機能障害）, 関節炎による関節破壊で生じる疼痛と不自由, 関節炎後の変形性関節症や関節変形・拘縮などによる疼痛や不自由, 関節破壊やムチランス変形による不安定性関節の疼痛や不自由などを把握し, 評価する必要がある（**表8**）。

- 客観的には関節の変形，破壊，不安定性などの評価が説得力をもつが，患者にとっては疼痛と生活での不自由を改善するほうが重要であることを忘れてはならない。
- 患者の訴えをよく聞き，詳細に診察することが基本であるが，RAの病状や障害は，身体機能を分類する機能クラスと，X線像を中心とした病期を分けるステージ分類が定められているので，この2つを明記するのが慣わしとなっている（Ⅱ章1　関節炎の評価の項を参照）。

4　RAの治療体系

- RA患者が最もよく改善したいのは，疼痛と歩行能である（表10）。
- すべての疾病に共通していることではあるが，RAの治療体系も4本柱から成り立っている。生活指導を中心とする基礎療法，薬物療法，手術療法，そして，リハビリである。
- 従来のリハビリは，提供されるものとのイメージが強かったが，健康維持・増進に自ら行うエクササイズの重要性が指摘されおり，RAも例外ではない。
- すべてのエクササイズを含めて，すべてのリハビリは患者自らの参加が重要であり，この観点からリハビリを基礎療法の重要課題の1つとして位置付けるのが適切である。
- 教育入院，リハビリはRAの治療に有用である。
- 七川らは，生活の自立が障害された入院RA患者の半数強が治療で自立を再獲得したことを発表している（表11）。

表10　最もよくなってほしい指標

Scale	指　標	割合（%）
S1	移動能	28.4
S2	歩行能	50.0
S3	手指機能	13.7
S4	上肢機能	10.9
S5	身の回り	15.5
S6	家　事	19.4
S7	社　交	21.4
S8	家族の支援	9.6
S9	痛　み	53.4
S10	仕　事	19.1
S11	精神的緊張	8.9
S12	気　分	7.2

Scale（S）：関節炎患者のQOL調査票 AIMS-2日本語版の指標

文献1, 2) より引用

表11　自立獲得の手段

重度障害RA患者で自立の障害されたもの：28%	
自立が障害されたADL（重複あり）	移動：94% 食事：26% 排泄の始末：26%
自立が障害された原因（重複あり）	関節障害：48% 合併症：30% 疾患活動性：14%

治療で自立したもの：54%
手術：57%　リハビリ：22%　薬物治療：21%

文献10) より引用

◯ 基礎療法（リハビリを含める）

- RA の治療でも，正しい生活をし，適切な医療を受けるように指導する患者教育が非常に重要である．
- 生活習慣病が，生まれもった素因に危険因子が作用することによって発症することが知られている．RA もこの構図によくあてはまることを認識して，危険因子の排除に努めることが肝要である（❶ 関節リウマチリハビリテーションの概要を参照）．
- このなかで，RA の病態に大きく関与するものはストレス，睡眠障害，エクササイズ，全人的アプローチである．これらの危険因子（よくなる因子を含む）に有効にアプローチすることにより，薬の使用量を減じ，よりよい心身機能を保持・獲得して，QOL の高い人生を全うできるようにしたいものである．
- 以前は特殊な障害を得た RA に対するリハビリの知識と技術の普及・実践が主な課題であったが，RA 炎症のコントロールが非常によくなった現在では RA のリハビリは基礎療法や薬物療法と並ぶ重要な位置にパラダイムシフトしたと心得たほうがよいだろう．
- 従来から，物理療法，運動療法，装具療法，家屋改造などが RA 治療として行われているが，健康長寿を目指す超高齢社会に突入したこと，在宅医療，在宅リハビリが推進されていること，全人的ケアの時代になってきたこと，全ての疾病にエクササイズの効果が認められるようになってきたこと，運動器不安定症が注目されるようになってきことなどから，時代や国の政策などをも見据えて，新たなリハ的アプローチもあわせて推進していくべきである．
- リハビリとは，健康面で，障害された能力を，獲得あるいは再獲得することを意味する．内容を理解するうえで，地域リハの定義がよい参考になる（表 12）．
- リハビリはエビデンスの得られにくい領域ではあるが，リハビリが適応されたほとんどの患者に，自他覚的に効果が認められる医療であることは，患者・家族自身も医療者も実感している．リハは NBM のよい例といえる．
- しかし，リハビリ以外の多くの治療分野ではエビデンスが明確になってきており，リハビリ治療についてもエビデンスの有無に注目する必要がある．
- 多くの疾患で，当該学会から治療のための手引きやガイドラインが出版されている．これらはあくまで EBM のスタンダードで，眼前の患者に必ず適応しなければならないものではない．しかし，医療者はこれらの存在を認識し，必要に応じて適応・応用するように心がけることも大切である．

表12　地域リハの定義

地域リハビリテーションとは
障害のある人々や高齢者およびその家族が住み慣れたところでそこに住む人々とともに一生安全に，いきいきとした生活が送れるよう医療や保健，福祉および生活にかかわるあらゆる人々や機関・組織がリハビリテーションの立場から協力し合って行う活動のすべてをいう．

文献 11）より引用

- 日本リウマチ学会が編集した『関節リウマチ診療ガイドライン2014』が2014年に出版された。これがわが国の最新の指針であるので，そのリハビリテーションの項目を引用記載する（表13〜15）。

表13　CQ（clinical question）77　運動療法はRA治療において有用か？

推奨32　RA患者に対する運動療法を推奨する
推奨の強さ：強い　同意度（5点満点で4点以上を「推奨」と規定）4.95

解説CQ77
　RA患者における運動療法の有用性に関するエビデンスは限られるが，筋力および心肺機能を指標とした身体機能の向上，日常生活動作障害の改善については一貫して効果がみられた。また，運動負荷による関節破壊の進行や痛み，疾患活動性の増加などの有害性は認められなかった。さらに，患者の価値観に関するアンケート調査およびフォーカスグループでは，リハビリ治療に対する強い患者のニーズが明らかになった。
　現在は薬物療法の進歩により疾患活動性の徹底したコントロールが可能であり，より積極的に運動療法に取り組む環境が整っている。身体機能の向上は，多くのRA患者が直面している加齢，生活習慣病，変形性関節症への対策にも有用と考えられ，RA患者に対する運動療法を強く推奨することとした。
　今後，わが国の日常診療上，指導可能な運動療法について，方法，強度，頻度，それが適応される患者背景（既存の関節機能障害，残存する炎症の程度など）など，特殊な設備を要せず自宅で実行できるものも含め，具体的なプログラムの確立が必要である。

文献12）より引用

表14　CQ78　患者教育はRA治療において有用か？

推奨33　RA患者に対する患者教育を推奨する
推奨の強さ：強い　同意度：4.95

解説CQ78
RA患者における患者教育の有用性に関するエビデンスは限られるが，身体障害，疼痛関節数，患者全般評価，心理状況については短期的には一貫して効果がみられた。
　患者教育そのものの効果のみならず，現在の薬物療法，および手術療法を進めるためには，患者との治療についての合意形成が必須であり，そのためには患者教育は不可欠である。よってRA患者に対する患者教育を強く推奨することとした。
　今後，わが国の日常診療上，効率的かつ効果的な方法，それが適応される患者背景（既存の関節機能障害，残存する炎症の程度など）など，具体的なプログラムの確立が必要である。

文献12）より引用

表15　CQ79　作業療法はRA患者の身体機能改善において有用か？

推奨34　RA患者に対する作業療法を推奨する
推奨の強さ：強い　同意度：4.94

解説CQ79
RA患者における作業療法の有用性に関するエビデンスは限られるが，関節保護プログラムの効果は確認されていた。
現在，長期罹患患者，身体機能に障害をもつ患者は多い。患者の価値観に関するアンケート調査およびフォーカスグループでは，リハビリ治療に対する強い患者ニーズが明らかになった。薬物療法の進歩により疾患活動性の徹底したコントロール，身体機能悪化進行の抑制はかなり可能となっており，作業療法による身体機能の維持，向上を目指すことは重要と考えられ，RA患者に対する作業療法を強く推奨することとした。
今後，わが国の日常診療上，指導可能な作業療法について，方法，頻度，それが適応される患者背景（既存の関節機能障害，残存する炎症の程度など）など，効率的なプログラムの確立が必要である。

文献12）より引用

- RAに限らず，すべての疾患や障害でエクササイズの効果が実証されている．RAでも著明な炎症がなければ，エクササイズは有効であることが判明しているので，エクササイズを積極的に実践すべきである．その要領もエビデンスが得られたものが示されている（表16）．
- 重度障害RA患者でも在宅医療は可能である．介護保険サービス利用が優先されるので，介護保険の利用を促進する必要がある．

表16　関節リウマチのエクササイズで推奨される運動レベル

●筋力増強エクササイズ
　運動負荷は中等度以上（最大随意収縮の50～80％）で漸増負荷
　訓練頻度は週に2～3回
　筋収縮の種類は等尺性，等張性，等速性のいずれでも可
　施設で，あるいは，専門職の管理下で在宅訓練

●エアロビクス　エクササイズ
　運動負荷は中等度以上（最大心拍数の60～85％）で漸増負荷
　訓練頻度は1回30～60分を週に3回
　訓練の種類は水中または床上
　施設で，あるいは，専門職の管理下で在宅訓練

文献9）より引用

○薬物療法（Ⅰ章4　薬物療法（3）薬剤の副作用の項を参照）

- 罹患関節数を減少させるのは早期診断・早期からの薬物療法である．
- RAの薬物療法は優れており，今もなお優秀な抗リウマチ薬などが開発されている．
- 薬物療法の守備範囲が広くなり，炎症を強力・良好にコントロール可能となってきた．
- それは，MTXがアンカードラッグとなり，抗炎症効果の非常に強い生物学的製剤が適応されるようになったことによる．
- これに同期して，胃腸障害を生じやすい非ステロイド性抗炎症薬（non-steroidal anti-inflammatory drugs：NSAIDs）や副作用が高頻度に生じる疾患修飾性抗リウマチ薬（disease-modifying anti-rheumatic drugs：DMARDs）などの使用の頻度・処方量が少なくなり，ステロイド薬の使用も必要最小限度に止められるようになってきた．
- しかし，MTXや生物学的製剤には重篤な副作用の出現が危惧されるので，注意が必要である．
- RAでは骨粗鬆症を多く合併することから，骨粗鬆症の存在の有無にも注意が払われるようになってきた．
- また，以下に示す文献のように，従来の治療法でも十分良好に経過することが多いので，より緩やかで副作用の少ない処方を検討することも重要である．

- 早期に診断し，従来のDMARDsを使用し，月に1度診察・評価し，腫脹関節にはステロイドの関節注射を行うRAの強化療法によって，3カ月に1回の通院で行う標準的な治療より症状は改善した[13]。
- ステロイド薬の副作用を懸念して，その使用を極端に制限する傾向もあるが，関節注射や少量の内服は安全であり，強力な武器となる[14, 15, 16]。
- 生物学的製剤の導入以前の標準的RA治療でも良好に治療しうることも心得ておく必要がある[17, 18]。

○手術療法（I章5　手術療法の項を参照）

- 人工関節置換術を代表とする手術療法もどんどん進歩しているが，薬物治療による炎症のコントロールが良好になり，手術件数はかなり減少している。

5　おわりに

- 在宅医療，全人的ケアの時代のなかで，QOLが重要視される時代である。厚生科学研究QOL研究分野の研究で，ADL能力の改善がQOLを最も向上させることが判明しているので，RAによる運動器障害の改善を図ることは当然である。しかし，全人的ケアの重要性も指摘されたところである。
- あらゆる側面からの患者評価を基にして，広い意味でのリハビリを活用すれば，誰もがRAという疾病を克服し，社会のなかで満足できる生涯を終えることができるだろう（表17，図2）。
- RAの改善，健康増進，健康長寿を目指して，毎日簡単に行えるエクササイズを生活の友とすることを勧める。
- 現在推進されている厚生労働省の健康政策「健康日本21（第二次）」にあるアクティブガイド-健康づくりのための身体活動指針-で取り上げられている「いつでもどこでも＋10！」（これまでより10分多く活動・運動をしようとのよびかけ）にならって，RA患者を中心に見据えて，高齢者のみならずすべての人に適応できる「ポジティブ・エクササイズ＋10！　体を動かして"健康寿命"を延ばしましょう！」を作成した（図3）。

表17　ADL能力の向上はQOLを高める

現　状	目　標	手　段
寝たきりは	座ろう	コルセット，背もたれ，車椅子，
座れれば	立とう	起立板，装具
立てれば	歩こう	平行棒，歩行器，老人車，杖
歩ければ	社会参加しよう	エクササイズ，筋トレ，エアロビクス，リハ

図2 寝たきりのRA患者の起立訓練

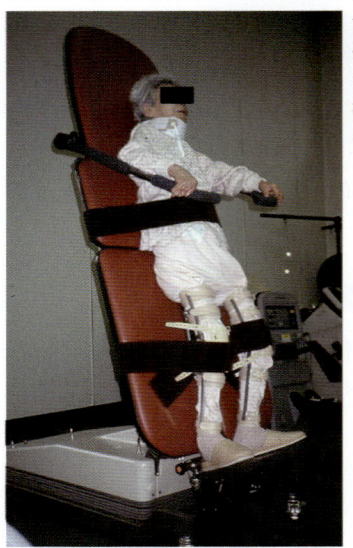

全身に典型的な拘縮をきたしている。それは，子宮内での胎児の姿勢と同じである。写真は，拘縮がかなり改善された状態であるが，その名残は伺い知れる。ターンバックル式膝装具で屈曲位拘縮を解除して「座れれば，立とう」の第1歩，起立板で立位の練習をしている状態である。

[文献]

1) 橋本　明ほか：AIMS-2 改訂日本語版調査票を用いた多施設共同の RA 患者 QOL の実態調査成績－記述統計報告並びに QOL に影響を及ぼす諸因子の解析．平成 6 年度厚生省リウマチ調査研究事業研究報告書：188-94，1992.
2) 橋本　明ほか：AIMS-2 改訂日本語版調査票を用いた多施設共同の RA 患者 QOL の実態調査成績 - I. 肢体不自由に関与する諸因子の解析 -．リウマチ 41：9-24，2001.
3) 運動器不安定症．公益社団法人　日本整形外科学会ホームページ（https://www.joa.or.jp/jp/public/sick/condition/mads.html）
4) Organized by Lund University Consensus meeting co-sponsored by WHO, The Bone and Joint Decade 2000-2010 for evention and treatment of musculo-skeletal disorders. Lund, Sweden, April 17-18, 1998. Acta Orthop Scandinavica：69 suppl 282，1998.
5) Woolf AD, Shichikawa K.　ed.：International Conference for the Bone and Joint Decade, April 17-19, J Rheumatol 2003：30suppl67，2003.
6) アンソニーD. ウルフ，七川歓次編：骨・関節疾患対策 10 年 2000 - 2010 国際会議日本リウマチ対策開始 50 年記念，p. 17-19，日本リウマチ財団，2004.
7) 西林保朗：厚生科学研究で明らかになったわが国の関節リウマチ患者の実態．関節外科 22：130-135，2003.
8) Schoels M, et al.：Evidence for treating rheumatoid arthritis to target：results of a systemic literature search, Ann Rheum Dis69：638-643，2010.
9) 七川歓次監修：リウマチ病セミナーXIV，p. 138-150，永井書店，2003.
10) 七川歓次：シンポジウム重度慢性関節リウマチ患者のリハビリテーション指定発現，リハビリテーション医学 29：811-813，1992.
11) 日本リハビリテーション病院・施設協会ホームページ（http://www.rehakyoh.jp/policy.html#p01）
12) 日本リウマチ学会編．リハビリ，関節リウマチ診療ガイドライン，p. 90-93，メディカルレビュー社，2014.
13) Grigor C, et al.：Effect of a treatment strategy of tight control for rheumatoid arthritis (the TICORA study), a single-blind randomised control trial. Lancet365：263-269，2004.
14) Mader R, et al.：Evaluation of the pituitary-adrenal axis function following single intraarticular injection of methylpredonizolone．Arthritis Rheum52：924-928，2005.
15) Svensson B, et al.：Low-dose predonisolone in addition to the initial disease-modifying antirheumatic drug in patients with early active rheumatoid arthritis reduces joint destruction and increases the remission rate, A two-year randomized trial．Arthritis Rheum52：3360-3370，2005.
16) Wassenberg S, et al.：Very low-dose predonisolone in early rheumatoid arthritis retards radiographic progression over two years. A multicenter, double-blined, placebo-controlled trial, Arthritis Rheum52：3371-3380，2005.
17) Pincus T, et al.：Patients seen for standard rheumatoid arthritis care have significantly better articular, radiographic, laboratory, and functional status in 2000 than 1985．Arthritis Rheumatol52：1009-1019，2005.
18) Korpela M, et al.：Retardation of joint damage in patients with early rheumatoid arthritis by initial aggressive treatment with disease-modifying antirheumatic drugs, five-year experience from the FIN-RACo study, Arthritis Rheum50：2072-2081，2004.
19) 西林保朗監修：ポジティブ・エクササイズ＋ 10！体を動かして"健康寿命"を延ばしましょう！パンフレット，日経メディカル開発（提供：参天製薬株式会社），2013.

I 関節リウマチリハビリテーションの概要

図3　ポジティブ・エクササイズ＋10！

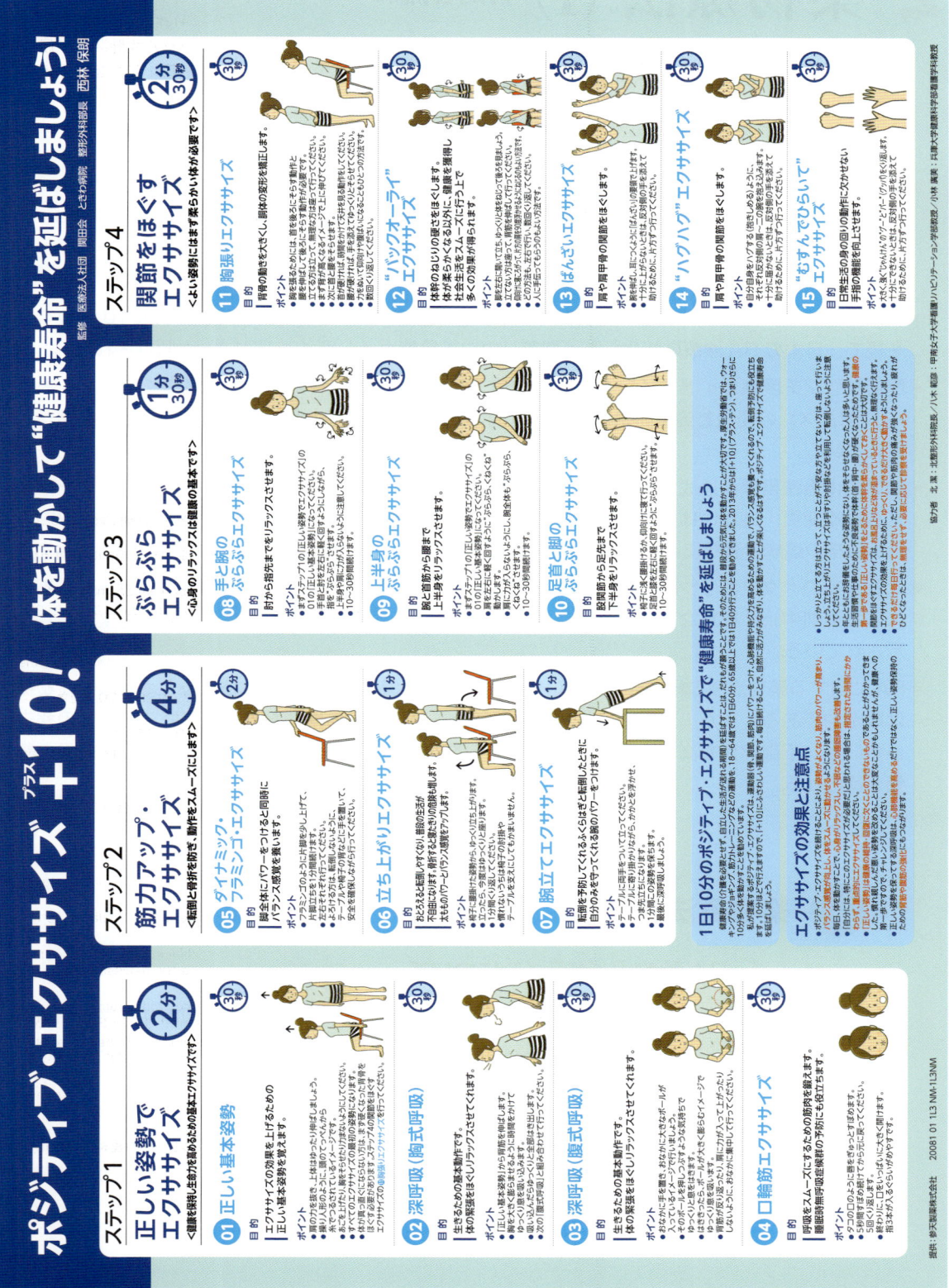

（参天製薬（株）より提供）

I 関節リウマチリハビリテーションの概要

2 薬物療法（1）目的と流れ

佐浦隆一，仲野春樹，冨岡正雄

- 関節リウマチ（以下，RA）の診療は発症早期からの治療介入の重要性（window of opportunity）に基づいて，海外で発表された薬物治療に関する推奨に準拠しながら，Treating Rheumatoid Arthritis to Target（T2T）が掲げる基本原則と推奨に則り，治療の第一目標としての臨床的寛解，さらには構造的寛解，機能的寛解を加えた完全寛解を目標に行われる。
- わが国では2004年に発行された『関節リウマチの診療マニュアル（改訂版）』以来10年の年月を経て，日本のRA診療に特化した『関節リウマチ診療ガイドライン2014』が刊行された。
- 関節リウマチ診療ガイドライン2014の治療アルゴリズムでは，早期診断に基づくメトトレキサート（MTX）の開始と治療開始後6カ月以内の「低疾患活動性」以上の達成という治療目標が示されている。
- 期間内に治療目標が達成できなければ，予後不良因子の有無により，疾患修飾性抗リウマチ薬のさらなる変更，あるいは生物学的製剤の追加投与を考慮し，定期的な治療効果の評価と期限内の治療目標の達成の有無により治療内容の変更を検討する。
- これまでのメタアナリシスの結果，生物学的製剤非使用群と比較して，生物学的製剤が有害事象による薬剤中止，重篤な有害事象，重症感染症，死亡を明らかに増加させるとはいえないことが示されている。
- RAに対する薬物治療の経済評価について，積極的な治療は費用対効果に優れるとされるが，根拠は限定的である。また，海外では生物学的製剤投与の費用対効果はおおむね良好であるとの報告が多いが，不確実性も高く，日本発の臨床的，経済的エビデンスの蓄積に基づく費用対効果の評価が待たれる。

1 薬物療法の目的

○ RA診療ガイドラインについて

- 関節リウマチ（RA）の診療は2008年米国リウマチ学会『関節リウマチ治療における従来型抗リウマチ薬と生物学的製剤使用に関する推奨』2012年改訂版[1]（以下，ACRリコメンデーション2012）と2010年欧州リウマチ学会『従来型抗リウマチ薬と生物学的製剤を用いた関節リウマチ治療に関する推奨』2013年改訂版[2]（EULARリコメンデーション2013）に準拠しながら，Treating Rheumatoid Arthritis to Target（T2T）[3] が掲げる基本原則と推奨（表1）に則り，治療の第一目標としての臨床的寛解，さらには構造的寛解，機能的寛解を加えた完全寛解，そして，ドラッグフリー寛解，治癒を目標に行われる。

表1　RAに対する薬物治療の目標（T2T）

基本原則（Overarching principles）	推奨（Recommendations）
1. RAの治療は，患者とリウマチ医の合意に基づいて行われるべきである 2. RAの主要な治療ゴールは，症状のコントロール，関節破壊などの構造的変化の抑制，身体機能の正常化，社会活動への参加を通じて，患者の長期的健康関連QOLを最大限まで改善することである 3. 炎症を取り除くことが，治療ゴールを達成するために最も重要である 4. 疾患活動性の評価とそれに基づく治療の適正化による「目標達成に向けた治療（Treatment to Target：T2T）」は，RAのアウトカム改善に最も効果的である	1. RA治療の目標はまず臨床的寛解を達成することである 2. 臨床的寛解とは，炎症による臨床症状・徴候が消失した状態と定義する 3. 寛解を明確な治療目標とするべきであるが，現時点では，進行した患者や長期罹患患者は，低疾患活動性が当面の目標となりうる 4. 治療目標が達成されるまで，薬物治療は少なくとも3ケ月ごとに見直すべきである 5. 疾患活動性の評価は，中〜高疾患活動性の患者では毎月，低疾患活動性または寛解が維持されている患者では3〜6ケ月ごとに，定期的に実施し記録しなければならない 6. 日常診療における治療方針の決定には，関節所見を含む総合的疾患活動性指標を用いて評価する必要がある 7. 治療方針の決定には，総合的疾患活動性の評価に加えて，関節破壊などの構造的変化および身体機能障害も併せて考慮するべきである 8. 設定した治療目標を，疾病の全経過を通じて維持するべきである 9. 疾患活動性指標の選択や治療目標値の設定には，合併症，患者要因，薬剤関連リスクなどを考慮する 10. 患者は，リウマチ医の指導のもとに，「目標達成に向けた治療（T2T）」について適切に説明を受けるべきである

- RA診療は生物学的製剤の導入以降，過去15年間で急速に進歩し，欧米を中心にさまざまなガイドラインやリコメンデーションが発表されている。しかし，メトトレキサートの上限用量（わが国では最大16mg/週）が欧米より少ないことや，わが国ではリツキシマブやハイドロキシクロロキンが適応外・未承認であること，薬剤反応性や安全性に人種差があることなどから，日本のRA診療の実情に応じたガイドラインの作成が待たれていた。
- これまで一般社団法人日本リウマチ学会（以下，JCR）による，診療現場を支援するための新規導入薬や臨床的問題点について，保険診療の範囲での投与法や投与上の注意点をまとめた診療ガイドラインや，難治性の肝・胆道疾患に関する調査研究班および肝硬変を含めたウイルス性肝疾患の治療の標準化に関する研究班（厚生労働省）による免疫抑制・化学療法により発症するB型肝炎対策ガイドライン（改訂版）（表2）が発表されているが，最近のRA診療の進歩を反映したRA診療に関する網羅的な診療ガイドラインはなかった。

表2　RAの治療，および治療に伴う副作用防止に関する診療ガイドライン一覧

1. 関節リウマチ（RA）に対するアダリムマブ使用ガイドライン
   http://www.ryumachi-jp.com/info/guideline_ADA.pdf
2. 関節リウマチ治療におけるメトトレキサート(MTX)診療ガイドライン2011年版(簡易版)
   http://www.ryumachi-jp.com/info/img/MTX2011kanni.pdf
3. 関節リウマチ(RA)に対するTNF阻害薬使用ガイドライン(2014年6月29日改訂版)
   http://www.ryumachi-jp.com/info/guideline_tnf.pdf
4. 免疫抑制・化学療法により発症するB型肝炎対策ガイドライン（改訂版）
   http://www.ryumachi-jp.com/info/news110926_gl.pdf
5. 関節リウマチ（RA）に対するトシリズマブ使用ガイドライン(2014年6月29日改訂版)
   http://www.ryumachi-jp.com/info/guideline_tcz.pdf
6. 関節リウマチ（RA）に対するアバタセプト使用ガイドライン(2014年8月23日改訂版)
   http://www.ryumachi-jp.com/info/guideline_abt.pdf

- そこで，2011年度の厚生労働科学研究費補助金難治性疾患等克服研究事業の指定研究『わが国における関節リウマチ治療の標準化に関する多層的研究』を端緒に，関節リウマチ診療ガイドライン作成分科会が設置され，既存のシステマティックレビューを基盤に grading of recommendations assessment, development and evaluation（GRADE）システムを用いて，財団法人日本リウマチ財団（当時）が2004年に発行した『関節リウマチの診療マニュアル（改訂版）』以来10年の年月を経て，2013年『RA診療ガイドライン分科会総合報告書』がまとめられた。
- さらに，広く国内に周知する目的で，JCR会員からのパブリックコメントの取得と関節リウマチ診療ガイドライン作成分科会委員全員の利益相反マネジメントを経て，日本のRA診療に特化した『関節リウマチ診療ガイドライン2014』[4]がJCRより刊行された。

RAの症状と治療薬との関係

- RAは関節滑膜に病変の首座を置く炎症性肉芽腫性関節炎であるが，肺や腎臓，消化管など関節外の多臓器にも病変が及ぶ全身性疾患である。
- RAの関節症状は機能予後に直接影響する。遷延化する関節炎により関節破壊が進行するが，多関節の重篤な機能障害や骨粗鬆症による疼痛，脆弱性骨折，活動性低下に伴う運動器廃用などの複合的な要因により，日常生活動作（ADL）能力や生活の質（QOL）が著しく低下する。
- さらに，病状の進行に伴う血管炎や間質性肺炎，消化管・腎アミロイド沈着，薬物治療に伴う感染症や耐糖能異常，動脈硬化・心血管病変などの関節外症状や合併症は生命予後にも影響を及ぼす。
- これまでは有効な治療法がなく，症状（腫脹，疼痛）の緩和と病期（関節破壊や関節変形）の進行を遅らせることが薬物治療の最大の目標であったが，最近の薬物治療の飛躍的進歩によりRA治療のパラダイムは大きくシフトした。

RA治療のパラダイムシフト

- RA治療のパラダイムシフトとは，RAの非可逆的な関節破壊が発症後数年以内に急速に生じることが経年的なX線評価から明らかとなり[5]（図1），関節破壊を抑制し機能障害の進行を遅延，あるいは停止させるためには，発症早期からの治療介入が重要であるとの考え（window of opportunity）[6]に基づいて，より早期から，より有効な薬物治療を開始するものである。

薬物療法（1）目的と流れ

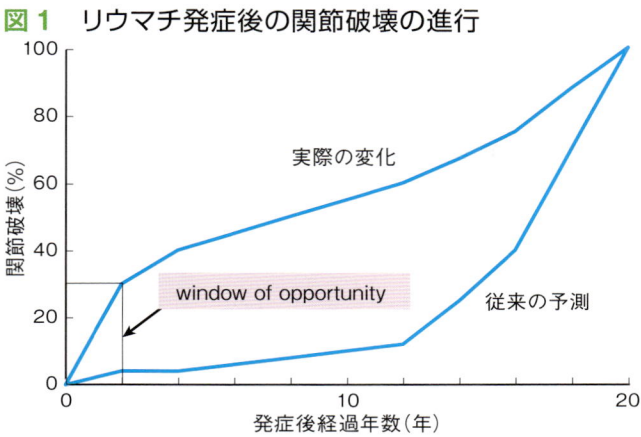

図1　リウマチ発症後の関節破壊の進行

文献5）より引用改変

- 現在のRA治療は2010年に発表されたT2T[3]の基本原則と推奨に則り，臨床的寛解に構造的寛解と機能的寛解を加えた完全寛解を目標に行われるが，これらはRAの臨床症状を改善させて関節破壊の進行を防止するといったRAの病態に対する治療介入でしかない。
- 残念ながら，RAの発症原因は解明されてはいないので，RAの病因に対するアプローチはまだまだ不十分であり，現時点でRAの発症を予防することはできない。
- また，生物学的製剤の導入以後，完全寛解を超えて，ドラッグフリー寛解を目標に薬物治療が実施されているが，RAの発症原因が不明であるので，根治治療が実用化されているわけでもない。

○RAの薬物治療に関する推奨

- ACRリコメンデーション2012では，2008年以降発表されたシステマティックレビューや推奨などを取り込みRAの薬物治療のシナリオを最新化し，2008年度版で細分化されていた治療アルゴリズムを発症後6カ月未満の早期RAと発症後6カ月以上の進行期RAの2つにまとめている（図2，図3）。

図2　ACRリコメンデーション2012における早期RA（発症後6カ月未満）に対する治療アルゴリズム

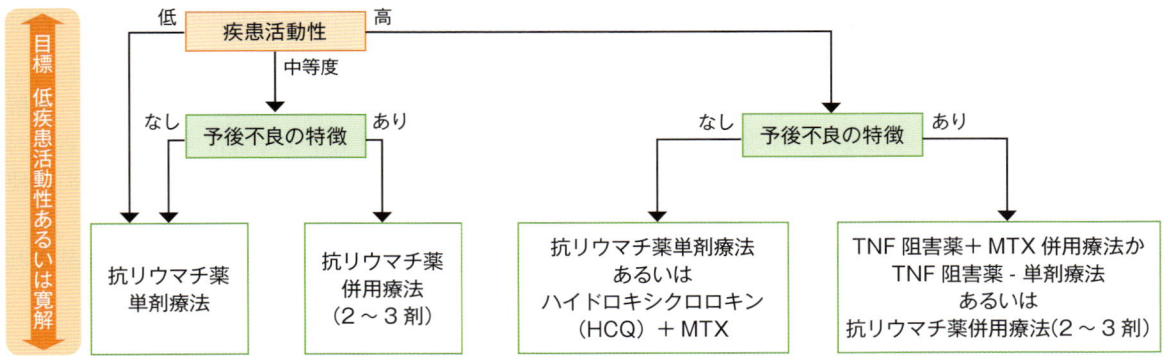

※ハイドロキシクロロキンはわが国ではRAに対する適応は承認されていない。

文献1）より引用改変

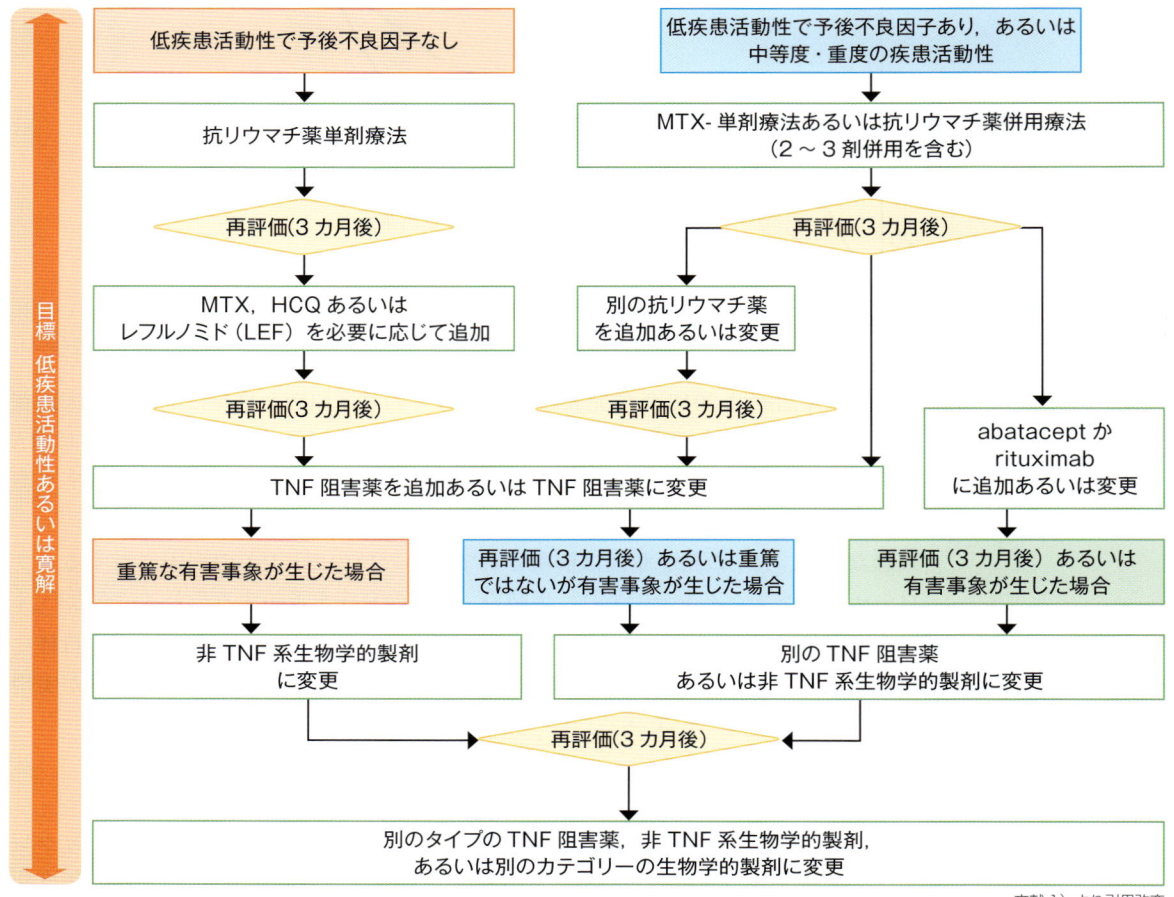

図3 ACRリコメンデーション2012における進行期RA（発症後6カ月以上）に対する治療アルゴリズム

文献1）より引用改変

- 具体的には，発症後6カ月未満の早期RAでは疾患活動性の高低と予後不良を示す特徴の有無により4群に分けて開始すべき薬物を示している．また，発症後6カ月以上の進行期RAではメトトレキサートなどの免疫抑制剤や生物学的製剤の積極的な使用が推奨され，さらに2008年版では示されていなかった非腫瘍壊死因子（TNF）系生物学的製剤の使用に関する推奨が追加されている．
- また，ACRリコメンデーション2012では2008年度版の疾患活動性の評価・寛解の定義が一部改変（**表3**），肝炎，悪性腫瘍，慢性心不全を合併するRA患者に対する生物学的製剤使用に関する推奨が追記（**表4**），生物学的製剤使用開始時，使用中の結核のスクリーニングや接種すべきワクチンなどの予防的措置（**表5**）についての最近の新しい検査方法やワクチン種を加えたアルゴリズムと推奨が記載されている．

表3 RAの疾患活動性の評価法と活動性の程度および寛解の定義

	スコア範囲	疾患活動性の閾値			
		寛解	低い	中等度	高い
PAS/PAS Ⅱ	0-10	0-0.25	0.26-3.7	3.71<8.0	≦8.0
日常診察時の患者指標データ3	0-10	0-1.0	1.0<から≦2.0	2.0<から≦4.0	4.0<から≦10
臨床的疾患活動性指標（CDAI）	0-76.0	≦2.8	2.8<から≦10.0	10.0<から≦22.0	22<
DAS-28	0-9.4	<2.6	2.6≦から<3.2	3.2≦から≦5.1	5.1<
簡略化疾患活動性指標（SDAI）	0.1-86.0	≦3.3	3.3<から≦11.0	11.0<から≦26	26<

表4 RA患者に対する生物学的製剤使用に関する推奨（肝炎，悪性腫瘍，慢性心不全合併例）

併存疾患／臨床状態	推奨	非推奨	エビデンスレベル
肝炎 ・C型肝炎 ・未治療B型肝炎/Child-Pugh分類B以上の肝硬変を伴う治療済慢性B型肝炎	エタネルセプト	すべての生物学的製剤	C C
悪性腫瘍 ・治療済固形悪性腫瘍・治療歴5年以上/悪性黒色腫を除く治療済皮膚癌・治療歴5年以上 ・治療済固形悪性腫瘍・治療歴5年以内/悪性黒色腫を除く治療済皮膚癌・治療歴5年未満 ・治療済悪性黒色腫 ・治療済悪性リンパ増殖性疾患	すべての生物学的製剤 リツキシマブ リツキシマブ リツキシマブ		C C C C
うっ血性心不全 ・駆出率50％以下のNYHAクラスⅢ/Ⅳ		すべてのTNF阻害	C

表5 RA患者に対する生物学的製剤使用前・中の予防接種に関する推奨

	不活化ワクチン			リコンビナントワクチン	弱毒化生ワクチン
	肺炎球菌ワクチン	インフルエンザワクチン（筋注）	B型肝炎ワクチン	ヒトパピローマウイルスワクチン	帯状疱疹ウイルス
治療開始前					
・抗リウマチ薬単剤療法	推奨	推奨	推奨	推奨	推奨
・抗リウマチ薬併用療法	推奨	推奨	推奨	推奨	推奨
・抗TNF製剤	推奨	推奨	推奨	推奨	推奨
・非TNF系生物学的製剤	推奨	推奨	推奨	推奨	推奨
治療中					
・抗リウマチ薬単剤療法	推奨	推奨	推奨	推奨	推奨
・抗リウマチ薬併用療法	推奨	推奨	推奨	推奨	推奨
・抗TNF製剤	推奨	推奨	推奨	推奨	推奨しない
・非TNF系生物学的製剤	推奨	推奨	推奨	推奨	推奨しない

- EULARリコメンデーション2013は，2010年度版の推奨を踏襲しながら，薬物治療のエビデンスを最新化して，より具体的な内容を示す，グローバルに現時点で利用できる最も新しい治療推奨である。
- わが国の『関節リウマチ診療ガイドライン2014』は，現時点でのRA診療の限界を踏まえた「治療目標」と「治療方針」を定め，また，日本のRA診療の実情に合致するようにEULARリコメンデーション2013の推奨と治療アルゴリズムを一部修正しながら応用し，日常診療における具体的な指針を示している（図4，図5，図6）。

図4 関節リウマチ診療ガイドライン2014 治療アルゴリズム（Phase I）

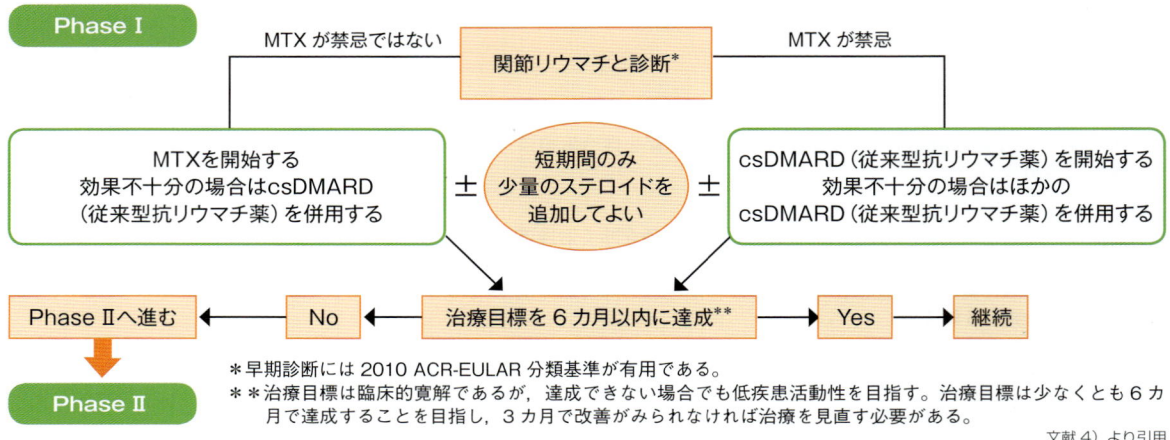

*早期診断には2010 ACR-EULAR分類基準が有用である。
**治療目標は臨床的寛解であるが，達成できない場合でも低疾患活動性を目指す。治療目標は少なくとも6カ月で達成することを目指し，3カ月で改善がみられなければ治療を見直す必要がある。

文献4）より引用

図5 関節リウマチ診療ガイドライン2014 治療アルゴリズム（Phase II）

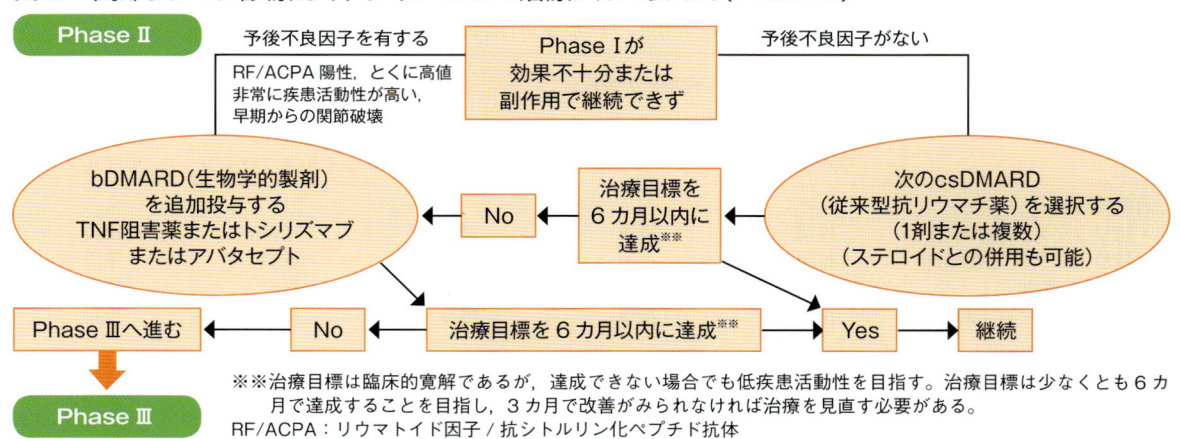

※※治療目標は臨床的寛解であるが，達成できない場合でも低疾患活動性を目指す。治療目標は少なくとも6カ月で達成することを目指し，3カ月で改善がみられなければ治療を見直す必要がある。
RF/ACPA：リウマトイド因子/抗シトルリン化ペプチド抗体

文献4）より引用

薬物療法（1）目的と流れ

図6　関節リウマチ診療ガイドライン2014 治療アルゴリズム（Phase Ⅲ）

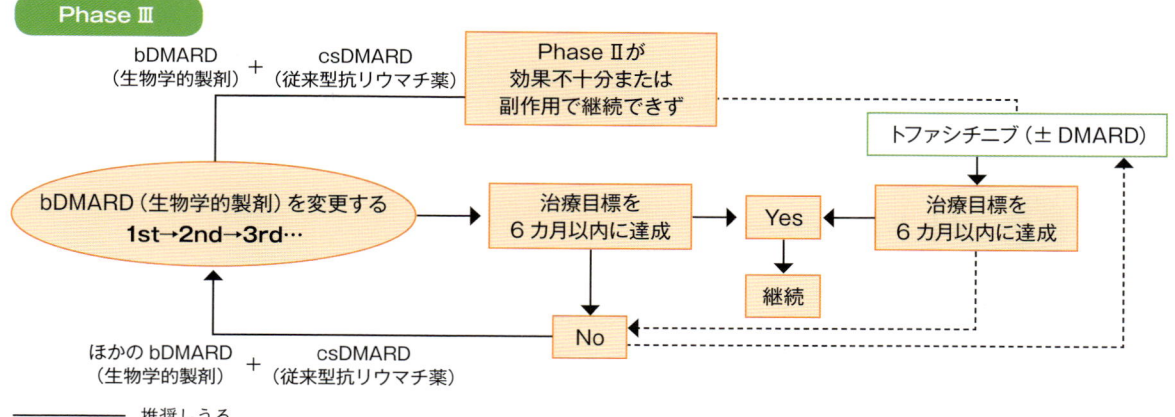

文献4）より引用

- 『関節リウマチ診療ガイドライン2014』では，これまでのメタアナリシスの結果から，生物学的製剤非使用群と比較して，生物学的製剤が有害事象による薬剤中止，重篤な有害事象，重症感染症，死亡を明らかに増加させるとはいえないと述べている。

- さらにRAに対する薬物治療の経済評価については，積極的な治療は費用対効果に優れるが，その根拠は限定的であると記載され，また，海外では生物学的製剤投与の費用対効果はおおむね良好であるとの報告が多いが，解析に用いる変数・要因（分析期間や組み込む費用の範囲，QOLを含むアウトカムの評価法など）が報告によって異なるなど不確実性も多く，日本発の臨床的，経済的エビデンスの蓄積と蓄積されたエビデンスを用いたシステマティックレビューに基づく費用対効果の評価が待たれると結ばれている。

- 『関節リウマチ診療ガイドライン2014』はわが国において利用できる最新の診療ガイドラインであり，具体的な臨床的疑問（Clinical Question）に対して最新のエビデンスを検索しエビデンスレベルを決定しているばかりではなく，GRADEシステムを用いてエビデンスの質，利益と不利益のバランスや患者の意見や希望，価値観，薬剤費など診療コストも盛り込んだ推奨への同意度と推奨の強さも記載されているので，RA診療への心強い指針となりうる。

[文献]
1) Singh JA, et al.：2012 Update of the 2008 American College of Rheumatology Recommendations for the Use of Disease-Modifying Antirheumatic Drugs and Biologic Agents in the Treatment of Rheumatoid Arthritis. Arthritis Care & Research. 64：625-639, 2012.
2) Smolen JF, et al.：EULAR recommendations for the management of rheumatoid arthritis with synthetic and biological disease-modifying antirheumatic drugs：2013 update. Ann Rheumatic Dis. 73：492-509, 2014.
3) Smolen JF, et al.：Treating Rheumatoid Arthritis to Target：recommendations of an international task force. Ann Rheumatic Dis. 69：631-637, 2010.
4) 一般社団法人 日本リウマチ学会編：関節リウマチ診療ガイドライン2014. メディカルレビュー社, 2014.
5) Fuchs HA, et al.：Evidence of significant radiographic damage in rheumatoid arthritis within the first 2 years of disease.J. Rheumatol. 16：585-591, 1989.
6) Emery P, et al.：Early referral recommendation for newly diagnosed rheumatoid arthritis：evidence based development of a clinical guide. Ann Rheumatic Dis. 61：290-297, 2002.

I 関節リウマチリハビリテーションの概要

3 薬物療法(2) 薬剤の種類と特徴

三浦靖史

1 メトトレキサート

- メトトレキサート（methotrexate：MTX，リウマトレックス®）は，DNA合成にかかわる補酵素の1つである葉酸の構造類似体であり，葉酸代謝を拮抗することによりDNA合成を阻害して，細胞増殖を抑制する．MTXは抗がん剤として開発されたが，関節リウマチ（RA）に対しても有効であることが明らかになり，米国では1988年に，わが国では1999年に抗リウマチ薬として承認された．

- MTXは，RAの疼痛軽減と関節破壊抑制に対する有効性，即効性，継続性のいずれにおいても，既存の疾患修飾性抗リウマチ薬（disease-modifying anti-rheumatic drugs：DMARDs）より格段に優れていたことから，RAの薬物治療の中心的薬剤（アンカードラッグ：治療の要となる薬のこと）として世界中で広く使用されるようになった（図1）[1]．

図1 抗リウマチ薬のポジショニング

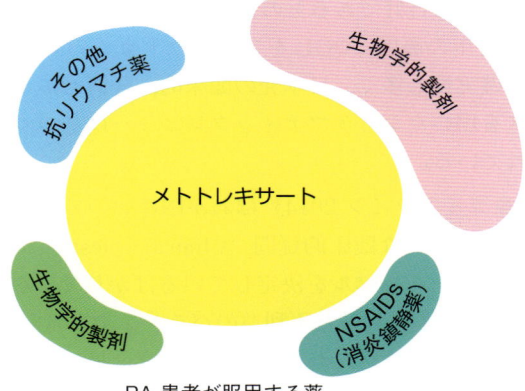

RA患者が服用する薬

文献1）より引用

- ところが，欧米での用量が週に25mg程度までなのに対して，わが国では週に8mgまでに制限され，かつ既存のDMARDsで効果不十分な場合に限り適応が認められていたため，MTXの有効性が十分に発揮されない場合があった．しかし2011年に，週に16mgまでの用量と，第一選択薬としての使用が承認され，従来の用量で効果不十分な場合や二次的に効果が減弱した場合への対応と，発症早期からの投与が可能になった．

- ただし，MTX単独治療で寛解が得られる場合もあるが，疼痛などの症状が軽減していても骨破壊が進行する場合も少なくないことから，MTXで効果不十分と判断された場合には，生物学的製剤の遅滞ない導入を検討する必要がある。
- MTXの用法は，少量パルス療法として，週当たり4～16mgを1回または2～4回に分割し，1～2日間かけて経口投与する。なお，わが国でRA治療に適応のあるMTXは経口の2mgカプセルあるいは錠剤であり，抗癌剤として使用される2.5mg錠や注射薬は，RAへの適応がなく医薬品副作用被害救済制度の対象外となることに注意が必要である。
- MTXの用量依存的副作用の軽減目的で，MTX最終投与後24～48時間後に，週に5mg以内の葉酸製剤（フォリアミン®）を併用することが推奨されている[2]。

2 生物学的製剤（biological agent）

- 抗リウマチ生物学的製剤は，RAの病態形成にかかわる炎症性サイトカインやリンパ細胞を特異的に抑制する，バイオ技術を用いて開発されたモノクローナル抗体，あるいは受容体と免疫グロブリンFc領域との融合タンパクである。
- わが国では2003年に初めて承認され，2014年8月時点で7種類が承認されている（表1）。このうち，インフリキシマブ（レミケード®），エタネルセプト（エンブレル®），アダリムマブ（ヒュミラ®），ゴリムマブ（シンポニー®），セルトリズマブ ペゴル（シムジア®）の5剤は，TNFαを特異的に抑制するためTNF阻害薬と総称される。

表1　抗リウマチ生物学的製剤の特徴

製剤名（商品名）	インフリキシマブ（レミケード®）	エタネルセプト（エンブレル®）	アダリムマブ（ヒュミラ®）	ゴリムマブ（シンポニー®）	セルトリズマブ ペゴル（シムジア®）	トシリズマブ（アクテムラ®）		アバタセプト（オレンシア®）	
構造	キメラ抗体	受容体型融合蛋白	完全ヒト型抗体	完全ヒト型抗体	ペグヒト化抗体Fab'断片	ヒト化抗体		受容体型融合蛋白	
抗原性	比較的高い	低い	低い	低い	低い	低い		低い	
ターゲット	TNFα TNFα発現細胞	TNFα,β	TNFα TNFα発現細胞	TNFα TNFα発現細胞	TNFα	IL-6受容体		CD80/86（T細胞）	
投与方法	点滴静注（0.6-2時間）	皮下注射（自己注射可）AI*あり	皮下注射（自己注射可）	皮下注射（自己注射不可）	皮下注射（自己注射可）	点滴静注（1時間）	皮下注射（自己注射可）AI*あり	点滴静注（30分）	皮下注射（自己注射可）
投与頻度	（4～）8週に1回	週に1～2回	2週に1回	4週に1回	2週（4週）に1回	4週に1回	2週に1回	4週に1回	週に1回
注射時反応	多い	少ない	少ない	少ない	少ない	少ない		少ない	
局所反応	ない	多い	あり	あり	あり	ない	あり	ない	あり
MTX併用	必須	不要（望ましい）	不要（望ましい）	不要（望ましい）	不要（望ましい）	不要		不要（望ましい）	
感染症マスク	ない	ない	ない	ない	ない	あり		ない	

* AI: オートインジェクター（自動注射器）

- MTXとTNF阻害薬の併用療法は，90％程度と非常に高い有効性を示し，MTX単独治療と比較して関節破壊抑制作用にも優れており，発症早期からの導入により寛解に至る患者も多く，今日のRA薬物治療のゴールデンスタンダードである。また，IL-6を阻害するトシリズマブ（アクテムラ®），T細胞活性化を抑制するアバタセプト（オレンシア®）もTNF阻害薬と同様の高い有効性を示す。
- なお，キメラ抗体であるインフリキシマブは投与時の注射時反応に，IL-6阻害薬であるトシリズマブは感染症のマスキング効果に特に注意を払う必要がある。ゴリムマブを除く皮下注射製剤は，在宅自己注射での投与が認められているため，手指の変形と機能障害を有しているRA患者でも自己注射しやすいように，自動注射器（オートインジェクター）の導入や補助グリップの開発，さらには注射時痛軽減のための細い注射針などさまざまな工夫がされている（表2）。

表2 皮下注射製剤の特徴

製剤名（商品名）	用量	剤形	針サイズ	剤形見本	補助具
エタネルセプト（エンブレル®）	25mg（0.5mL）	シリンジ	27G		Eグリップ
	50mg（1mL）	シリンジ	27G		
		オートインジェクター	27G		
アダリムマブ（ヒュミラ®）	40mg（0.8mL）	シリンジ	29G		ヒュープラスN
ゴリムマブ*（シンポニー®）	50mg（0.5mL）	シリンジ（ニードルガード付き）	27G		
セルトリズマブペゴル（シムジア®）	200mg（1mL）	シリンジ	25G		
トシリズマブ（アクテムラ®）	162mg（0.9mL）	シリンジ	27G		アクテミー
		オートインジェクター	27G		
アバタセプト（オレンシア®）	125mg（1mL）	シリンジ（ニードルガード付き）	29G		オレンシエイド

許可を得て掲載
＊ゴリムマブは在宅自己注射の適応外

薬物療法（2）薬剤の種類と特徴

3 MTX以外の免疫抑制剤（immunosuppresants）

○ タクロリムス（プログラフ®）

- タクロリムスはわが国で開発されたカルシニューリン阻害薬であり，移植時の拒絶反応に対する免疫抑制剤として1993年に承認され，2005年にRAへ適応が拡大された。RAに対するタクロリムスの用量は，通常，成人では3mg／日であり，生物学的製剤に近い高額な薬剤費がかかることが難点であるが（図2），強い抗リウマチ作用を有する。

図2　抗リウマチ薬の薬価

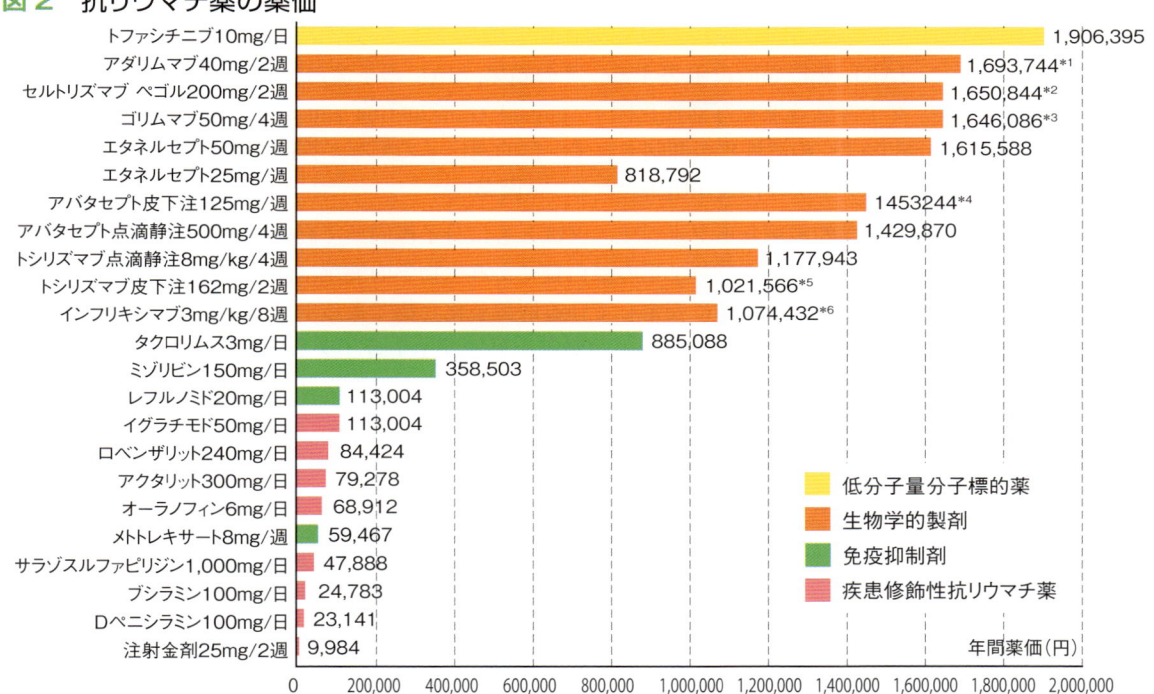

薬剤	年間薬価（円）
トファチニブ10mg/日	1,906,395
アダリムマブ40mg/2週	1,693,744 *1
セルトリズマブ ペゴル200mg/2週	1,650,844 *2
ゴリムマブ50mg/4週	1,646,086 *3
エタネルセプト50mg/週	1,615,588
エタネルセプト25mg/週	818,792
アバタセプト皮下注125mg/週	1453244 *4
アバタセプト点滴静注500mg/4週	1,429,870
トシリズマブ点滴静注8mg/kg/4週	1,177,943
トシリズマブ皮下注162mg/2週	1,021,566 *5
インフリキシマブ3mg/kg/8週	1,074,432 *6
タクロリムス3mg/日	885,088
ミゾリビン150mg/日	358,503
レフルノミド20mg/日	113,004
イグラチモド50mg/日	113,004
ロベンザリット240mg/日	84,424
アクタリット300mg/日	79,278
オーラノフィン6mg/日	68,912
メトトレキサート8mg/週	59,467
サラゾスルファピリジン1,000mg/日	47,888
ブシラミン100mg/日	24,783
Dペニシラミン100mg/日	23,141
注射金剤25mg/2週	9,984

凡例：
- 低分子量分子標的薬
- 生物学的製剤
- 免疫抑制剤
- 疾患修飾性抗リウマチ薬

*1　アダリムマブはMTX併用なしで効果不十分な場合は80mg／回に増量可能（3,387,488円）。
*2　セルトリズマブ ペゴルの初年度は1,841,326円。
*3　ゴリムマブはMTXを併用しない場合は100mg／4週（3,292,172円）。
*4　アバタセプト点滴静注初年度は1,539,860円，金額は体重67kg以下の場合。
*5　トシリズマブ点滴静注は体重50kgの場合。
*6　インフリキシマブ初年度は1,432,576円，金額は体重67kg以下で増量や短縮投与を行わない場合。
※2014年4月の薬価改定に基づく

○ レフルノミド（アラバ®）

- ピリミジン合成阻害薬であるレフルノミドは2003年に承認されたが，わが国に導入された直後に間質性肺炎を含む肺障害で死亡に至る患者が出たこと，また，承認後まもなくして生物学的製剤が承認されたため，わが国では現在あまり使用されていない。しかし，ハイリスク群の除外と定期的な肺検査により，レフルノミドによる新規の薬剤性間質性肺炎の発生は減少しており，安価で強い抗リウマチ作用が得られる点で考慮すべき選択肢である。

I　関節リウマチリハビリテーションの概要

○ ミゾリビン（ブレディニン®）

- プリン代謝拮抗薬であるミゾリビンは免疫抑制剤に分類されるが，安全性は比較的高いとされるものの抗リウマチ作用が弱く，今日使用される機会は乏しい。

4 低分子量分子標的薬

○ トファシチニブ（ゼルヤンツ®）

- トファシチニブは，2013年に承認された初めての低分子化合物の分子標的薬であり，造血系細胞に主に発現して，IL-6などの炎症性サイトカインの細胞内シグナル伝達にかかわるチロシンリン酸化酵素であるヤヌスキナーゼ（janus kinase：JAK）を特異的に阻害する。その結果，JAKの下流に位置する転写因子であるシグナル伝達兼転写活性化因子（signal transduction and activator of transcription：STAT）の活性化が抑制されて，標的遺伝子の転写が抑制されるためにサイトカインのシグナル伝達が阻害される[3]（図3）。

- 生物学的製剤とトファシチニブはともに分子標的薬で高い有効性をもつことでは共通しているが，高分子量の蛋白質である生物学的製剤は注射でしか投与できないのに対して，化学的に安定している低分子化合物であるトファシチニブは経口で投与できる。また，生物学的製剤が細胞外でサイトカインなどを抑制するのに対して，トファシチニブは細胞膜を通過して細胞内で作用する点でも異なる[3]（図3）。

図3 生物学的製剤とトファシチニブの相違

作用点：
- TNF阻害：インフリキシマブ，エタネルセプト，アダリムマブ，ゴリムマブ，セルトリズマブ ペゴル
- IL-6受容体阻害：トシリズマブ
- JAK阻害：トファシチニブ

転写因子：NF-κB, AP-1, STAT → 標的遺伝子 転写制御

文献3）より引用改変

構造：
- 生物学的製剤：高分子量のタンパク製剤 分子量：約90,000〜150,000 ※1
- トファシチニブ：低分子化合物 分子量：504.5 ※2

※1 2013年10月現在，日本で関節リウマチ治療の適応を有する生物学的製剤の分子量
※2 クエン酸塩としての分子量，フリー体の分子量は312.4
＊資料提供：ファイザー株式会社

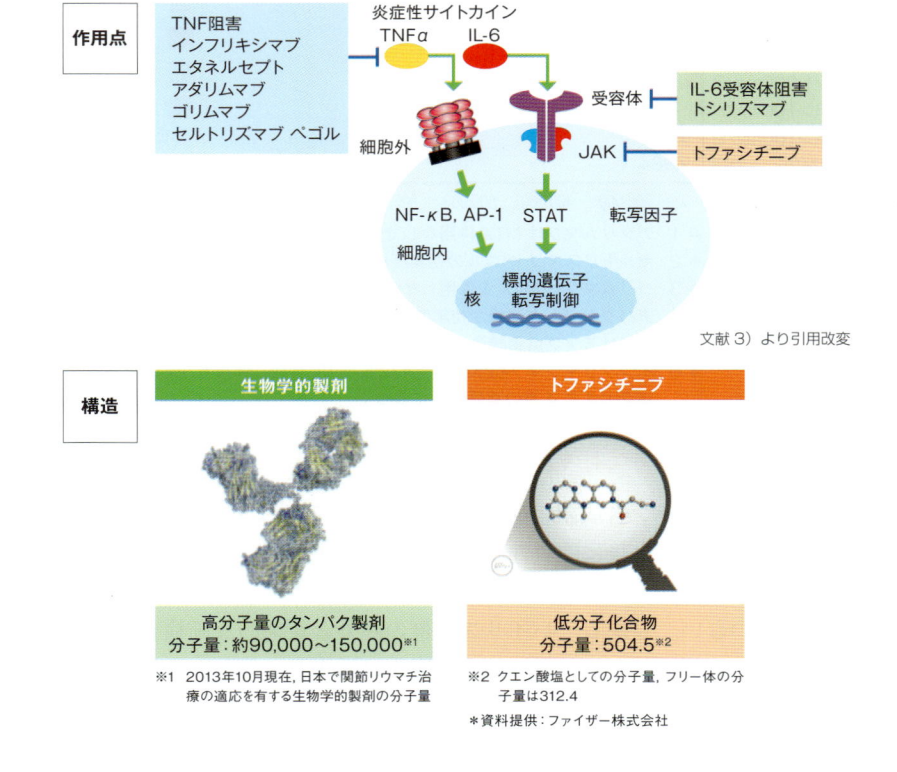

5 疾患修飾性抗リウマチ薬（免疫抑制剤を除く）

- MTX が RA の薬物療法の主体となる以前には，RA の疾患活動性をコントロールする目的で DMARDs（disease-modifying anti-rheumatic drugs）が広く用いられていたが，今日では RA 治療に占めるその役割は大きく低下している（図1）。しかし，疾患活動性がきわめて低い場合や，高齢，合併症，副作用，経済的理由などにより，MTX や，ほかの免疫抑制剤，生物学的製剤の使用が困難である場合，また，挙児希望の場合などに使用される。なお，イグラチモド（ケアラム®/コルベット®）は 2012 年に承認された新規の DMARDs である（表3）[4]。

表3 DMARDs の特徴

	製剤名（商品名）	特徴	推奨度*
よく使用されている薬剤	ブシラミン（リマチル®）	SH 基（チオール基）製剤	A
	サラゾスルファピリジン（アザルフィジン®）	5-アミノサリチル酸とサルファ剤が結合	A
	イグラチモド（ケアラム®/コルベット®）	転写因子NF-κBの活性化阻害，新規 DMARDs	未記載
使用される機会の少ない薬剤	金チオリンゴ酸ナトリウム（シオゾール®）	注射金剤	B
	オーラノフィン（リドーラ®）	経口金剤、抗リウマチ作用が弱い	B
	D-ペニシラミン（メタルカプターゼ®）	SH 基（チオール基）製剤	B
	アクタリット（オークル®/モーバー®）	抗リウマチ作用が弱い	B
使用されるべきでない薬剤	ロベンザリット（カルフェニール®）	抗リウマチ作用が弱く，重篤な副作用が多い	推奨なし

＊推奨度は文献4）に基づく

6 ステロイド薬（steroids）

- 副腎皮質で産生されるグルココルチコイドを合成したステロイド薬は，強力な抗炎症作用を有し，RA の炎症を速やかに，かつ確実に抑制して症状を改善する。しかし，関節破壊抑制作用は限定的であり，長期にわたって大量に使用するとステロイド特有の副作用の発現が必須であるため，MTX や生物学的製剤などの効果が発現するまでの短期間に限って少量を使用することが望ましい。経口投与ではプレドニゾロン（プレドニン®）が，関節腔内投与ではトリアムシノロンアセトニド水性懸濁注射液（ケナコルト®）が用いられることが多い。

7 非ステロイド性抗炎症薬

- NSAIDs（non-steroidal anti-inflammatory drugs）は，炎症と疼痛の原因となるプロスタグランジン E_2 の産生にかかわる酵素であるシクロオキシゲナーゼ（cyclooxygenase：COX）を阻害することにより，消炎，鎮痛，解熱などの作用を発揮する。COXには定常的に発現しているCOX-1と炎症に関与するCOX-2の2つのアイソザイムがあり，COX-2のみを選択的に阻害することにより，胃腸障害や腎障害などの副作用を抑えながら作用を発揮することができる。

- 以前は，鎮痛作用は強いがCOX-2選択性に乏しく副作用の多いジクロフェナク（ボルタレン®）やインドメタシン（インテバン®）が頻用されたが，今日では，2007年に承認されたCOX-2選択性が非常に高く鎮痛作用も優れているセレコキシブ（セレコックス®）が使用されることが多い。

[文献]
1) 日本リウマチ学会メトトレキサート診療ガイドライン策定小委員会：メトトレキサートを服用する患者さんへ，p. 4, 日本リウマチ学会, 2013.
2) 日本リウマチ学会 MTX 診療ガイドライン策定小委員会編：関節リウマチ治療におけるメトトレキサート（MTX）診療ガイドライン 2011年版, p. 58, 羊土社, 2011.
3) 山岡邦宏ほか：JAK 阻害薬, 医薬ジャーナル 48（6）：109-112, 2012.
4) 三森経世：抗リウマチ薬. 関節リウマチの診療マニュアル（改訂版）診断のマニュアルとEBMに基づく治療ガイドライン, p. 84-98, 日本リウマチ財団, 2004.

4 薬物療法（3）薬剤の副作用

仲野春樹，冨岡正雄，佐浦隆一

- 免疫抑制剤や生物学的製剤など，効果の強い抗リウマチ薬を用いた治療を行う場合には，感染症，骨髄抑制，B型肝炎ウイルスの再活性化などの副作用の発症予防と早期発見のモニタリング，および副作用発症時の初期対応が重要である．
- メトトレキサート（MTX）の主たる副作用は，間質性肺炎，骨髄抑制，肝機能障害である．間質性肺炎は死亡例もあり，発症後速やかにステロイドパルスを行うなどの適切な対応が必要である．また腎機能障害や脱水例では血中濃度が上昇しやすく，低用量でも注意が必要である．
- サラゾスルファピリジンでは，アレルギー反応，ブシラミンでは腎障害（蛋白尿），白血球減少，黄色爪といった副作用がある．
- 副腎皮質ステロイドを含む抗リウマチ薬に多い副作用は，免疫力低下に伴う感染症であり，なかでも肺炎が最も多い．MTXや生物学的製剤を使用している場合は，ニューモシスチス・カリニ肺炎や結核の再燃などの日和見感染の可能性も，考慮する必要がある．

1 はじめに

- 近年，関節リウマチ（RA）の薬物治療は進歩し，薬効の強い薬を発症早期から用いることで，炎症を抑え，寛解に導くことが可能となった（パラダイムシフト）．しかし，薬効の強い薬ほど副作用も強く，重度になり，ときには生命を脅かすほどになる．
- 副作用には，骨髄抑制や間質性肺炎，肝障害や腎障害，皮膚粘膜眼症候群（スティーブンス・ジョンソン症候群）など，薬剤そのものの細胞毒性やアレルギー反応による副作用と，免疫抑制剤としての作用による，結核の再燃，ニューモシスチス・カリニ肺炎などの日和見感染症，B型肝炎ウイルスの再活性化などの副作用がある．副作用に対する発症予防や早期発見のためのモニタリング，発症時の初期対応が重要である．

2 疾患修飾性抗リウマチ薬（DMARDs）

○ メトトレキサート（MTX）（リウマトレックス®，メトレート® など）

- 葉酸代謝拮抗阻害薬である MTX は DNA 合成阻害を介したリンパ球増殖抑制・免疫抑制作用，サイトカイン産生抑制，アデノシン遊離促進による抗炎症作用を示す。高い有効率と優れた骨破壊の進行抑制効果を示し，RA 治療の anchor drug に位置づけられている。
- MTX の副作用には，肝障害や血液障害（骨髄抑制）など用量依存性の副作用と，間質性肺炎，悪性リンパ腫など用量に依存しない副作用がある（表1）。
- MTX の使用にあたっては，日本リウマチ学会から『関節リウマチにおけるメトトレキサート診療ガイドライン』[1] が出版されているので，参考にされたい。

表1 メトトレキサート　副作用早期発見のための重要な自覚症状

自覚症状	可能性のある副作用	対応
・発熱 ・咳嗽 ・息切れ ・呼吸困難	重症な肺障害（細菌性肺炎，ニューモシスチス肺炎，間質性肺炎など）	左記の副作用が疑われる場合には，速やかに MTX 使用を中止させ，精査する
・食思不振 ・嘔吐 ・下痢 ・新たな口内炎 ・咽頭痛	脱水等で MTX 血中濃度が著しく上昇したことによる骨髄障害（血球減少症） ※特に高齢者の場合に多い	
・嘔吐 ・倦怠感	（慢性的な場合，症状が強い場合）MTX 濃度の上昇，肝機能障害など	精査
・皮下出血 　（出血傾向）	血小板減少症（骨髄障害）	速やかに受診させ，末梢血検査などを実施する
・尿量減少 ・下腿浮腫 ・体重増加	腎機能低下	腎機能を確認し，腎機能低下を認める場合は MTX を減量あるいは中止する

文献1）より引用

▶ ①肝機能障害

- MTX による直接的な肝細胞障害であり，用量依存性に生じる。MTX の減量または中止，あるいは葉酸（フォリアミン錠®）の補充で通常改善する。

▶ ②血液障害（骨髄抑制）

- 白血球または血小板の減少が起こり，重症な場合には汎血球減少をきたす。重篤な場合（大球性貧血 < 8g/dL，白血球数 < 1,500/mm^3，血小板 < 50,000/mm^3）では活性型葉酸製剤であるロイコボリン救済療法（ロイコボリンレスキュー）が行われる。

- 骨髄抑制に先行して，葉酸欠乏によるMCVの上昇および大球性貧血が出現することがある。また，口内炎が骨髄障害を予測する所見として知られている。
- 骨髄抑制は血中濃度の上昇により発症しやすいので，腎機能低下や高齢者の下痢，脱水には注意が必要である。

▶③間質性肺炎

- 発生率は報告により異なるが，おおよそ1％程度と報告されている。対応が遅れると死亡に至る場合があり，迅速な対応が求められる。
- 症状はいわゆる空咳で始まることが多く，痰は出ず激しい咳が止まらなくなる。発熱も伴い，急性に発症し，悪化する。単なる感冒とは異なり，鼻汁，咽頭痛といった上気道症状は伴わない点も鑑別のポイントである。酸素飽和度は必ず低下する。胸部の聴診では特徴的なベルクロ・ラ音を聴取し，単純胸部X線像やCT像では間質性陰影を認める（図1）。
- 用量依存性ではなく，また，投与開始後どの時期でも発症しうるが，MTX投与開始後1年以内の発症が多いと報告されている[2]。
- 治療としては，酸素投与と迅速な副腎ステロイド大量療法が有効である。

図1 メトトレキサート肺炎

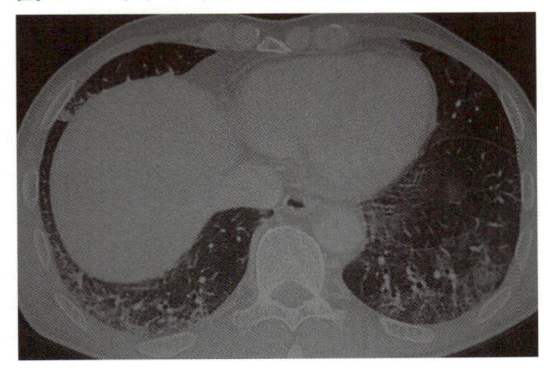

▶④リンパ増殖性疾患

- MTX誘発性リンパ増殖性疾患といわれる病態がある。発症した場合でもMTXを中止すると軽快する例が多いので，リンパ腫が指摘されたときには，MTXをまず中止する。ただ，RA患者はもともと，健常人と比較してリンパ腫の合併が多いので，MTXを中止してもリンパ腫が軽快しない場合には，MTXとは無関係な悪性リンパ腫の発症として化学治療などが行われる。

▶⑤感染症

- 感染症については，生物学的製剤の項で述べる。

○ サラゾスルファピリジン（アザルフィジンEN錠®）

- 比較的多い副作用に，発疹や発熱などのアレルギー反応がある。投与後3カ月以内までの発症が多く，投与開始後数週間目までが最も多い[3]。
- サラゾスルファピリジンは，発症初期に投与されることが多いが，アレルギー反応を呈する場合があり，患者には発疹や発熱が出現したら，すぐに内服を中止するように注意しておく必要がある。
- アレルギー反応の1つにDIHS（drug-induced hypersensitivity syndrome：薬剤性過敏症症候群）とよばれる重篤な病態がある。DIHSは丘疹や紅斑といった皮膚症状に加えて高熱と肝障害，血液障害などの内臓障害を伴うアレルギー反応で，早急な副腎皮質ステロイドの全身投与が必要となる。DIHSの原因薬剤はこれまで10種類ほど報告[4]されているが，サラゾスルファピリジンはそのうちの1つである。

○ ブシラミン（リマチル®）

- 実際に遭遇することの多い副作用としては，腎障害（蛋白尿），白血球減少（投与開始後1カ月ほどが多い），黄色爪（3カ月以上の継続投与後に多い）などがある[3]。
- 腎障害は組織学的には膜性腎症の病理像を示す。蛋白尿と下肢の浮腫を呈するが，投与を中止するだけでは改善せず，副腎皮質ステロイドの投与が必要となる場合が多い[5]。

○ タクロリムス（プログラフ®）

- 免疫抑制による感染症については他剤と同様の注意が必要である。また，タクロリムスの使用による間質性肺炎も少数ながら報告されている。また，すでに間質性肺炎を有する患者に使用された後，間質性肺炎が悪化した例が報告されているため，間質性肺炎を有する患者には慎重投与となっている。
- タクロリムス特有の副作用には腎機能障害と耐糖能異常がある。両者ともに用量依存性であり，減量や中止などの処置で通常回復する。血中濃度が20 ng/mLを一定期間超えていると，副作用を発現しやすくなる。そのため投与12時間後の血中濃度を測定し，投与量を調節することが推奨されている。
- 血中濃度の安定した値を翌朝採血し判断するため，服用は1日用量にかかわらず，夕食後1回で行う。

3 生物学的製剤

○ 種類と薬理作用

- 現在，RAに適応のある生物学的製剤はTNF阻害薬のインフリキシマブ，エタネルセプト（可溶性TNF受容体），アダリムマブ，ゴリムマブ，セルトリズマブ ペゴル，IL-6阻害薬のトシリズマブ（抗IL-6受容体抗体），T細胞選択的共刺激調節薬のアバタセプト，経口JAK阻害薬のトファシチニブの計8剤がある。

- いずれも強力な免疫抑制作用により，速やかな抗炎症作用と骨破壊抑制効果を発揮する一方で，免疫抑制による感染症への予防や対応が重要となる。

〇 投与時反応

- 点滴製剤，特にインフリキシマブでは投与開始後1〜2時間で起こる急性反応（infusion reaction：投与時反応）が問題となる（図2）。発熱，発疹といった軽度の症状が多いが，0.5％前後の頻度で呼吸困難，血圧低下，アナフィラキシーを含む重篤な副作用が発症することが報告されている[3]。
- 急性反応が起こった場合には，微熱のみであれば投与速度を遅らせて対応するが，身体症状がある場合には，インフリキシマブの投与を中止し，重症度に応じて副腎皮質ステロイドの投与などの処置が行われる。
- また，臨床治験ではインフリキシマブを使用し2年間以上の中断後に再投与が行われた症例で，重篤な infusion reaction の頻度が有意に高かったため，長期間の中断や休薬後の再投与は特に注意が必要である。
- 皮下注射製剤では，特にアダリムマブで頻度の高い有害事象として，注射部位反応・アレルギー反応による薬疹が報告されている（図3）。

図2 インフリキシマブによる急性反応による胸腹部の発赤

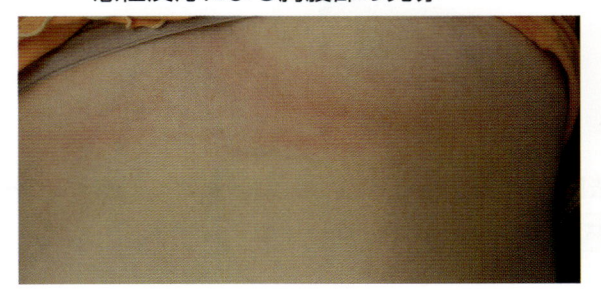

図3 アダリムマブの注射による注射部位反応

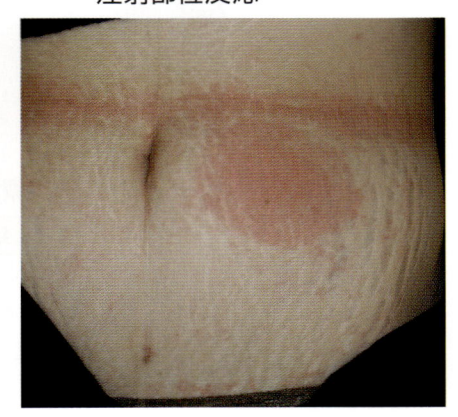

4 MTXと生物学的製剤で生じやすい感染症について

〇 感染症

- 抗リウマチ薬は，ほとんどすべての薬剤が，程度の差はあっても免疫抑制作用を有するので，感染に対するリスクを増加させる。どの抗リウマチ薬にも感染症のリスクはあるが，免疫抑制の強さからいえば，生物学的製剤，MTX・タクロリムス，その他のDMARDsの順でリスクが高いと考えられる。以下に発症しやすい感染症を挙げる。

○細菌性肺炎

- 細菌性肺炎はいずれの薬剤でも頻度が高く，重症となる場合も少なくない．呼吸器症状が軽度でも，関節症状の程度に不相応なCRPの上昇があれば，まず，肺炎を疑って胸部単純X線像を撮影する（図4）．また，通常の市中肺炎だけではなく，結核やニューモシスチス・カリニ肺炎などの日和見感染，薬剤性肺障害，原疾患に伴う肺病変などを想定した対応も必要である（図5）．
- IL-6阻害薬であるトシリズマブは感染症による炎症があっても，発熱はなく，白血球増多もCRPの上昇も認めないので，画像診断が重要である．
- 細菌性肺炎の予測因子としては，高齢，肺合併症，副腎皮質ステロイド，Steinbrocker分類stage Ⅲ，Ⅳが全例調査をもとに報告[6]されている（表2）．ハイリスク患者であれば，肺炎球菌ワクチンの予防的接種が推奨される．

図4 関節リウマチ患者に合併した細菌性肺炎

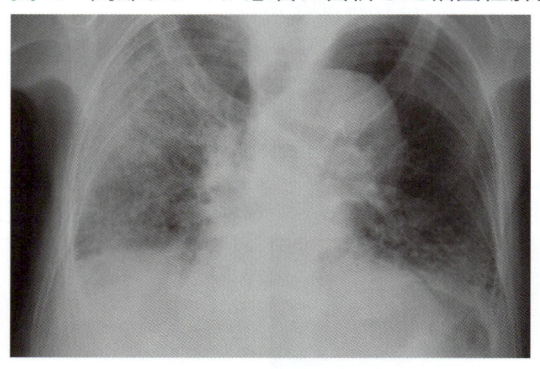

図5 TNF阻害療法施行中における発熱，咳，呼吸困難に対するフローチャート

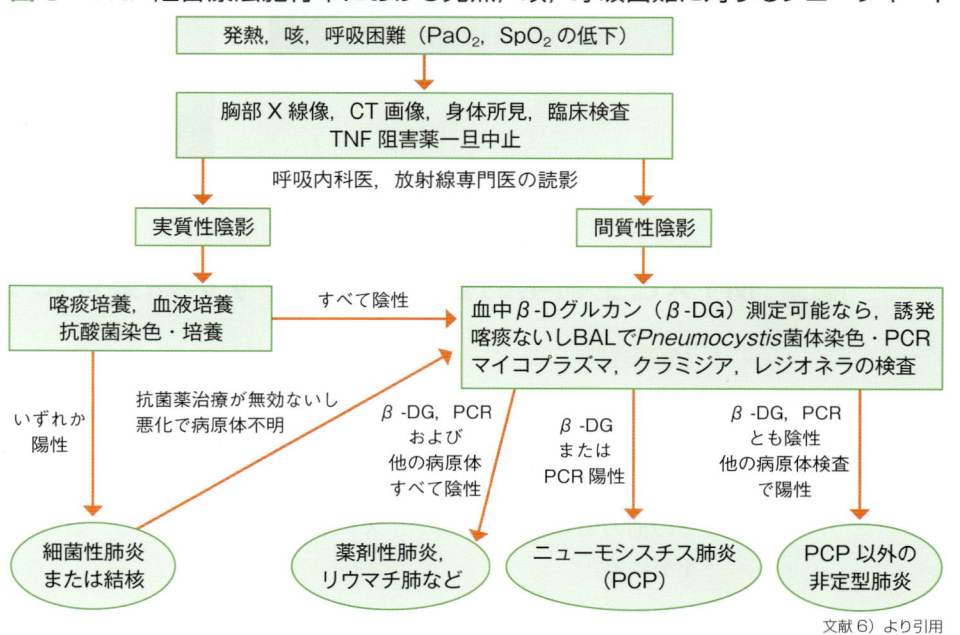

文献6）より引用

表2　生物学的製剤における肺炎のリスク因子

	肺炎のリスク因子	重篤な感染症のリスク因子
インフリキシマブ	男性・高齢・stage Ⅲ以上・既存肺疾患	高齢・既存肺疾患・ステロイド薬併用
エタネルセプト	高齢・既存肺疾患・ステロイド薬併用	高齢・既存肺疾患・非重篤感染症合併・class Ⅲ以上・ステロイド薬併用
アダリムマブ	65歳以上・間質性肺炎の既往／合併・stage Ⅲ以上	65歳以上・糖尿病の既往／合併・間質性肺炎の既往／合併・class Ⅲ以上

文献6）より引用

◯結核

- わが国は結核が多い国であるので，予防が重要である．生物学的製剤の導入に当たっては，インターフェロン-γ遊離試験キット（クオンティフェロン3G，T-SPOT）またはツベルクリン反応・胸部X線撮影がスクリーニングに必須であり，必要に応じて胸部CTを撮影し，肺結核の有無について総合的に判定する[6]．
- 結核感染のスクリーニングに用いられるクオンティフェロン3GとT-SPOTはBCG接種の影響を受けないので特異性が高い．しかし，感染時期については最近の感染かどうかが判定できないので結核の既感染か活動性の結核かの判断を行うには喀痰検査などを併用する．
- ツベルクリン反応強陽性など結核感染リスクが高い患者に生物学的製剤を使用する場合には開始3週間前より，イソニアジド（INH）の予防投与を行う．

◯ニューモシスチス・カリニ肺炎

- ニューモシスチス・カリニ肺炎（PCP）はHIV感染などにより細胞性免疫が高度に障害された状況で発症する日和見感染症として知られているが，リウマチ患者においては，副腎皮質ステロイド，MTXなどの免疫抑制剤，生物学的製剤の投与下で誘発される（図6）．
- 生物学的製剤の全例調査（IFXとETN）によると，日本でのPCPの発症率は0.2〜0.4％で，結核の発症頻度より高い結果となっている[7]．乾性咳嗽，労作時息切れ，低酸素血症，胸痛などを認めた場合には，PCPを疑ってβ-D-グルカンを測定するとともに，胸部CT検査，誘発喀痰を用いたPCRなどで精査すべきである[6]．

図6　RA患者に合併したニューモシスチス・カリニ肺炎

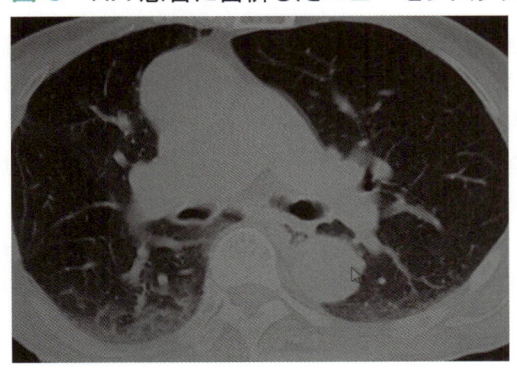

帯状疱疹

- 水痘・帯状疱疹ウイルスが脊髄後根に侵入し、その神経支配領域の皮膚に丘疹、水泡などを生じる感染症である（図7）。免疫能が低下した場合に発症しやすい。抗ウイルス薬の投与が行われるが、頑固な疼痛が後遺症として残存することが多い。

図7 メトトレキサート使用中の関節リウマチ患者に起きた第5神経根領域の帯状疱疹

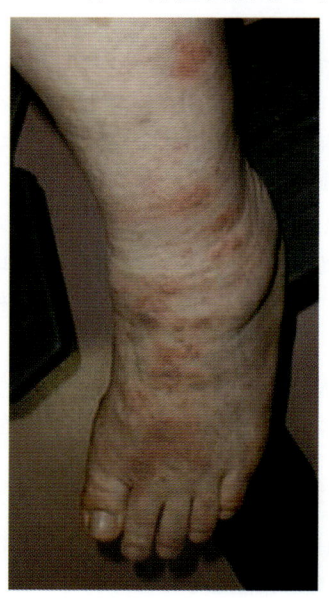

ウイルス性肝炎への対応

- B型肝炎に関しては慢性活動性肝炎患者、非活動性キャリア感染者、既往感染者の3群に分けて考える必要がある[8]。
- 慢性活動性肝炎患者はウイルスの活性化、肝炎が悪化する可能性があるため、免疫抑制薬や生物学的製剤の投与は行わない。
- 非活動性キャリアとは、ウイルスが排除されずに、患者がウイルスを体内に保有しているが、病態は安定している状態である。一方、既往感染者とは、B型肝炎ウイルス（HBV）に感染したが、自然に治癒しウイルスは体から排除された状態であり、HBVに対する免疫能を獲得している状態である。しかし、非活動性キャリアおよび既往感染者でも、免疫抑制薬によりHBV-DNAが増加し肝炎を発症する「HBV再活性化」が報告されている。
- 日本リウマチ学会からは『B型肝炎ウイルス感染リウマチ性疾患患者への免疫抑制療法に関する提言』[9]、日本肝臓学会からは『B型肝炎治療ガイドライン』（図8）が出版[8]されている。これらのガイドラインでは各種ウイルス抗原、抗体を測定し、B型肝炎の活動性がないことを確認したうえで、HBV-DNAを定期的にモニターすることを推奨している。

- C 型肝炎ウイルス（HCV）感染者に対しては，一定の見解は得られていないが，TNF 阻害療法開始前に感染の有無について検索を行い，HCV 抗体陽性者（既感染者）では慎重な経過観察のもとに RA の薬物治療を行うことが望ましいとされている[6]。

図8 免疫抑制・化学療法により発症する B 型肝炎対策ガイドライン　フローチャート

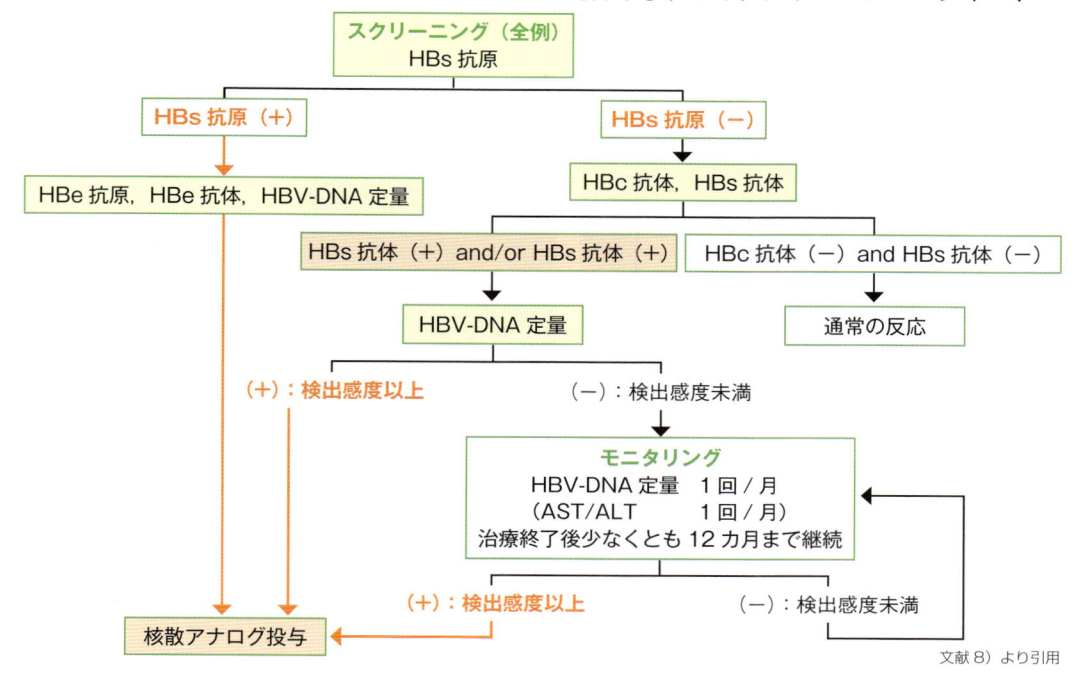

```
スクリーニング（全例）
HBs 抗原
├── HBs 抗原（＋）
│   └── HBe 抗原, HBe 抗体, HBV-DNA 定量
└── HBs 抗原（－）
    └── HBc 抗体, HBs 抗体
        ├── HBs 抗体（＋）and/or HBs 抗体（＋）
        │   └── HBV-DNA 定量
        │       ├── （＋）：検出感度以上
        │       └── （－）：検出感度未満
        │           └── モニタリング
        │               HBV-DNA 定量　1 回/月
        │               （AST/ALT　　1 回/月）
        │               治療終了後少なくとも 12 カ月まで継続
        │               ├── （＋）：検出感度以上 → 核酸アナログ投与
        │               └── （－）：検出感度未満
        └── HBc 抗体（－）and HBs 抗体（－）
            └── 通常の反応
```

文献 8) より引用

5　副腎皮質ステロイド

- 通常，関節リウマチでの副腎皮質ステロイド薬の用量はプレドニゾロン換算で 5～10mg/日の低用量であるが，低用量であっても長期使用となる場合には骨粗鬆症，胃潰瘍や十二指腸潰瘍，糖尿病，動脈硬化，易感染性，白内障・緑内障などの副作用が問題となる。

- 実際に最も頻度が高く ADL 上問題となるのは，骨粗鬆症による脊椎圧迫骨折である（図 9）。副腎皮質ステロイド薬の全身投与は骨量の減少と骨折リスクの上昇をもたらし，副腎皮質ステロイド薬使用者の 50％が骨粗鬆症を発症しているといわれている[10]。

- 副腎皮質ステロイド薬使用者の非使用者に対する骨折リスクは，英国の大規模な調査によると，大腿骨頸部骨折で 1.61 倍，椎体骨折で 2.6 倍と報告されている[11]。RA では炎症性サイトカインの産生，女性ホルモンなどのホルモン異常に不動，低活動などが加わり，骨密度が低下して骨折リスクが上昇する。脊椎圧迫骨折や大腿骨頸部骨折は，ADL を著しく障害し，寝たきりの原因となるうえ，介護の点でも問題となる。

- ステロイド性骨粗鬆症に対しては日本骨代謝学会から2004年に『ステロイド性骨粗鬆症の管理と治療のガイドライン』が出されており，2014年4月には改訂版も発表されている（図10）[12]。改訂版では，国内での複数のコホート研究を解析して抽出された4つの危険因子（「既存骨折」，「年齢」，「ステロイド投与量」，「腰椎骨密度」）について，それぞれスコア付けを行い，スコアの合計が3以上であれば薬物療法が推奨する基準となっている。

図9 プレドニゾロン服用中のRA患者に生じた腰椎圧迫骨折（矢印）

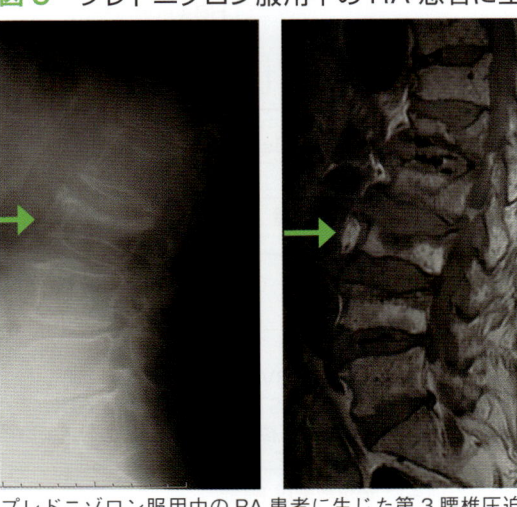

プレドニゾロン服用中のRA患者に生じた第3腰椎圧迫骨折（➡）　左　Xp画像，右　MRI（T1強調画像）

図10 ステロイド性骨粗鬆症の管理と治療のガイドライン（2014年改訂版）フローチャート

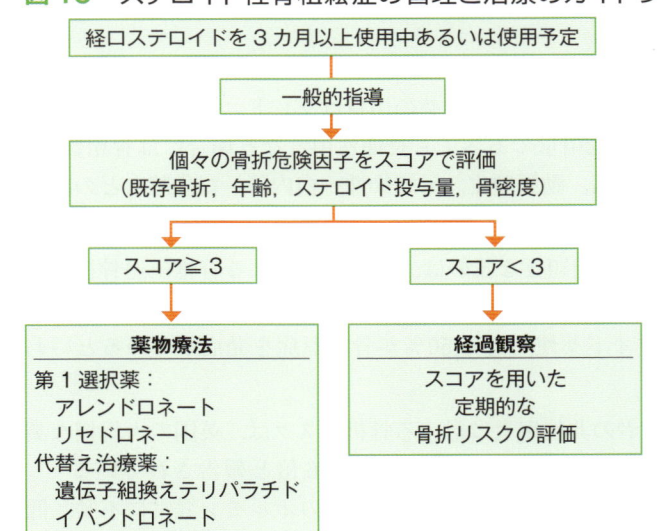

危険因子		スコア
既存骨折	なし	0
	あり	7
年齢（歳）	< 50	0
	50 ≦　< 65	2
	≧ 65	4
ステロイド投与量（PSL換算 mg／日）	< 5	0
	5 ≦　< 7.5	1
	≧ 7.5	4
腰椎骨密度（％YAM）	≧ 80	0
	70 ≦　< 80	2
	< 70	4

文献12）より引用

経口ステロイドを3カ月以上使用中あるいは使用予定
↓
一般的指導
↓
個々の骨折危険因子をスコアで評価
（既存骨折，年齢，ステロイド投与量，骨密度）
↓
スコア≧3　／　スコア＜3

薬物療法
第1選択薬：
　アレンドロネート
　リセドロネート
代替え治療薬：
　遺伝子組換えテリパラチド
　イバンドロネート
　アルファカルシドール
　カルシトリオール

経過観察
スコアを用いた定期的な骨折リスクの評価

6 非ステロイド性抗炎症薬(NSAIDs)

- NSAIDs の副作用には上部消化管障害，腎障害，肝障害がある。比較的多いのは NSAIDs 潰瘍である[3]。最近では，消化管への影響が少ない COX-2 選択性の高い NSAIDs（セレコキシブなど）使われるようになっているが，NSAIDs 潰瘍の早期発見のためには消化器症状や貧血，便潜血などの定期的なチェックが必要である。

[文献]
1) 日本リウマチ学会 MTX 診療ガイドライン策定小委員会編：関節リウマチにおけるメトトレキサート診療ガイドライン，羊土社，2011．
2) Saravanan V, Kelly CA : Reducing the risk of methotrexate pneumonitis in rheumatoid arthritis. Rheumatology (Oxford), 43 : 143-147, 2004.
3) 松原司 編：よくわかるリウマチ治療薬の選び方・使い方，羊土社，2011年．
4) 東直行：Drug-induced hypersensitivity syndrome (DIHS) とは，日医大医会誌 1：84, 2005.
5) 広畑俊成：プライマリケア医のための関節リウマチの診かた そのほかの抗リウマチ薬の使い方と副作用，治療 89：292-296, 2007.
6) 日本リウマチ学会：関節リウマチ（RA）に対する TNF 阻害薬使用ガイドライン（2014年改訂版）．
7) Harigai M, Koike R, Miyasaka N, Pneumocystis pneumonia associated with inflixi-mab in Japan, N Eng J Med 357：1874-1875, 2007.
8) 日本肝臓学会肝炎診療ガイドライン作成委員会：B 型肝炎治療ガイドライン（第1.1版），肝臓 54：402-472, 2013.
9) 日本リウマチ学会：B 型肝炎ウイルス感染リウマチ性疾患患者への免疫抑制療法に関する提言 2014年．
10) 骨粗鬆症の予防と治療ガイドライン作成委員会編：骨粗鬆症の予防と治療ガイドライン 2011年版，ライフサイエンス出版，2011．
11) van Staa TP, et al : The epidemiology of corticosteroid-induced oste-oporosis: a meta-analysis. Osteoporos Int. 13：777-87, 2002.
12) 日本骨代謝学会：ステロイド性骨粗鬆症の管理と治療ガイドライン（2014年改訂版）

I 関節リウマチリハビリテーションの概要

5 手術療法

石川　肇

> - 近年の薬物療法の進歩，特に生物学的製剤（biological agent：Bio）の普及により，関節リウマチ（rheumatoid arthritis：RA）は完全寛解を現実的な目標にできる疾患になった．しかし，Bioだけでは30〜40％に無効ないし効果不十分となる例がみられ，たとえ低疾患活動性以下にコントロールされても関節破壊や変形の進行を完全には阻止できないことがある．また，臨床の現場では，感染症などの併存症や高薬価のための経済的理由でBioを使用できないこともある．
> - 従って，関節の破壊性病変による身体機能障害をもったRA患者はいまだ存在しており，日常生活動作（activities of daily living：ADL）の自立と社会復帰のために，機能再建手術と術後のリハビリテーションは必要な治療手段となっている．本項目では，Bioの時代におけるRAの手術の動向とその内容について述べる．

1　RA関連整形外科手術の考え方

- 基本的には，個々のRA患者に見合った薬物治療を有害事象が生じない範囲内で最大限に施すことにある．そのうえで，残存する滑膜炎や破壊性関節病変に対して，除痛と関節機能の回復を目的に滑膜切除と機能再建術を行うことになる．
- また，手足の小関節の変形に対しては，整容面での改善と除痛を目的に変形矯正手術が行われる．限局された数カ所の滑膜炎に対する滑膜切除と関節病変に対する病巣切除により，ある程度，全身の疾患活動性が抑制されると考えられる．
- 癌に対する化学療法・放射線療法・免疫療法と同様，待機可能な手術であれば，できるだけ低疾患活動性以下にまでRAの病勢を抑えたうえで，少数関節病変に対して手術を行うことになる．身体機能障害ゼロを目指した真の寛解導入手段[1]の1つとして手術が行われる（図1）．

図1 関節機能障害ゼロを目指したRAの手術

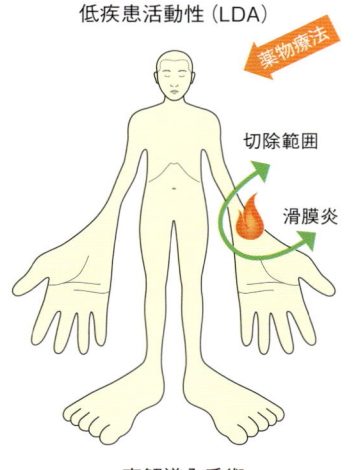

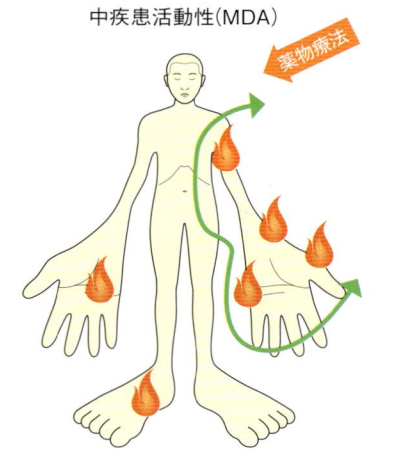

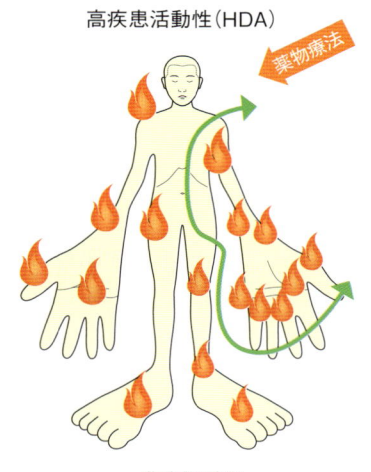

a 寛解導入手術 — 低疾患活動性（LDA）
b 相対的寛解導入手術 — 中疾患活動性（MDA）
c 非寛解手術 — 高疾患活動性（HDA）

2 手術の動向

- 欧米では，薬物療法の進歩により，人工膝関節全置換術（total knee arthroplasty：TKA）や人工股関節全置換術（total hip arthroplasty：THA）などのRAに関連した整形外科手術件数が減少傾向にあることが多く報告されている。

- 一方で米国のJainら[2]は，1992年～2005年の全米入院患者のサンプル・データベースから，増加スピードが鈍化しているものの，一般人口に比べ，RA患者の人工関節手術件数は増加傾向にあると報告している。スウェーデンのWeissら[3]は，1998年～2004年で，入院RA患者の上肢手術全体の件数は減少しているが，上肢の人工関節手術件数は不変であるとしている。オランダのBoonenら[4]は，1990年およびそれ以降に発症したRA患者では，それ以前のRA発症患者に比べて，薬物治療のアジュバント（補助）として，滑膜切除などの関節温存手術がより多く早期に行われているとしている。フィンランドのAaltonenら[5]は，Bio使用群とBio非使用群との比較でTHA，TKAが行われる頻度は同程度で，小関節手術ではBio使用群で多くなっていると報告し，その原因として，重症RA患者にBioが使用されているためではないかと推測している。

- 一方，わが国では欧米諸外国と異なり，整形外科医が薬物治療を施しながら関節のチェックを行い，手術適応とそのタイミングを決めていることが多い。

- 桃原ら[6]は，2001年～2012年までの間の大規模観察コホート［Institute of Rheumatology, Rheumatoid Arthritis（IORRA）］のなかで，RA関連の手術件数は2002年をピークに減少傾向にあったが，2008年からまた漸増しており，TKAは2003年から減少しているが，手関節や足部の関節形成術，人工指関節置換術は増加していることを報告している。

- また，筆者の施設[7]において1981年～2013年の手術統計において，手術部位と術式に変化がみられており，2003年ごろから手関節，手指，足趾の手術が増加傾向にある。

3 手術の優先順位

- RA関連の整形外科手術には，速やかに行わなければならない緊急性の高い手術と，待機可能な手術がある．その優先順位は以下である（表1）．

表1 手術の優先順位

緊急性	
高	1) 感染（限局された感染巣），頚髄症（麻痺の進行），手指の腱断裂，絞扼性神経障害（神経・筋に不可逆的変化を生じる前に行う），外傷（骨折，脱臼など）
↕	2) 片側上肢関節（両側上肢に高度障害がみられ，身の回り動作に要介助となっている場合）
	3) 下肢関節前足部→股→膝→足関節，中後足部
低	4) 上肢関節（手関節→母指→示指〜小指），（肘→肩）

4 上肢手術の適応と部位別術式

- 関節破壊が，Larsen grade Ⅲ（中等度）以上に進行し，関節変形，不安定性，可動制限のために身の回り動作（食事・整容・トイレ・更衣・入浴）に支障をきたしている場合，上肢手術の適応となる（図2）．

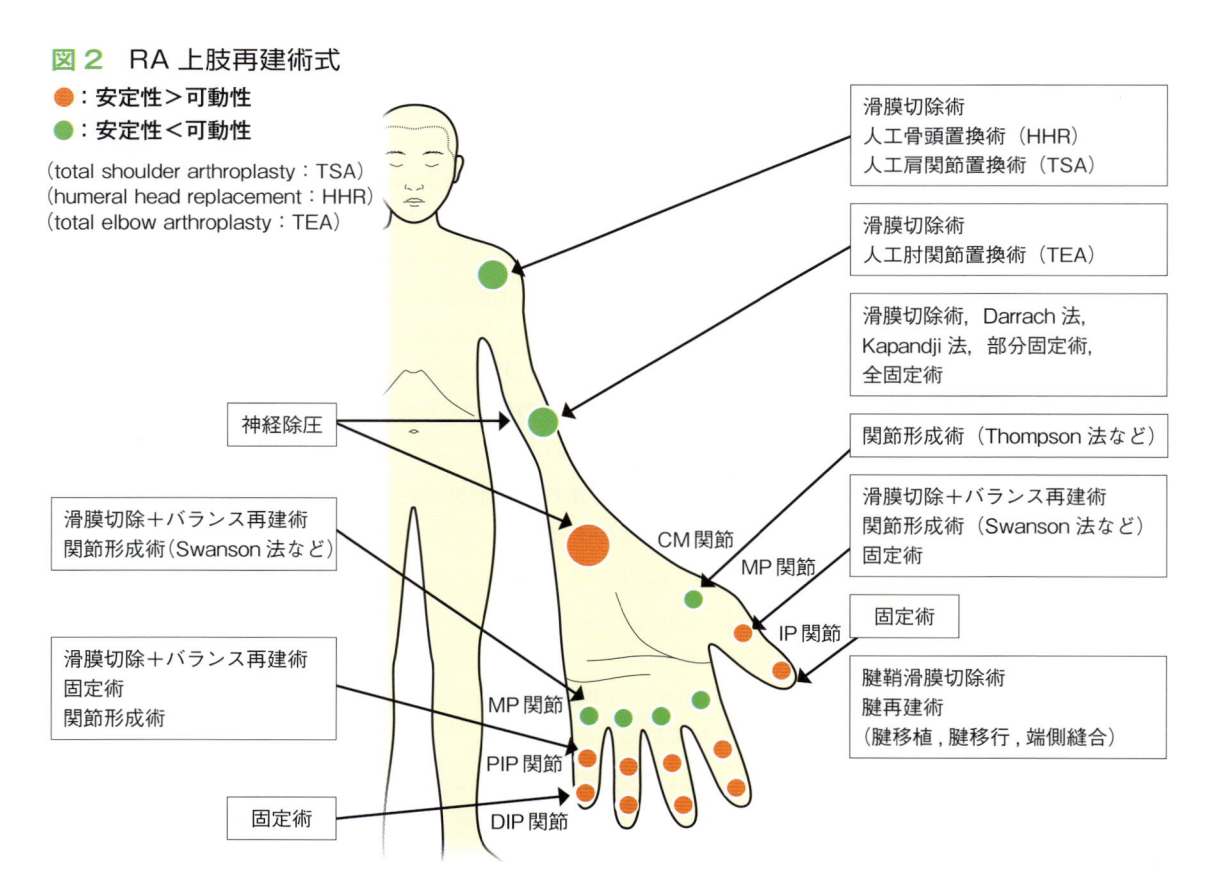

図2 RA上肢再建術式
- ● ：安定性＞可動性
- ● ：安定性＜可動性

(total shoulder arthroplasty：TSA)
(humeral head replacement：HHR)
(total elbow arthroplasty：TEA)

肩：滑膜切除術，人工骨頭置換術（HHR），人工肩関節置換術（TSA）

肘：滑膜切除術，人工肘関節置換術（TEA）

手関節：滑膜切除術，Darrach法，Kapandji法，部分固定術，全固定術

神経除圧

CM関節：関節形成術（Thompson法など）

MP関節（母指）：滑膜切除＋バランス再建術，関節形成術（Swanson法など）

MP関節：滑膜切除＋バランス再建術，関節形成術（Swanson法など），固定術

IP関節：固定術

腱鞘滑膜切除術，腱再建術（腱移植，腱移行，端側縫合）

MP関節・PIP関節：滑膜切除＋バランス再建術，固定術，関節形成術

DIP関節：固定術

- ムチランス変形の gradeⅤでも再建術は可能であるが，術後に十分な機能回復が得られないためタイミングとしては手遅れである。
- 手指の腱断裂，絞扼性神経障害（手根管症候群，肘部管症候群など）がみられる場合には，早急に腱の再建，神経の除圧手術を考える。また，薬物療法の効果が不十分で，限局された数カ所の関節に，有痛性滑膜炎が6カ月以上持続し，数回のステロイド（ケナコルト®）関節内注入が無効である場合には，滑膜切除術が適応となる。

◯肩関節

- 肩関節の外転アーク比（肩甲上腕リズム：scapulohumeral rhythm）は，正常で肩甲上腕関節：肩甲骨胸郭間，2：1であるが，RAで人工肩関節全置換術TSA あるいは肩人工骨頭置換術HHR施術例の術前は，1：2になっている。
- MRIにて回旋筋腱板の状態を確認し，腱板に完全断裂，欠損が生じる前で，90°以上の自動屈曲・外転が可能である間に手術が行われることが望ましい（図3）。
- RAでは腱板再建を行っても，十分な屈曲・外転可動域が得られないことが多い。Sperlingら[8]は，腱板正常例ではHHRに比べてTSAの方が除痛，外転角度改善がよく，腱板菲薄例，欠損例では，TSA，HHRともに差はないと報告している。

図3　肩人工骨頭置換術（左肩）

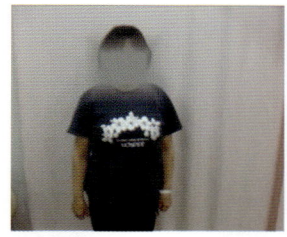

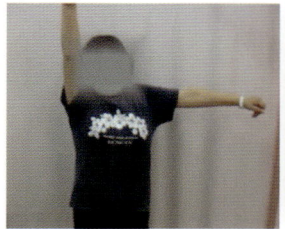

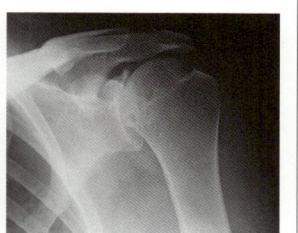

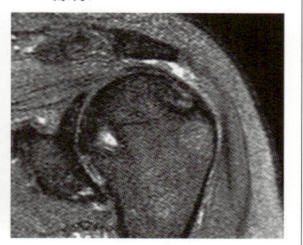

術前
a 中間位
b X線像
c 最大外転時
d MRI，T2強調像　腱板の菲薄化を認める。

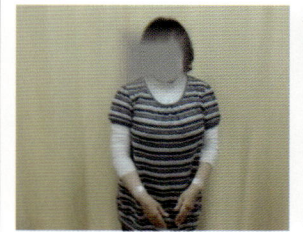

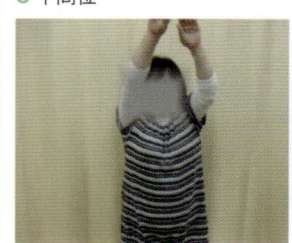

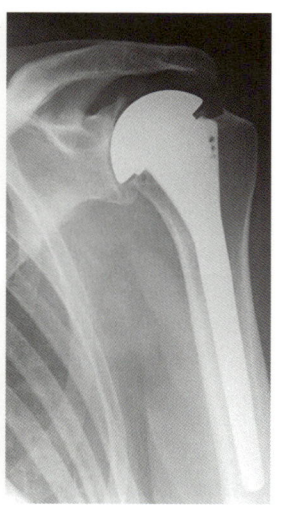

術後
e 中間位
f 最大外転時
g X線像

◯ 肘関節

- RAによる障害肘には，以下の3つのタイプがある（表2）。

表2　RAによる障害肘の3タイプ

①疼痛を伴う拘縮肘 （painful stiffness）	疼痛に加えて肘の可動域が軟部組織の拘縮あるいは骨棘によって強く制限される
②疼痛を伴う不安定肘 （painful instability）	他動的可動域制限は軽く維持されているが，疼痛や不安定性のために自動的に肘を動かせない
③強直肘（ankylosis）	完全な骨性強直から，わずかながら動く線維性強直にいたるまでさまざまな状態がある。特に屈曲90°以下の伸展位での強直は，もっとも不便な肢位である

- 肘関節の機能的可動域は，屈曲130°以上，伸展-30°以上，前腕の回内，回外各々50°以上とされており，この可動域の確保と無痛の安定性が手術治療の目標となる。人工肘関節全置換術TEAは，連結型（linlked type）と非連結型（unlinked type）に分類され，その各々の特徴を生かして機種が選択される（図4）。一般に骨欠損の少ないときにはステム付きの非連結型が，骨欠損が大きくなれば骨移植を併用して非連結型か連結型が選択される。

図4　人工肘関節全置換術（右肘）

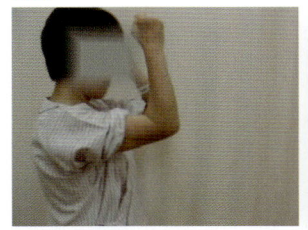

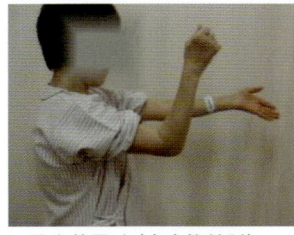

術前
a 最大屈曲時
b 最大伸展時（高度拘縮肘）
c X線像

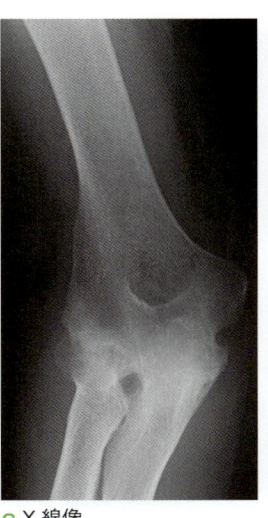

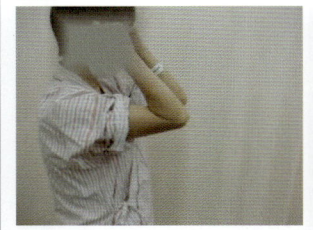

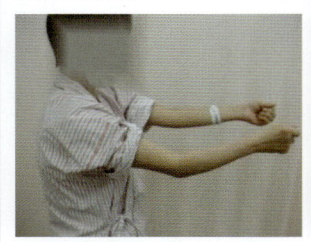

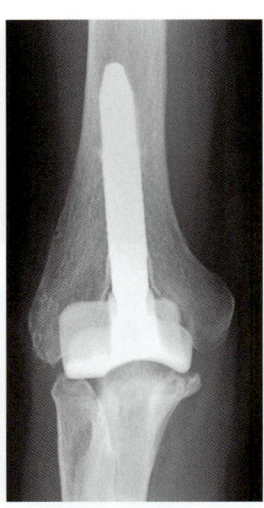

術後
d 最大屈曲時
e 最大伸展時
f X線像

手関節

- 手関節は手の機能を発揮するうえでの"かなめ"であり、RA で疼痛と不安定性を有する場合には把持機能は大きく障害されるため、無痛の安定性の獲得が手術治療の目標となる。

▶ 遠位橈尺関節（distal radioulnar joint：DRU 関節）に対する手術

- 尺骨遠位端の背側亜脱臼によって前腕の回旋制限を生じ、滑膜炎と突出した尺骨遠位端での摩耗による指伸筋腱断裂もしばしばみられる。尺骨頭の破壊がない場合は、一端切離した尺骨頭を温存し、橈骨遠位端尺側に棚を形成する Sauvé-Kapandji (SK) 法が行われる。尺骨頭破壊例では尺骨遠位端切除（Darrach 法）が一般的である（図 5a, b）。

▶ 橈骨手根関節（radiocarpal joint：RC 関節）に対する手術

- RCJ において不安定性（手根骨の尺側移動、掌側亜脱臼、橈側回転、回外変形）や舟状月状骨解離がみられ、手根中央関節（midcarpal joint：MCJ）が残存している場合には、橈骨月状骨間（Chamay 法）、あるいは橈骨月状骨三角骨間の部分固定術が行われる（図 5c）。MCJ が癒合・消失している場合には、Clayton 法［長橈側手根伸筋（extensor carpi radialis longus：ECRL）腱を尺側手根伸筋（extensor carpi ulnaris）腱停止部に移行する方法］が行われる。

- Larsen grade IV（高度破壊）以上で、RCJ で手根骨が掌・尺側方向へ亜脱臼ないし脱臼している例では髄内ロッドを用いた全固定術が適応となる（図 5d）。人工手関節は、さまざまなモデルが開発されているが、ゆるみ、バランス不均衡等の問題があり、いまだ長期成績は安定しておらず、関節固定術に比べてコストに見合うだけの手術効果は得られていない。

図 5　手関節の手術

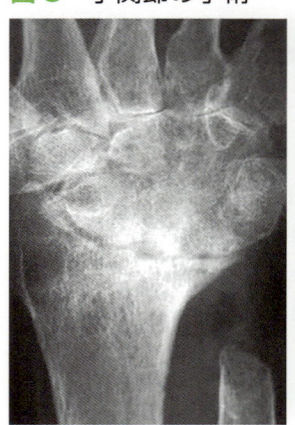

a 尺骨遠位端切除（Darrach 法）
b Sauvé-Kapandji 法
c 部分手関節固定術（橈骨月状骨間）＋尺骨遠位端切除
d 全手関節固定術（髄内ロッド使用）＋尺骨遠位端切除

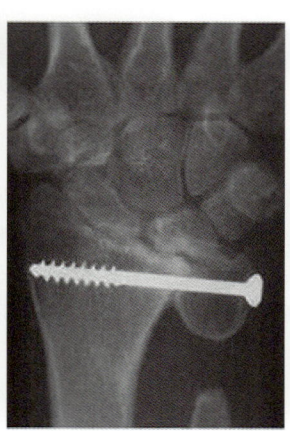

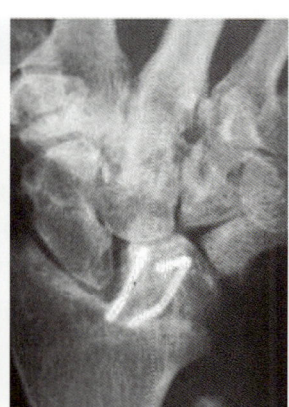

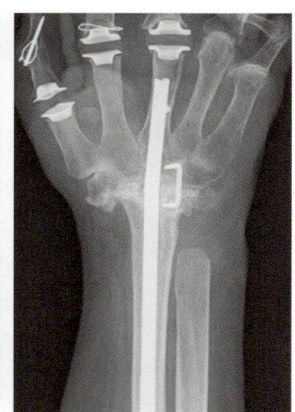

▶ 指伸筋腱断裂に対する手術

- 断裂の原因となった滑膜および骨棘を切除し，尺骨骨切り断端を掌側に押さえ込んで滑走床を平坦にしたうえで，腱移行術，腱移植術あるいは端側縫合（断裂腱の遠位断端を隣接指の腱に縫合）で腱の再建を行う（図6）。
- 3本以上の多数腱断裂となる前に，断裂後早急に腱再建が行われた方が，成績はよい。術後は動的副子（dynamic splint），あるいは減張位テーピング（端側縫合を行った場合）による早期運動療法が行われる。

図6 指伸筋腱断裂の手術

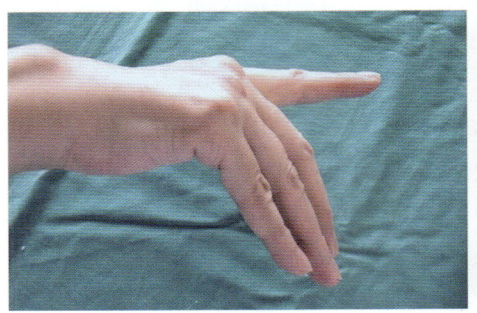

a 術前（全指自動伸展時）

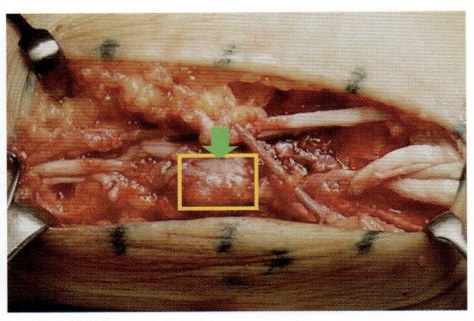

b 術中所見
背側に突出した尺骨頭のところ（→かこみ）で指伸筋腱の断裂，消失を認める。

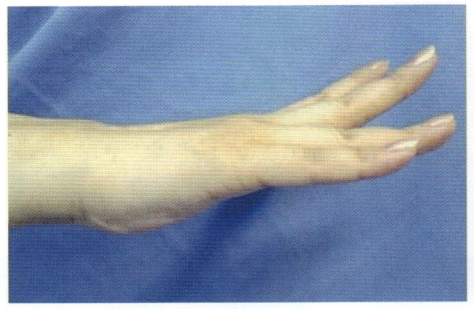

c 術後（全指最大伸展時）

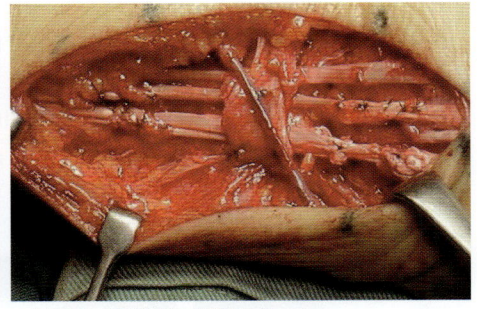

d 腱移植で断裂腱の再建を行った

▶ 指屈筋腱に対する手術

- 手関節部での屈筋腱腱鞘滑膜炎による手根管症候群，指屈曲障害，弾発現象に対しては屈筋腱腱鞘滑膜切除が行われる。指屈筋腱断裂では腱移植術，移行術による腱再建，母指指節間（IP）関節固定術が適応となる。腱再建術後の後療法はKleinert変法に従って行われる。指伸筋腱断裂と同様，断裂後早期に再建術が行われた方が，成績はよい。

○手指

▶母指

- 母指では支持性の確保が重要で不安定な指節間（interphalangeal joint：IP）関節，や中手指節間（metacarpophalangeal：MP）関節には固定術が行われる（図7）。固定関節は1関節のみに止めることが望ましい。

図7　母指IP関節固定術

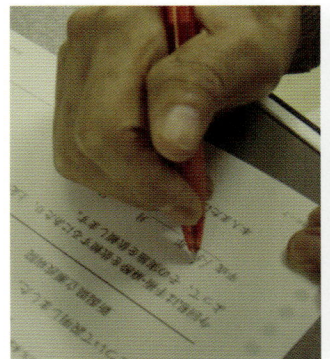

術前
a　書字に不自由あり
b　X線像

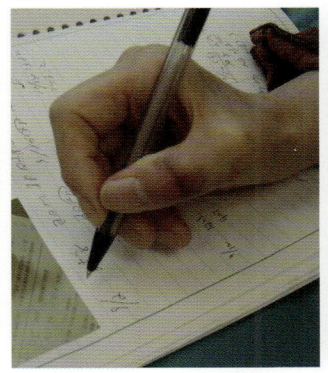

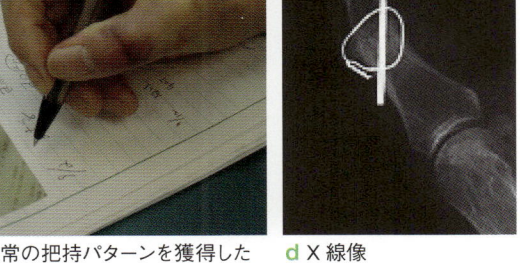

術後
c　正常の把持パターンを獲得した
d　X線像

- 手根中手（carpometacarpal：CM）関節には，可動性温存のため切除関節形成術（Suspensionplasty，Thompson法）が行われる（図8）。
- 母指ボタン穴変形（MP関節屈曲，IP関節過伸展）で，MP関節がLarsen grade Ⅲ（中等度破壊）以上の場合には，足趾用SwansonインプラントをもちいたMP関節形成術とIP関節固定術を組み合わせることが多い。母指スワンネック変形（CM関節橈背側亜脱臼，MP関節過伸展，IP関節屈曲）に対しては，CM関節形成術とMP関節破壊進行例にはMP関節固定術を併施する。

図8　母指CM関節，切除関節形成術

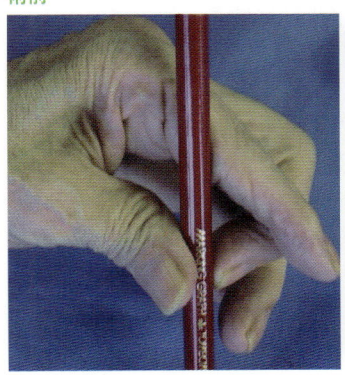

術前
a　ペンの把持に不自由あり
b　X線像

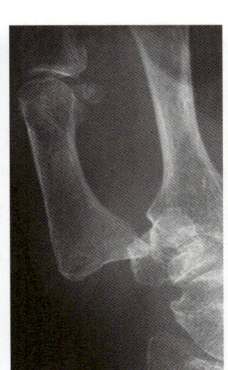

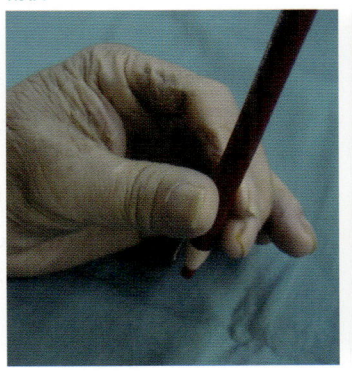

術後
c　正常の把持パターンを獲得
　示指PIP関節伸展機構の解離と浅指屈筋腱固定術が併施された。
d　X線像

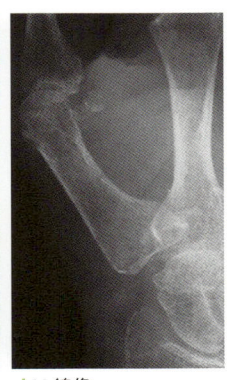

▶ 示指〜小指

- MP関節で掌尺屈をきたす尺側偏位に対して，MP関節がLarsen grade Ⅲ（中等度）以上に破壊されている場合には，Swansonインプラントを用いた関節形成術が，軟部支持組織によるバランス再建（尺側内在筋腱の切離と伸筋腱の中央化，橈側関節包と側副靱帯の縫縮あるいは再縫着，内在筋交差移行術など）とともに行われる（図9）。

図9 示・中・環指MP関節，人工指関節置換術（Swanson）

術前 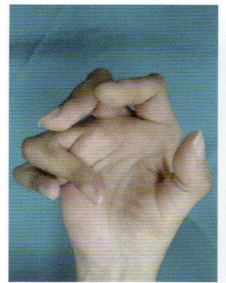
a 指伸展時 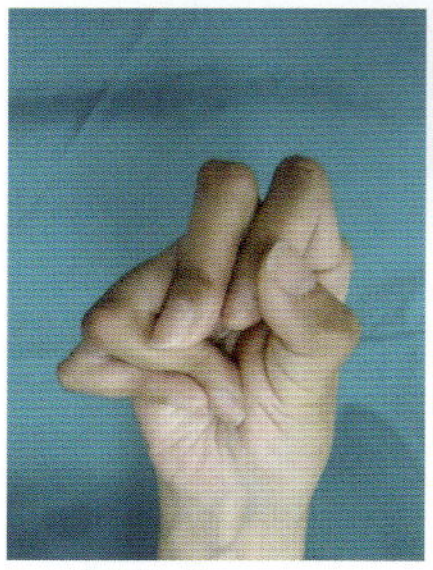
b 指屈曲時 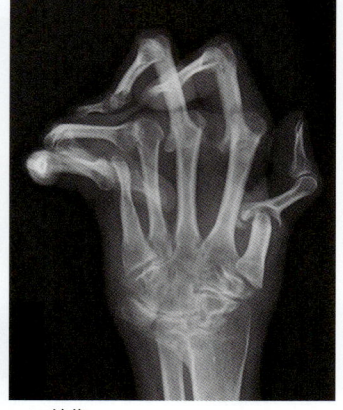
c X線像

術後 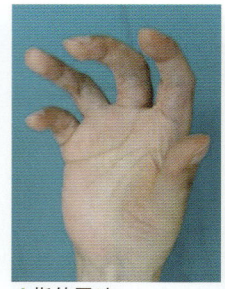
d 指伸展時 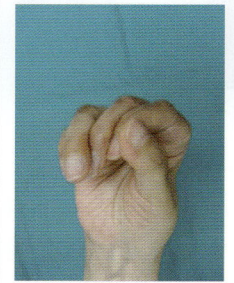
e 指屈曲時 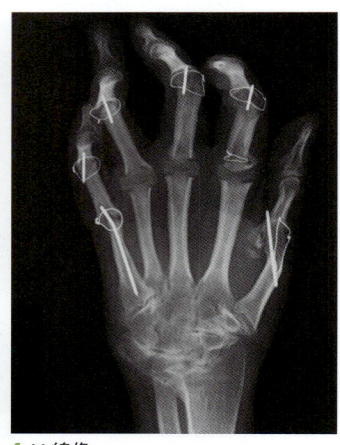
f X線像
母指と小指MP関節，示・中・環・小指PIP関節に固定術が併施された。

- 近位指節間関節（proximal interphalangeal：PIP）関節過伸展，遠位指節間（distal interphalangeal：DIP）関節屈曲となるスワンネック変形に対して，MP関節の掌側亜脱臼が高度にみられる場合には，MP関節形成術（Swanson）が優先される。

- PIP関節の破壊がLarsen grade Ⅱ（軽度）以下で他動的に矯正可能な場合には，伸展拘縮解離術とともに浅指屈筋腱の腱固定術，斜支靱帯の再建などによるバランス再建が行われる。grade Ⅲ（中等度）以上でPIP関節の拘縮が高度な場合には40〜55°屈曲位での関節固定術となる。

- PIP関節屈曲，DIP関節伸展となるボタン穴変形で，PIP関節がgrade Ⅱ（軽度破壊）以下で他動的に矯正可能な場合には，側索を背側に引き上げ，中央索の縫縮が行われる。grade Ⅲ以上で他動的に伸展不能の場合には関節固定術となる。高度変形がみられるPIP関節に対する人工指関節置換術は，軟部支持組織によるバランス再建が不能となるため適応とならない。

5 下肢手術の適応と部位別術式

- 関節破壊が股・膝・足関節で Larsen grade III 以上に進行し，起立・歩行が困難となった場合に再建術が適応となる（図 10）。
- 筋肉を使わないと 1 週間で筋力が 8％低下し，関節を全く動かさないと 1 週後に関節拘縮が始まり廃用となる。従って，全く歩行不能となるまえの段階，具体的には 10 分以上連続歩行できない，階段昇降でいつも手すりが必要となった状態が手術に踏み切るよいタイミングと考えられる。
- また，grade V にまで進行し骨欠損が大きくなった場合でも骨移植を併施したうえで再建手術は可能であるが，手術操作が難しくなり，術後の機能改善も不十分となることがあるので手遅れである。
- また，足部に有痛性胼胝を生じ，靴やインソールの工夫，フットケアなどを行っても痛みがとれない場合には，足趾形成術が適応となる。また，薬物療法の効果不十分で，膝関節に 6 カ月以上有痛性の滑膜炎が持続し，数回の（ケナコルト）関節内注入が無効である場合には，滑膜切除術が適応となる。

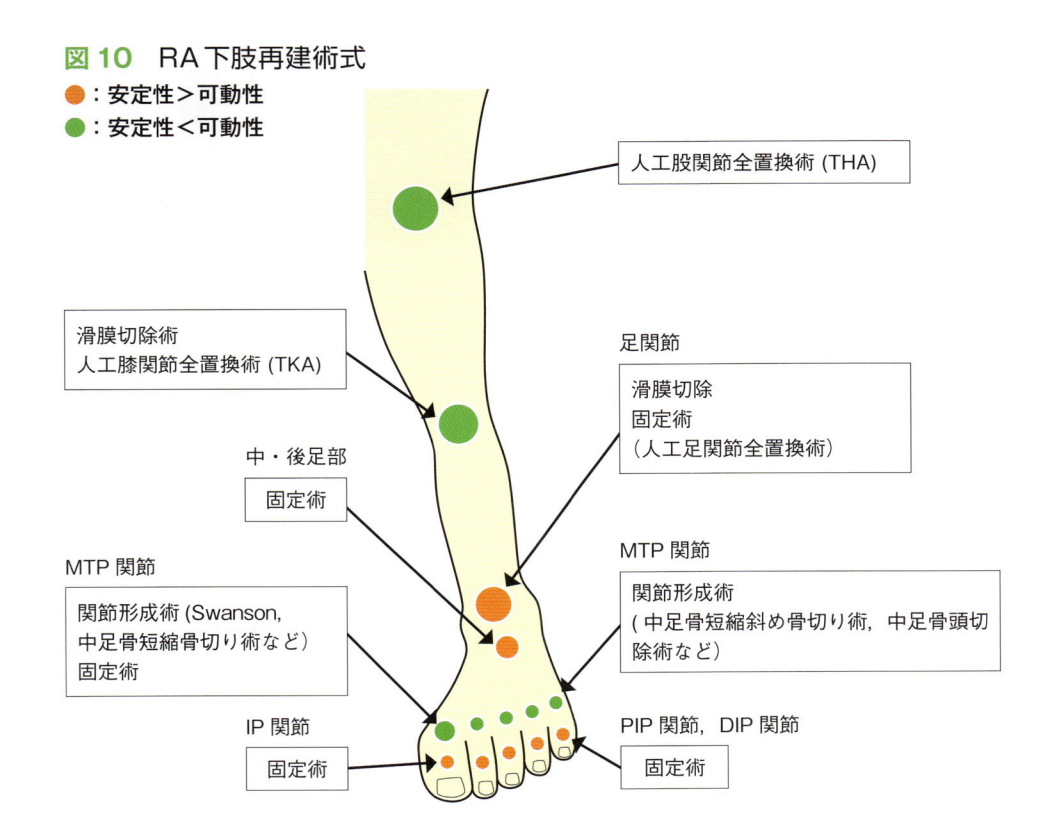

図 10　RA 下肢再建術式
● ：安定性＞可動性
● ：安定性＜可動性

- 人工股関節全置換術 (THA)
- 滑膜切除術／人工膝関節全置換術 (TKA)
- 足関節：滑膜切除／固定術（人工足関節全置換術）
- 中・後足部：固定術
- MTP 関節：関節形成術 (Swanson，中足骨短縮骨切り術など)／固定術
- MTP 関節：関節形成術（中足骨短縮斜め骨切り術，中足骨頭切除術など）
- IP 関節：固定術
- PIP 関節，DIP 関節：固定術

◯ 股関節

- Larsen grade Ⅲ（中等度）以上に破壊が進んだ股関節と膝関節では，腫瘍細胞壊死因子（tumor necrosis factor：TNF）阻害薬を用いて疾患活動性が改善しても，関節破壊の進行を阻止することは困難である。
- 股関節では大腿骨頭壊死を伴う骨頭の圧潰や臼底突出症がみられることがあり，人工股関節全置換術（total hip arthroplasty：THA）が施行される。
- 臼底突出症に対しては，切除大腿骨頭を細切して臼底に移植して圧迫を加えたうえで，寛骨臼ソケットを設置する方法がとられる（図11）。

図11 臼底突出症に対する人工股関節全置換術（左股）

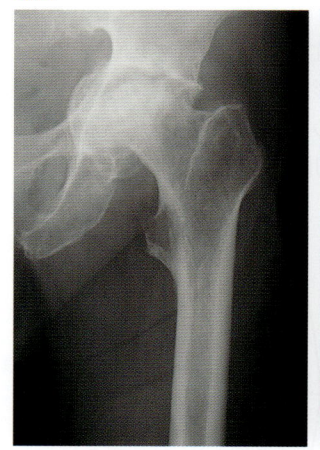

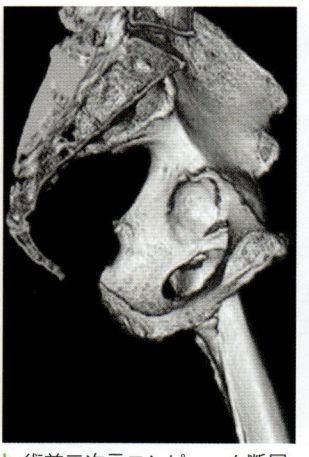

術前　　　　　　　　　　　　　　　　　　　　　　　術後

a 術前X線像
b 術前三次元コンピュータ断層撮影像（three dimensional computed tomogram：3DCT）臼底に骨折を認める。
c 術後X線像

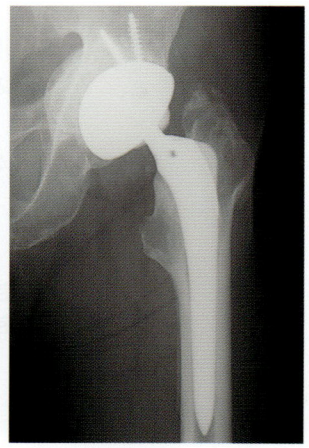

◯ 膝関節

- 1990年代に盛んに行われた関節鏡視下の滑膜切除術は現在では行われなくなったが，RAによる破壊性病変に関節症変化が加わった膝関節に対するTKAが適応となる例は依然として存在している（図12）。THAと同様，TKAは術後20年以上の長期にわたり安定した成績が得られている。

図12　高度内反屈曲拘縮膝に対する人工膝関節全置換術

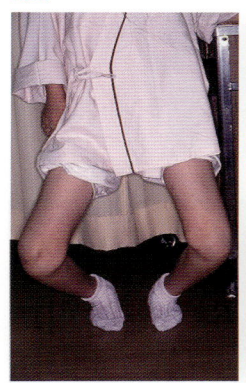

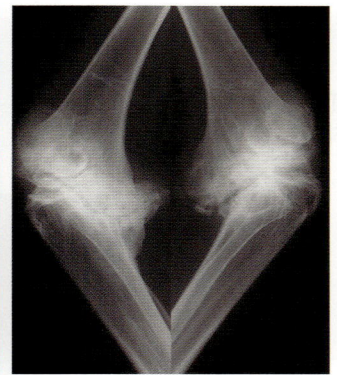

術前
a 内反屈曲拘縮膝　　b X線像

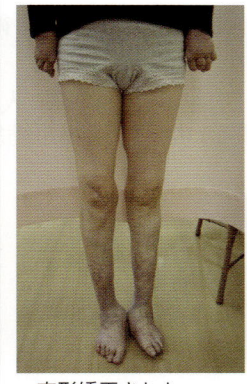

術後
c 変形矯正された　　d X線像

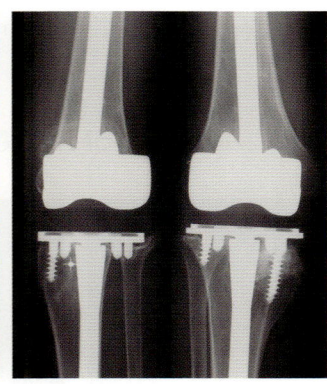

○ 足関節（中・後足部）

- 変形が進行した足関節病変に対しては，関節固定術が行われる（図13）。距腿関節のみでなく距骨下関節，距舟関節などの後足部病変を伴い，踵骨外反，扁平足となっていることが多い。後足部の変形を矯正固定し，人工骨ブロック移植で脛骨コンポーネントの沈み込みを防止したうえで，距腿関節に人工足関節を挿入することがある。

図13　足関節固定術（右足関節）

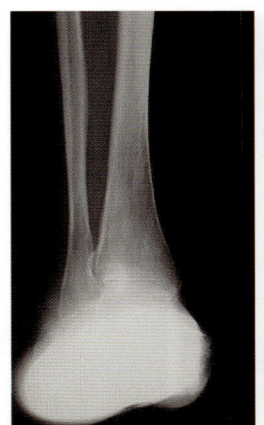

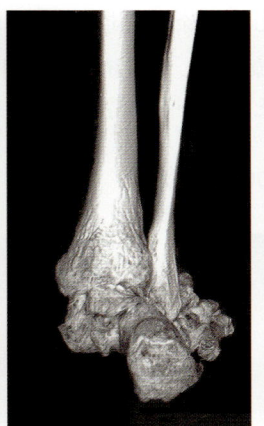

術前
a X線像　　b 3DCT 後方からみた像。踵骨外反を認める。

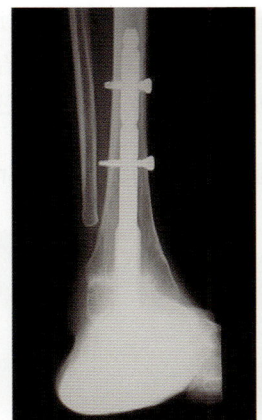

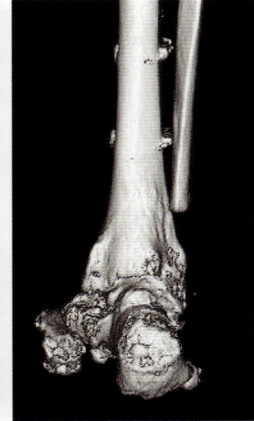

術後
c X線像　　d 3DCT

○ 足趾（前足部）

- 前足部の罹患頻度は高く，外反母趾，ハンマー趾，槌指，内反小趾，開張足などの変形がみられる。第2から第5中足趾節間（metatarsophalangeal：MTP）関節の足底側，PIP関節の背側，母趾MTP関節内側，第5MTP関節外側などにできた有痛性胼胝に対して，靴の工夫，インソールの装着，フットケアで対処困難である場合には足趾形成術が行われる（図14）。

- 母趾 MTP 関節には，第 1 中足骨短縮骨切り術，人工趾関節置換術（Swanson）などが，第 2 から第 5 趾には，以前は中足骨頭切除術が多かったが，最近では中足骨頭を温存する中足骨短縮斜め骨切り術が行われることが多い。

図 14　足趾形成術（右足）[母趾 MTP 関節：人工趾関節置換術（Swanson インプラント），第 2 から 5MTP 関節：中足骨頚部短縮斜め骨切り術]

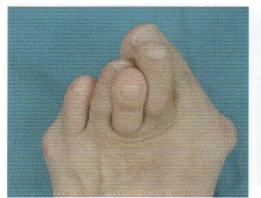

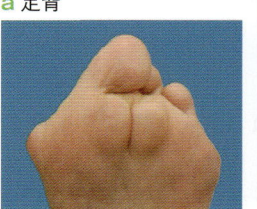

術前
a 足背
b 足底　有痛性胼胝あり。
c X 線像

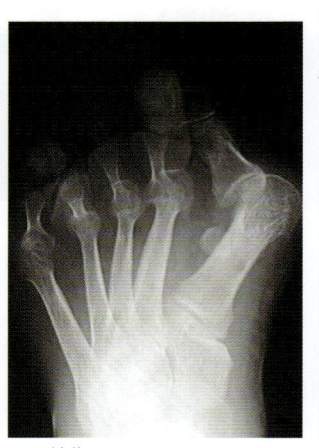

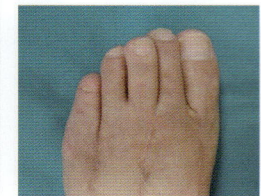

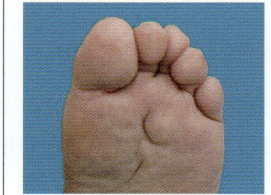

術後
d 足背
e 足底　胼胝は消失した。
f X 線像

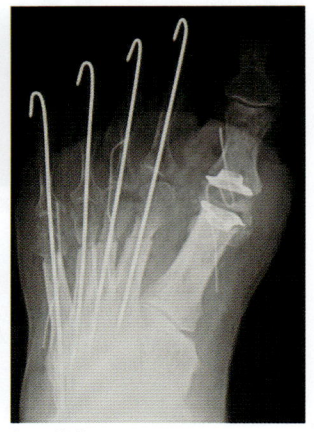

◯ 脊椎手術

- 環軸椎亜脱臼，軸椎垂直亜脱臼，軸椎下亜脱臼などの頸椎安定性に伴う神経脱落（延髄，脊髄圧迫）症状に対して，除圧固定術が行われる（図 15）。
- 頸椎カラー装着，薬物治療に抗して持続する頑固な後頭・後頸部痛や椎骨動脈不全症状に対しても手術適応となるが，実際手術となる頻度は低い。

図 15　環軸椎後方固定術（Magerl 法，Brooks 法）

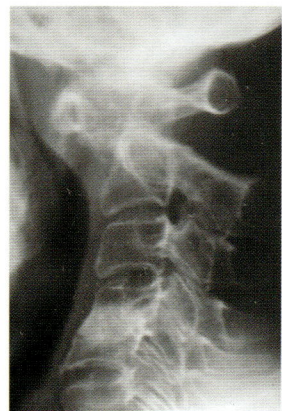

術前
a X 線像　環軸椎亜側面脱臼あり。
b MRI，T2 強調像

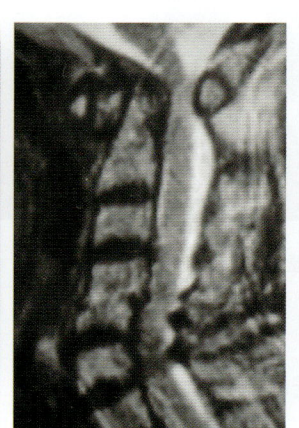

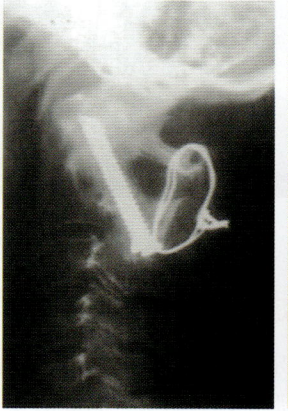

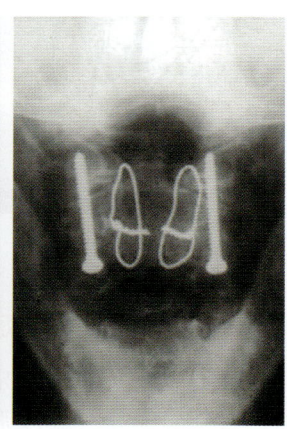

術後
c X 線側面像
d X 線正面像（開口位）

6 合併症と注意点

● 感染

- 術後感染の発生率は，Bio 群 1.3%（46/2,987）と非 Bio 群 1.0%（567/52,650）でほぼ同じであるが，人工関節手術では，Bio 群 2.1%（34/1,626）と非 Bio 群 1.0%（298/29,903）で，Bio 群で 2 倍以上，感染率が高いと報告されている[9]。
- 糖尿病合併例，ステロイド服用例，RA 長期罹患例，肘関節・足関節・足部手術例では術後感染率は高くなる。メトトレキサート（methotrexate：MTX）は整形外科予定手術の周術期において継続投与可能とされているが，予定外の手術や MTX12.5mg /週以上の高用量投与例では個々の症例によって判断するとされている。
- 腫瘍壊死因子（tumor necrosis factor：TNF）阻害薬では，最終投与から 2〜4 週間（インフリキシマブでは 4 週間），日本リウマチ学会の使用ガイドラインでは日数が明確に記されていないが，トシリズマブとアバタセプトでは，術前 2 週間程度休薬する（http://www.ryumachi-jp.com/guideline.html）。抗インターロイキン（interleukin：IL）-6 受容体抗体のトシリズマブ使用例では，術後の発熱や C 反応蛋白（C-reactive protein）値が上昇しにくいので，術後は白血球数の推移や手術部位の注意深い観察が必要となる。手術後は，創がほぼ完全に治癒した時点で投与を再開する。

● 創の遷延治癒

- 動物実験で，TNF はマクロファージの機能を調節しコラーゲン中の局所の TNF は創を離開しにくくしていることから，Bio 使用患者では，感染予防と同様に周術期の休薬が勧められる。血管炎を伴う RA 例，レイノー現象を認める全身性硬化症合併例，足背・手背・足関節などの手術例などでは，皮膚の血行不良により創治癒が遅れることがある。

● 深部静脈血栓症

- THA，TKA，大腿骨頸部骨折などの下肢手術の術後に深部静脈血栓症を生じやすくなるため，術後に間欠的空気圧迫法（フットポンプ使用），患肢挙上と足関節・足趾の自動運動，抗凝固療法（術後 2 日目の夕方からクレキサン 2000IU，1 日 1〜2 回皮下注，1 週間，術後 4 日からワルファリン 3mg /日，10 日間）を行う。
- 静脈血栓塞栓症の既往，下肢ギプス包帯固定などは強い付加的危険因子とされている。下肢全体の著しい腫脹と疼痛にとどまらず肺塞栓とならないように予防対策を講じる必要がある（http://www.medicalfront.biz/html/06_books/01_guideline/）。

● 骨折，脱臼

- 一般に RA 患者は，非 RA 患者に比べ，約 2 倍（65 歳以上）骨粗鬆症になっていることが多く，術後患者においても練習中に転倒し骨折を起こさないように注意する。術中に人工関節が緩く挿入されている場合には，以下のような脱臼しやすい肢位をとらないように注意する必要がある（特に術後 3 週間）（表 3）。

表3 脱臼しやすい肢位

肩	過度な外旋・伸展
肘	肩前方挙上位での内反，過度な伸展
手指	過度な指牽引・捻り
股	過度な屈曲・内転・外旋（前外側・前方アプローチ）・内旋（後方アプローチ）

○神経障害

- 術後の枕やギプス包帯など外からの機械的圧迫が原因で，下肢では腓骨神経麻痺，上肢では橈骨神経麻痺を生じてくることがある．予防策として，圧迫の除去（下肢が外旋位とならないようにして，腓骨頭を浮かすこと，ギプスの縁などが上腕外側を強く圧迫しないようにすること）が必要である．麻酔覚醒後に異常に痛みを訴えるときには要注意で，まめに足趾，手指の動きと知覚をチェックする．

○その他

- 術前に休薬が必要となる抗血栓薬（経口抗凝固薬，抗血小板薬など）を，脳梗塞，心筋梗塞や心房細動などのために内服していることがあるので，術前にあらかじめRAの薬以外の内服薬をチェックしておくことが必要である．術直前までどうしても切れない場合は，持続ヘパリン点滴静注を行う．
- 長期ステロイド5mg/日以上服用中の患者の場合，人工関節置換術などの比較的侵襲の大きい手術においてはストレスによる急性副腎不全を生じる可能性があるので，ステロイドカバーを行う．筆者らは，RA関連手術の場合，局所麻酔で行う小手術以外は，ステロイド内服量にかかわらず，手術当日，術前にソルコーテフ100mgと術後に同じく100mgを点滴静注している．

7 まとめ

- 薬物療法の進歩に伴い手術部位と術式の変化がみられている．進行性RAにおいて，身体機能障害ゼロに向けた真の寛解を目指し，生活の質（quality of life：QOL）を向上させるには，薬物と手術のコンビネーションが重要である．

[文献]

1) 石川 肇：機能再建術，日本臨牀 71：1276-1280，2013．
2) Jain A, et al.: Total joint arthroplasty in patients with rheumatoid arthritis, A United States experience from 1992 through 2005, J Arthroplasty 27: 881-888, 2012.
3) Weiss RJ, et al.: Decrease of RA-related orthopaedic surgery of the upper limbs between 1998 and 2004: data from 54579 Swedish RA inpatients, Rheumatology 47: 491-494, 2008.
4) Boonen A, et al.: Orrthopaedic surgery in patients with rheumatoid arthritis: a shift towards more frequent and earlier non-joint -sacrificing surgery, Ann Rheum Dis 65: 694-695, 2006.
5) Aaltonen KJ, et al.: Do Biologic drugs affect the need for and outcome of joint replacements in patients with rheumatoid arthritis? A register-based study, Semin Arthritis Rheum 43: 55-62, 2013.
6) Momohara S, et al.: Recent trends in orthopaedic surgery aiming to improve quality of life for those with rheumatoid arthritis: data from a large observational cohort, J Rheumatol 41: 862-866, 2014.
7) 石川 肇：手術内容の変化：手，分子リウマチ治療 7：19-28，2014．
8) Sperling JW, et al.: Total shoulder arrthroplasty versus hemiarthroplasty for rheumatoid arthritis of the shoulder: results of 303 consecutive cases, J Shoulder Elbow Surg 16: 683-690, 2007.
9) Suzuki M, et al.: Risk of postoperative complications in rheumatoid arthritis relevant to treatment with Biologic agents: a report from the Committee on Arthritis of the Japanese Orthopaedic Association, J Orthop Sci 16: 778-784, 2011.

II

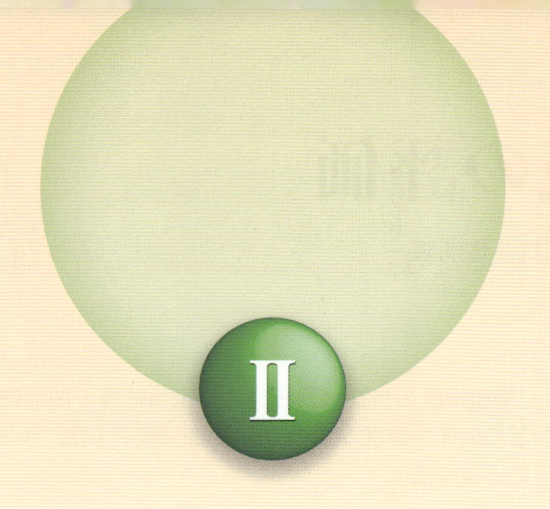

障害評価

II 障害評価

1 関節炎の評価

仲野春樹，冨岡正雄，佐浦隆一

- 関節リウマチ（RA）は，関節滑膜の炎症（滑膜炎）によって骨・関節破壊が生じる肉芽腫性関節炎である．腫脹や疼痛などの関節炎症状が手のPIP関節，MCP関節，手関節，足のMTP関節など，示指末梢の小関節を中心に出現する．

- 身体診察では，視診による腫脹や発赤，関節変形の有無と，触診による腫脹や圧痛の有無を確認する．特に触診による滑膜の増殖，あるいは滑液の貯留による軟性の関節腫脹を触知することは，関節炎の有無を判別するための重要な手技である．

- 診断には，2010年に早期診断を目的として，ACRと欧州リウマチ学会（EULAR）が合同で提唱した新RA分類基準[1]が用いられる（表1）．臨床的関節関節炎（腫脹）を1カ所以上認める患者に対して，罹患関節数，血清学的検査，症状の持続期間，急性期反応物質の4項目を評価したスコアの総計でRAと分類する．

- 疾患活動性や治療効果を判定する臨床指標には，disease activity score 28（DAS28）[2,3]がある（表2）．DAS28は上肢関節と膝関節の左右合計28関節の圧痛と腫脹の有無，VASを用いた患者評価値，血液所見としてのCRPまたは血沈値を規定の換算式に当てはめて算出されたスコアにより，疾患の活動性を評価する．最近は，DAS28に代わってDAS28と同様の関節所見と患者および医師（治療者）の全般VAS評価を，換算式を用いずに単純に加算した簡便なCDAI（clinical disease activity index），あるいはCDAIにCRP値を加えたSDAI（simplefied disease activity index）[4]も用いられるようになっている（表3）．

- 画像評価では，単純X線検査，関節超音波検査（関節エコー）などが行われる．単純X線検査は軟部陰影から関節腫脹の有無，骨・関節破壊の程度，関節不安定性などを評価できる．関節超音波エコーは，滑膜の肥厚，関節液の貯留，滑膜内の血流シグナルなどが描出できるため，関節炎の活動性の評価に用いられている．

関節炎の評価

表1 ACR/EULAR による RA 分類基準（2010 年）

腫脹または圧痛関節数（0-5点）	
1個の中～大関節**	0
2－10個の中～大関節**	1
1－3個の小関節*	2
4－10個の小関節*	3
11関節以上（少なくとも1つは小関節*）	5
血清学的検査（0-3点）	
RFも抗CCP抗体も陰性	0
RFか抗CCP抗体のいずれかが低値の陽性	2
RFか抗CCP抗体のいずれかが高値の陽性	3
滑膜炎の期間（0-1点）	
6週間未満	0
6週間以上	1
急性期反応（0-1点）	
CRPもESRも正常値	0
CRPかESRが異常値	1

スコア6点以上ならばRAと分類。
  *：MCP, PIP, MTP2-5, 1stIP, 手関節を含む
 **：肩, 肘, 膝, 股関節, 足関節を含む
***：DIP, 1stCMC, 1stMTP は評価関節から除外
低値の陽性：基準値上限より大きく上限の3倍以内
高値の陽性：基準値の3倍より大きい値

文献1）より引用

表2 Disease Activity Score 28 (DAS 28)

DAS28（ESR）およびDAS28（CRP）はそれぞれ以下の腫脹関節数, 疼痛関節数に炎症活動性の指標であるESRあるいはCRPを加味した評価式から計算される指標である。

$DAS28(ESR) = 0.56 \times \sqrt{t28} + 0.28 \times \sqrt{sw28} + 0.70 \times Ln(ESR) + 0.014 \times GH$

$DAS28(CRP) = 0.56 \times \sqrt{t28} + 0.28 \times \sqrt{sw28} + 0.36 \times Ln((CRP) \times 10 + 1) + 0.014 \times GH + 0.96$

	R		L	
	腫脹（sw）	疼痛（t）	腫脹（sw）	疼痛（t）
肩関節	○	○	○	○
肘関節	○	○	○	○
手関節	○	○	○	○
MCP関節（1～5）	○○○○○	○○○○○	○○○○○	○○○○○
PIP関節（1～5）	○○○○○	○○○○○	○○○○○	○○○○○
膝関節	○	○	○	○

現在のDAS28（ESR）	ベースライン（治療開始時）からのDAS28の改善度		
	1.2 ＜ 改善度	0.6 ＜ 改善度 ≦ 1.2	改善度 ≦ 0.6
DAS28 ≦ 3.2	良好な反応		
3.2 ＜ DAS28 ≦ 5.1	中等度の反応		
5.1 ＜ DAS28			反応性なし

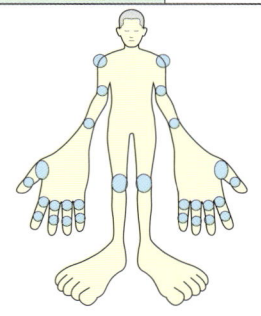

(http://www.das-score.nl/)

DAS28	疾患活動性
＞ 5.1	高
3.2 ～ 5.1	中等度
3.2 ＞	低
2.6 ＞	寛解

文献2）より改変

表3 SDAI, CDAI

SDAI	圧痛関節数＋腫脹関節数＋CRP（mg/dL）＋患者VAS（cm）＋医師VAS（cm）
CDAI	圧痛関節数＋腫脹関節数＋患者VAS（cm）＋医師VAS（cm）

DAS28-CRPの場合, CRPはg/dLで計算するが, SDAIではCRPはmg/dLのまま計算する。
VASはDAS28ではmmで計算するが, SDAIおよびCDAIではcmに換算して計算する。

文献4）より改変

1 RAの関節炎とは

○RAの関節炎とは

- RAは，原因不明の免疫異常を背景に遷延化する関節滑膜の炎症（滑膜炎）によって骨・関節破壊が生じる肉芽腫性関節炎である。発症初期には腫脹や疼痛などの関節炎症状が手のPIP関節，MCP関節，手関節，足のMTP関節などの四肢末梢の小関節を中心に出現する。

- 初期には，滑膜炎あるいは関節痛による不動性の傍関節骨萎縮や増殖した滑膜組織（パンヌス）による骨びらんが生じ，関節炎が遷延化し病期が進行すると関節の変形や拘縮，あるいは強直に至る。その結果として身体機能や日常生活動作が障害される。

- 関節炎の評価は，関節局所の身体所見や画像検査によって行われる。さらに病勢の評価は患者あるいは医師の全般的VAS評価，身体機能評価なども組み合わせて総合的に行われる。

- 関節炎では，炎症の古典的な定義である発赤，熱感，腫脹，疼痛が生じ，その結果として，関節の機能障害が認められる。RAでは関節炎が慢性化するため発赤や熱感といった急性の症状を欠くことも少なくないが，腫脹と疼痛は必発である。機能障害として，朝のこわばりや関節可動域制限，疼痛による筋出力の低下などが生じる。

- 診察では，視診による腫脹や発赤，骨突出部のリウマチ結節などの皮膚変化，RAに特徴的な関節変形の有無を概観してから，触診で関節腫脹と疼痛（圧痛）の評価を行う[5]。特に，丁寧な触診による滑膜の増殖，あるいは滑液の貯留による軟性の関節腫脹を触知することは，関節炎の有無を判別するための重要な手技である。

2 視診

○皮膚症状

- 関節腫脹があると関節伸側の皮膚の皺がなくなったり，関節を覆う皮膚が光沢を帯びたりする。PIP関節ではRA特有の紡錘形の腫脹を示す（図1）。また，外部からの刺激を受けやすい肘関節伸側，アキレス腱，後頭部，坐骨，MCP関節伸側などにリウマチ結節が好発する（図2）。リウマチ結節は通常，発赤，熱感，疼痛はなく，骨突出部に対する機械的刺激の軽減や疾患活動性の低減に伴って自然に消退することが多い。

図1　RA患者にみられる腫脹

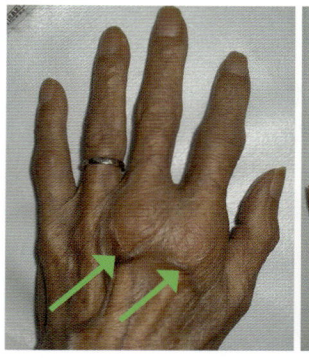

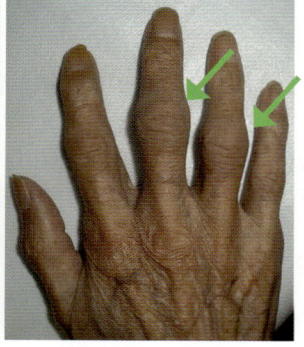

左示指，中指のMCP関節，右中指，環指のPIP関節に腫脹を認める。

図2　肘関節伸側にみられるリウマチ結節

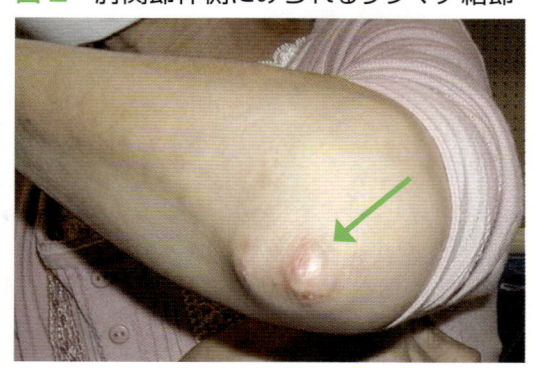

○ 関節変形

- 病期が進行すると，手指では，スワンネック変形，ボタンホール変形，MCP関節・手関節の尺側偏位（Krukenberg変形）がみられることが多い。
- スワンネック変形はDIP屈曲-PIP伸展-MCP屈曲位となる変形でMCP関節の病変（expansion hoodの弛緩，lateral bandの掌側偏位，手内存筋の拘縮）に由来する（図3a）。
- ボタンホール変形はDIP伸展-PIP屈曲-MP伸展位となる変形でPIP関節の病変（背側伸筋腱の伸張と側索の掌側偏位）に由来する（図3b）。母指では，MCP関節屈曲とIP関節の過伸展によりZ状変形（母指ボタンホール変形）が生じる。
- 足の変形には，外反母趾，槌趾変形，鷲爪変形などの足趾の変形，横アーチが低下して生じる開張足，縦アーチが低下して生じる外反扁平足，これらが組み合わさった三角船底足変形などがある。足部・足趾の変形により足趾背側や足趾先に胼胝が生じると，痛みの原因となる。また，開張足や外反扁平足になると荷重時のバランスが不安定となり，中足骨頭部の足底側に有痛性胼胝を生じる[6]。

図3　手指にみられる関節変形

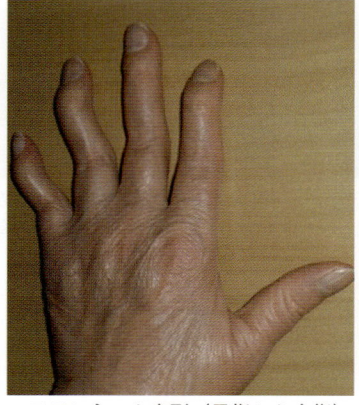

a スワンネック変形（示指から小指）　　b ボタンホール変形（中指，小指）

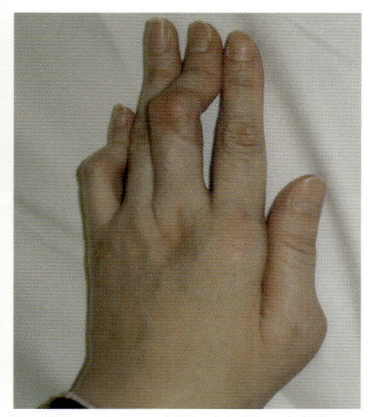

③ 触診

- RA の関節腫脹は滑膜の増殖または滑液の貯留による軟性の腫脹である．丁寧に触診すると軟らかい感触があり，その感触はできたばかりのパン生地にたとえられる．液体成分である滑液が多い場合には，関節液が波動として触れられる．特に触診するべき関節は PIP，MCP，手，肘，MTP，足，膝である．

○ 手指（PIP 関節，MCP 関節）

- 検者は母指と示指で患者の PIP 関節を側方から挟み込み，もう一方の手の示指で患者の PIP 関節を掌側から固定し，母指を使って患者の PIP 関節の腫脹の有無，程度を触診する（図 4）．
- 指の背側は皮下組織がほとんどないため，通常であれば関節裂隙が触れられるが，腫脹があると関節裂隙が不明瞭となる．指関節の掌側（屈側）には掌側板があるので，関節腫脹は背側に出現しやすいが，指屈筋腱の腱鞘炎を伴う場合には掌側（屈側）にも腫脹を認める．関節に加える圧の強さは，検者の爪が白くなる程度と決めておけば，十分かつ一定の圧で触診することができる．
- MCP 関節は，正中に伸筋腱があり，通常でも関節裂隙を触れないので，両側から挟むように触診して関節腫脹の有無を評価する（図 5）．
- 通常，指を曲げて握りこぶしを握らせると中手骨頭の間にはくぼみ（谷）ができるが，MCP 関節に腫脹がある場合，このくぼみが浅くなるので，腫脹の有無が評価できる（図 6）．

図 4　PIP 関節の触診

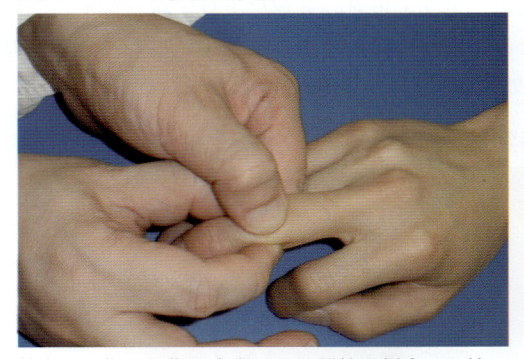

検者は母指と示指で患者の PIP 関節を側方から挟み込み，もう一方の手の示指で PIP 関節の掌側を固定し，母指を使って患者の PIP 関節の腫脹をみる．

図 5　MCP 関節の触診

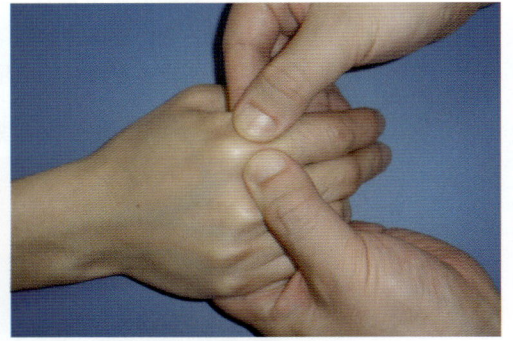

MCP 関節の場合は，正中にある伸筋腱の両側から挟むようにして触診して腫脹の有無をみる．

図6 腫脹の有無の確認

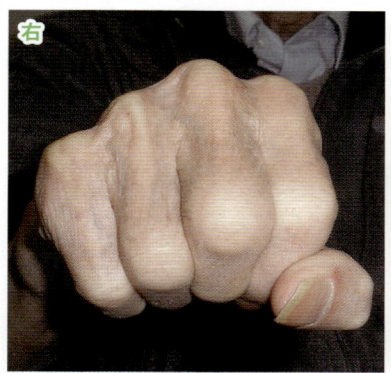

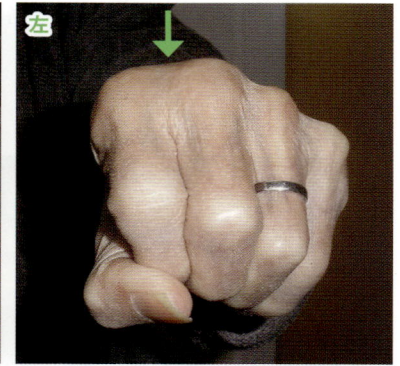

左手は第2，第3中手骨頭の間の谷間がMP関節炎の腫脹のためになくなっている（➡）。

◯手関節

- 手関節は橈骨手根関節，尺骨手根関節，遠位橈尺関節の3カ所を意識して腫脹の有無を触診する。また手関節正中にある手関節総指伸筋腱や尺骨頭尺側の尺側手根屈筋腱，Lister結節近傍の長母指伸筋腱などの腱鞘も滑膜炎が生じやすいので腫脹の有無をみる。

◯肘関節

- 肘関節伸側中枢側（肘窩）は陥没しており，尺骨滑車切痕と上腕骨滑車が形成する関節裂隙をすぐに触れる。上腕骨遠位と橈骨頭，尺骨肘頭外側縁でつくるT字の形を意識すると肘関節の中心がわかりやすい。

◯膝関節

- 膝関節では，膝蓋上嚢に貯留する関節液による膝蓋骨の跳動（ballottement）の有無を診る。検者の手掌と指で，膝蓋上嚢に貯留した関節液を圧迫して膝関節内に移動させ，膝蓋骨を浮き上がらせる。この膝蓋骨を検者の反対側の母指で大腿骨側に向かっておし付けると，膝蓋骨の浮き沈みやコツコツと膝蓋骨が大腿骨に当たる感じを触知する。これを膝蓋跳動という。

◯足関節

- 足関節では，前・後方から距腿関節の触診を行う。さらに距骨下関節も障害されやすいので，腓骨遠位外側末梢の足根洞入り口を中心に圧痛と腫脹の有無を触診する。

◯足趾

- RAでは足部が腫れていることも多い。MTP関節の腫脹の有無を判断するには熟練を要するが，関節裂隙を意識して足底側を検者の示指と中指で圧迫し支えながら，背側の関節裂隙を検者の母指でおさえ抵抗感の強さをみる。
- 検者の手で足全体を両側からMTP関節の高さで握るsqueeze test[7]はMTP関節の関節炎の有無をみるのに有効な方法である。EULARでもプライマリーケア医

関節炎の評価

が足の関節炎をスクリーニングする方法として推奨されている。(図7)。また，MTPの関節腫脹があると各足趾の間隔が不規則になるので，一部の足趾が開排する（window's sign）(図8)。

図7　足の squeeze test

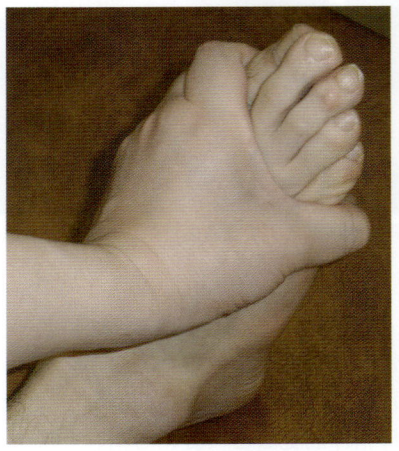

足全体を両側からMTP関節の高さで握る。関節炎があれば，疼痛を訴える。

図8　window's sign

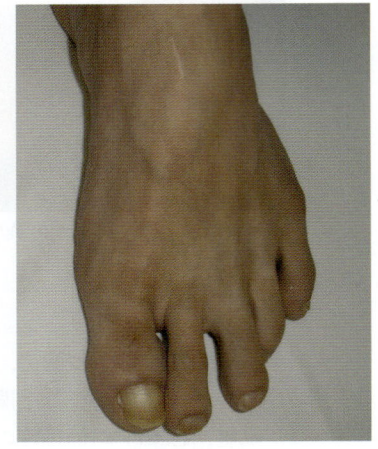

第2，第3趾間が開いている。

4 検査所見

○血液検査

- 診断に使われる血液検査項目としては，RF因子，抗CCP抗体がある。CRPと赤沈値は診断および病勢の評価に用いられる。

○関節液検査

- 関節炎では，炎症や滑膜増殖に伴い関節液が貯留する。変形性関節症で観察される黄色透明，粘稠度の高い関節液とは対照的に，RAでは細胞成分や析出したフィブリンなどを多く含み黄色から白色混濁した粘稠度の低い関節液を認める。

○X線写真

- 単純X線画像検査はRAによる骨変化の基本的評価に用いられる。発症初期では関節周囲の軟部組織の腫脹，傍関節骨萎縮を認め，経過とともに関節彎入部（bare area）とよばれる関節包の付着部にびらん（erosion）を生じるようになる。
- 軟骨・骨と滑膜の移行部である bare area は軟骨に覆われていないため，直接骨に増殖滑膜（パンヌス）が侵入しやすい。骨びらんはRAに特異的な所見であり，ほかの関節炎との鑑別診断の重要な手がかりとなる（図9）。
- 病期が進行すると，骨や関節の表面が不整になり，重症化とともに骨・関節の変形が生じる。RAでは軟骨の破壊により関節裂隙の狭小化が認められるが，変形性関節症とは異なり，骨棘などの骨増殖性変化は乏しい。

図9 手のX線像

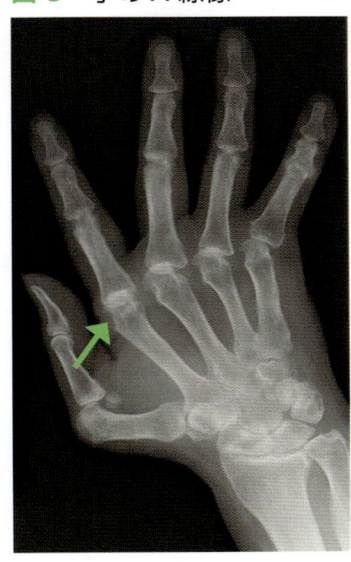

第2中手骨骨頭橈側にびらんを認める（➡）。中指，環指，小指の尺側偏位と母指MP関節の亜脱臼を認める。

- Larsenのgrade分類[8]（表4）では骨萎縮，びらん，関節裂隙狭小化，関節変形の有無や程度によって重症度（grade）を分類する。公開されているスタンダードフィルムに従い，0～Vの6段階に分ける。手指，手関節，肩関節，肘関節，股関節，膝関節，足関節，足趾の各関節に適用可能である。

表4 Larsenの6段階X線病期分類

Grade 0	正常像	変化があっても関節炎とは関係ないもの
Grade I	軽度の変化	次のうち1つ以上がみられる ①関節周囲の軟部腫脹 ②関節周囲の骨萎縮 ③軽度の関節裂隙狭小化
Grade II	初期変化	びらんと関節裂隙狭小化（びらんは非荷重関節では必須）
Grade III	中等度の破壊	びらんと関節裂隙狭小化（びらんは荷重関節でも必須）
Grade IV	高度の破壊	びらんと関節裂隙狭小化，荷重関節に骨破壊
Grade V	ムチランス変形	本来の関節構造が消失，荷重関節に著しい変化

文献8）より改変

- Steinbrockerの病期分類[9]（表5）はRAを単純X線像と臨床所見からstage I（early：初期），stage II（moderate：中等度進行期），stage III（severe：高度進行期），stage IV（terminal：末期）の4つの病期に分類する。各々の患者の罹患関節のうち最も進行した関節のstageを表現するもので，簡便な病期分類として広く用いられている。

表5 Steinbrockerの病期分類

病期(stage)	X線所見	筋萎縮	関節外病変(皮下結節, 腱鞘炎)	関節変形	強直
I(初期)	骨破壊なし, 軽い骨萎縮	なし	なし	なし	なし
II(中等度進行期)	骨萎縮あり, 軽度の軟骨, 軟骨下骨破壊	関節周囲のみ	ときにあり	なし	なし
III(高度進行期)	骨萎縮あり, 骨軟骨破壊あり	広範にあり	同上	亜脱臼, 尺側偏位, 過伸展	なし
IV(末期)	同上	同上	同上	同上	線維性または骨性強直

文献9)より引用改変

◯ 超音波検査（関節エコー）[10]

- RAの早期診断と治療効果判定に近年広く用いられるようになった。手指関節の滑膜炎, 腱鞘滑膜炎, 骨びらんの診断に有用である。

- 滑膜は関節内腔を裏打ちする1～2層の薄い膜組織であり, 通常, エコーでは描出されない。しかし, 滑膜炎を生じると滑膜細胞の増殖と血流増加（新生血管, 血管拡張）, 炎症細胞浸潤が生じ, Bモード（グレイスケール）で表層滑膜下の異常低エコー領域（滑膜肥厚）や関節腔の滑液貯留が描出される（図10）。

- ドップラーモードでは異常血流のシグナルによって滑膜炎の活動性が評価できる。滑膜肥厚とドップラーシグナルのスコアリングによる半定量的な評価も行われている[11]。

図10 手関節長軸方向での関節エコー所見（Lister結節のレベル, ドップラーモード）

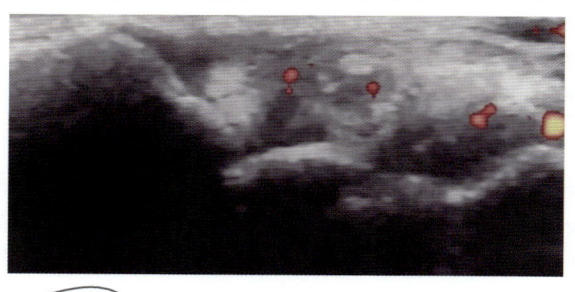

活動性の滑膜炎が点状の橙色のシグナルとして描出されている。また舟状骨から有頭骨上に関節液の貯留と滑膜の肥厚がみられる。

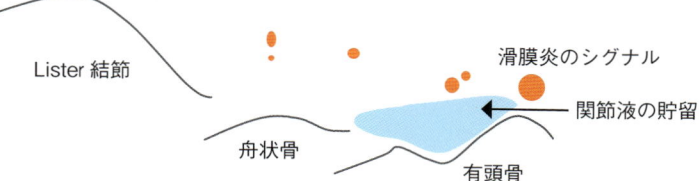

5 診断と病勢の評価

◯ 診断（分類）基準：新 RA 分類基準（ACR/EULAR）[1]（表 1）

- 1 カ所以上の関節炎（腫脹）を認める患者で，ほかの疾患の可能性が除外できる場合，①圧痛関節数（0-5 点），②血清学的検査（0-3 点），③症状の持続期間（0-1 点），④急性期反応（赤沈または CRP）（0-1 点）それぞれの項目で点数をつけ，総計が 6 点以上であれば RA 確定（definite）とする。Window of opportunity [11] とよばれる発症早期に，薬物治療（特に MTX の導入）を開始するための早期診断を目的に策定された。そのため，感度が高く特異度が低いので，ほかの疾患を除外する鑑別診断の重要性が強調されている。

◯ 病勢の評価

▶ Disease Activity Score 28（DAS 28）[2, 3]（表 2）

- EULAR が提唱する，患者の疾患活動性を得られた身体所見や血液検査結果を用いて換算式で算出することにより，治療法選択の基準を示す評価法である。

- 具体的には①疼痛関節数，②腫脹関節数，③患者による全般的健康状態［patient general health（GH）：VAS を用いた評価］，④ ESR または CRP の 4 項目を測定し，与えられた公式に従い算出する。

- スコアの算出には専用の計算機や Web が使用できる。発表当初は全身 44 関節を評価していたが（DAS44），足部などを除いて簡略化した DAS28 が用いられるようになった。

- DAS28 では点数に応じて high / moderate / low disease activity に分類される。評価時の疾患活動性を示すだけでなく，経時的観察により治療効果判定にも用いることができる。

▶ SDAI, CDAI[4]（表 3）

- DAS28 のような複雑な計算式を用いず，単純な足し算によって算出する。SDAI では，DAS と同じ 28 関節の圧痛関節痛，腫脹関節数，CRP，患者による疾患活動性の全般評価（患者 VAS），医師による疾患活動性の全般評価（医師 VAS）を単純に加算する。

- CDAI[4] では，CRP を除いた残り 3 項目で評価し，検査結果を待たずに病勢を評価できる。両者とも，スコアによって寛解，低疾患活動性，中等度疾患活動性，高疾患活動性のカテゴリーに分類される。DAS 28 に比べて検査値の影響が小さく，臨床所見を重視した指標となっている。

▶ 寛解基準 [4]（表 6）

- 国際的に提唱された治療指針である Treatment to target（T2T）は治療目標を臨床的寛解と定めている。寛解導入とは病勢の指標が DAS28，SDAI，CDAI それぞれの寛解基準以下になることをいう。DAS28 では寛解基準が比較的緩かったため，寛解と判断された後に X 線像評価で骨破壊が進行する症例があるとの指摘がされていた。そのため，2011 年に ACR/EULAR から臨床試験における新しい寛解基準（Boolean 法：0 か 1 かで区別する統計学的な考えを用いた基準）と SDAI では 3.3 以下（CDAI では 2.8 以下）を寛解とする定義が示された。

表6 ACR/EULAR 寛解基準 2011年

Boolean法に基づく定義	以下のすべてを満たしていなければならない 圧痛関節数≦1[*1] 腫脹関節数≦1[*1] CRP≦1mg/dL 患者による疾患活動性の全般評価≦1（0〜10cm）[*2]
SDAIに基づく定義	SDAI≦3.3[*3]

※ 日常診療での評価については，CDAI2.8以下，Boolean法では圧痛関節数，腫脹関節数，患者による疾患活動性の全般評価のすべてが1以下の場合を寛解としている。

[*1] 圧痛関節数，腫脹関節数は28関節による評価では罹患関節，特に足趾，足関節を見逃す可能性があるので，寛解を評価する際には足趾，足関節を含めることが望ましい。

[*2] 寛解の評価については，次の形式と文言に基づいて疾患活動性の全般評価を提案する。形式：10cmの水平のVASまたは10段階評価とし，最低（最もよい）を左側に，最高（最も悪い）を右側に配置する。患者による疾患活動性の全般評価の質問の文言は「これまでの関節炎の状態と比べて，今日はどのように感じますか？」（両端には「非常によい」「非常に悪い」）と記載する。医師／評価者には，「現在の疾患活動性の評価は？」（両端には「活動性なし」「非常に活動性あり」）と記載する。

[*3] 圧痛関節数（28関節での評価），腫脹関節数（28関節での評価），患者による疾患活動性の全般評価（0〜10cmのスケール），医師による疾患活動性の全般評価（0〜10cmのスケール）およびCRP（mg/dL）の単純合計で定義される。

文献4）より改変

○補足

- これらの基準には，足趾や足関節の関節炎の評価が含まれていない，あるいは関節ごとに異なる関節の腫脹と疼痛の程度に差が設けられていないといった問題も指摘されている。項目に含まれない患者の苦痛は患者VASに反映されるといわれているが，実際の臨床現場では，患者の小さな訴えを傾聴し，評価項目にない臨床所見でも丁寧に拾い上げて，治療を行っていく姿勢が重要である。

[文献]

1) Aletaha D, et. al. : Rheumatoid arthritis classification criteria : an American College of Rheumatology/European League Against Rheumatism collaborative initiative. Ann Rheum Dis 69 : 1580-1588,2010.
2) Fransen, et al. : The Disease Activity Score and the EULAR response criteria. Clin Exp Rheumatol 2005;23 (Suppl.39) : S93-S99,2005.
3) Prevoo ML, et al. : Modified disease activity scores that include twenty-eight-joint counts. Development and validation in a prospective longitudinal study of patients with rheumatoid arthritis. Arthritis Rheum 38 (1) : 44-8,1995.
4) Felson DT,et.al. : American College of Rheumatology/European League Against Rheumatism provisional definition of remission in rheumatoid arthritis for clinical trials. Arthritis Rheum 63 (3) : 573-86,2011.
5) 高杉 潔：RAのwindow of opportunityを逃さないために－整形外科医のためのRA診断　早期診断のための関節所見の取り方，骨・関節・靱帯 20巻10号：951-955, 2007.
6) 仲野春樹ほか：靴・靴型装具・足装具の処方と注意点－足元からのリハビリテーション－関節リウマチ－，Journal of Clinical Rehabilitation20：1125-1132, 2011.
7) Emery P, et al. : Early referral recommendation for newly diagnosed rheumatoid arthritis : evidence based development of a clinical guide. Ann Rheum Dis ; 61 : 290-297, 2002
8) Larsen A. : A radiological method for grading the severity of rheumatoid arthritis.Scand J Rheumatol. : 4 : 225-33, 1975.
9) Steinbrocker O, et al. : Therapeutic criteria in rheumatoid arthritis.J Am Med Assoc 140 : 659-62, 1949.
10) 日本リウマチ学会関節リウマチ超音波標準化委員会 編：リウマチ診療のための関節エコー撮像法ガイドライン，羊土社，2011.
11) O'Dell JR : Treating rheumatoid arthritis early : a window of opportunity？，Arthritis Rhem46：283-285, 2002.

II 障害評価

2 痛みの評価

西山保弘

- 痛みは関節炎症による組織破壊への警告,自己防衛の感覚である。
- RA の痛みは炎症性の侵害刺激ばかりでなく,非侵害性の心理的因子もストレッサーとなり痛みの憎悪に影響を与えている。
- 痛みの評価は,医師,看護師との情報連携を取り行うことより正確な評価が可能になる。
- 不安などの心理的ストレス,抑うつ状態が加わると現在の痛みや翌週の痛みに間接的に影響する。
- 関節破壊を最小限に食い止め,炎症を抑えるためには,運動後 1〜2 時間で痛みが消える程度,あるいは翌日に痛みが残らない程度を目安にする。運動強度と時間と回数は,最大心拍数の 60%,最大筋力の 50〜70% を限度とする運動強度とする。1 回 20 分間/日の運動を週 2〜3 回程度行っても関節に有害な影響を認めないエビデンス[16〜19]がある。
- 痛みの評価は,関節の保護的動作を取り入れた生活を送りながら,RA の身体機能という名のヤジロベエに安静の重りと運動の重りを載せて,身体機能維持を目標にしたバランスを取るための作業指標である。上手にバランスをとることで身体機能は維持され,障害は少なくなる。
- 複合的疾患活動性指標や炎症マーカーが高い場合,痛みの評価は全身的な痛みの評価に留め,有痛関節ごとに細かく行う必要性はない。
- 破壊関節に生じる荷重痛や使いすぎによる痛みは,個々の関節の評価を行う。
- 笑いや楽しい雰囲気は,RA 患者の血中 IL-6 を有意に減少させ炎症をおさせる効果をもたらす。
- VAS は,臨床で広く用いられる痛みの主観的評価法である。
- NRS は,VAS 同様,簡便でよく使用されている評価法である。
- 現在のところ痛みを科学的に評価する方法は十分確立されていない。

1 痛みの種類と評価

- 一般に,痛みの種類には侵害受容性疼痛,神経因性疼痛,心因性疼痛,そのほか原因の不明な疼痛などがある。
- RA の痛みの具体的原因には,パンヌスの関節軟骨の破壊,軋轢音を伴う関節面不適合,関節不安定性,関節変形,関節拘縮,頸椎の亜脱臼,脊椎の圧迫骨折後遺症,骨突出部にできる結節や胼胝(たこ),腱鞘炎,気候・気圧の変化,心理的ストレスなどが挙げられる。すなわち,RA の痛みは炎症性の侵害刺激ばかりでなく,非侵害性の心理的因子もストレッサーとなり,痛みの憎悪に影響を与えている特徴がある[1]。画像情報や問診や既往歴を必ず入手して参考にする。進行した関節破壊を伴う障害期は,医師から画像情報や原因を聞き,炎症マーカー,痛みの部位,関節

破壊部を確認してから評価を始める。医師，看護師との情報連携を取り行うことより正確な評価が可能になる。

2　RAの炎症の器質面

- RAの痛みは器質的には関節滑膜の増殖肥厚を主因とする。数層に増殖された関節滑膜内から免疫にかかわるマクロファージ，多核白血球，T細胞，炎症性線維芽細胞が放出され，これらはさらに生物学的製剤の標的となる腫瘍細胞壊死因子-α（tumor necrosis factor：TNF-α），インターロイキン-1（interleukin-1：IL-1），インターロイキン-6（interleukin-6：IL-6）などの炎症性サイトカインを次々と産生する[2]。
- 滑膜深層での炎症細胞の浸潤は炎症性の肉芽組織（パンヌス）を形成する。パンヌスは軟骨を破壊する物質マトリックスメタロプロティナーゼ-3（MMP3）を産生し，軟骨を構成するコラーゲンを分解し関節を破壊する。
- 炎症性サイトカインは炎症性線維芽細胞を刺激してシクロオキシゲナーゼ-2（cyclooxygenase-2：COX-2）を産生してプロスタグランジンを産生する。プロスタグラジンは，血管透過性を亢進するブラジキニンの作用を促進しRAの痛みが出現する[2]。炎症性サイトカインがCOX-2を産生しなければRAの全身的な痛みは寛解する特徴がある。
- 全身的な痛みは炎症性疼痛であり，薬物療法が効果を発揮すれば寛解する。しかし，進行した破壊関節のために生じる荷重痛や，使いすぎによる侵害受容性疼痛がある場合は，個々の有痛関節の評価を行う必要がある。

3　痛みの心理面

- 国際疼痛学会は，痛みの定義（1984）を「痛みは，組織の実質的あるいは潜在的な損傷を伴うものか，あるいは損傷を言葉で表す不快な感覚的，あるいは情動的体験である」としている[2]。すなわち，感覚受容器で感受された痛みの電気信号は体性感覚野の知覚だけではなく，不安や抑うつなどの情動の要素が含まれるとしている[4]。
- RA患者が，病状の進行とともに痛みや仕事のために抑うつ状態に陥ることがある。その有病率は，15～40％といわれている[5～7]。
- 抗うつ剤で全身の痛みが軽くなることもある[8～10]。また，不安などの心理的ストレス，抑うつ状態が加わると，現在の痛みや翌週の痛みに間接的に影響するといわれている[11,12]（図1）。病状の慢性化に伴い長引く慢性痛は，自信喪失，就労制限，結婚生活の危機，経済問題などの不安を与えることになる。
- 吉野らは，RA患者と健常人に同時に落語を聞いてもらい，その前後のカテコールアミン値，ストレスホルモンといわれるコルチゾル値，炎症を悪化するサイトカインIL-6を測定した。健常人に比べRA患者ではこれらの数値が有意に高かった。落語終了後，RA患者の血中IL-6は有意に減少した[13]。本研究には再現性があり，笑いにはRAの炎症を抑える効果があることを証明した[14]。

- このように，心理面を考えると痛みのもつ特性は複雑であり，痛みを客観的に評価することの難しさが理解できる。現在のところ痛みを科学的に評価する方法は十分確立されていない。

図1 リウマチの進行過程からみた疼痛とその対策

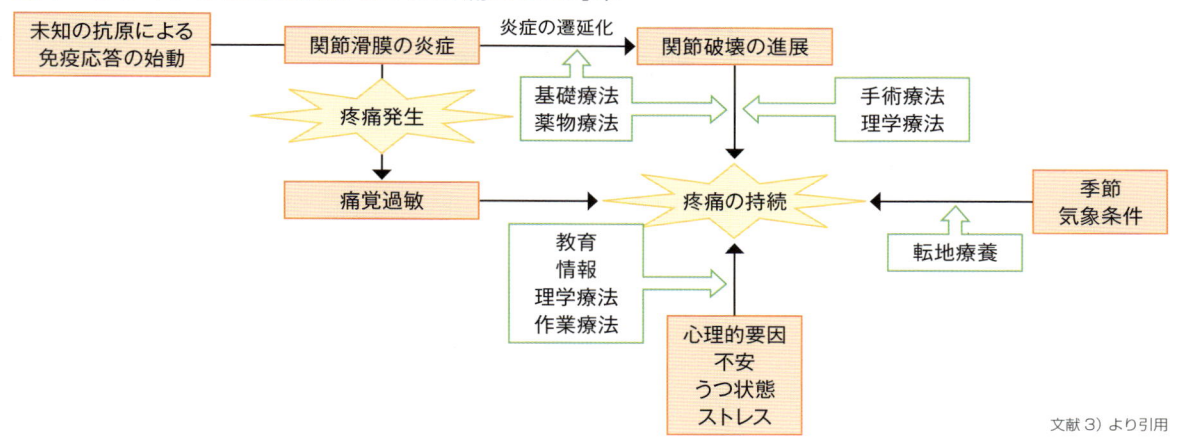

未知の抗原による免疫応答の始動 → 関節滑膜の炎症 →（炎症の遷延化）→ 関節破壊の進展

疼痛発生

基礎療法・薬物療法

手術療法・理学療法

痛覚過敏 → 疼痛の持続 ← 転地療養 ← 季節・気象条件

教育・情報・理学療法・作業療法

心理的要因・不安・うつ状態・ストレス

文献3) より引用

4　RA患者の不安・つらさ

- 日本リウマチ友の会会員 8,307 人を対象に行ったアンケート調査（2010年リウマチ白書）によれば，発症年齢を年代別みると 0～20 歳代 17.3％，30～50 歳代 68％，60～80 歳以上 13.6％であった[15]。

- RA に罹患する性差は男女比 1：4 といわれ，多くは女性で占められる。特に，30～50 歳代の女性の発病が多く，同女性の役割は，結婚，出産，育児，家事であり，社会的には就業や地域活動，個人的には趣味などの活動や参加を行う多忙な時期である。この時期に発病することは，生活の質（quality of life：QOL）を著しく低下させる。特に痛みは，発症初期・活動期から障害期にかけて関節可動域制限，廃用性筋萎縮，ADL の低下などを引き起こし，外出，対人関係の疎遠を引き起こす。

- 2010 年リウマチ白書[15]の「現在，不安に思うこと」に関する質問では，「病気の悪化・進行」77.9％，「日常生活動作の低下」67.4％，「薬の副作用や合併症」64.1％，「老後が不安」57.0％であった（図2）。

- 次に「現在，つらいこと」に関する質問では，「治らない」59.5％，「何かにつけ人手を頼むとき」31.7％，「激しい痛み」24.1％，「つらいことがあったが，いまは慣れてしまったのでつらくない」24.1％，「冠婚葬祭，近所付き合いができない」23.5％であった（図3）。不安に思うことやつらいことは，痛みより病気に対するストレスと活動制限に占められていることが理解できる。

図2 現在，つらいこと（n=8,307　複数回答）

- 何かにつけて人手を頼むとき
- 激しい痛み
- つらいこともあったが今は慣れてしまってつらくない
- 冠婚葬祭，近所付き合いができない
- 変形が進んでじろじろ見られる
- 周囲の人の無理解
- 必要な薬が使えない
- 家族の無理解
- つらいことはない
- 同世代の友人がいない
- 子供の学校行事に参加できない
- その他
- 無回答

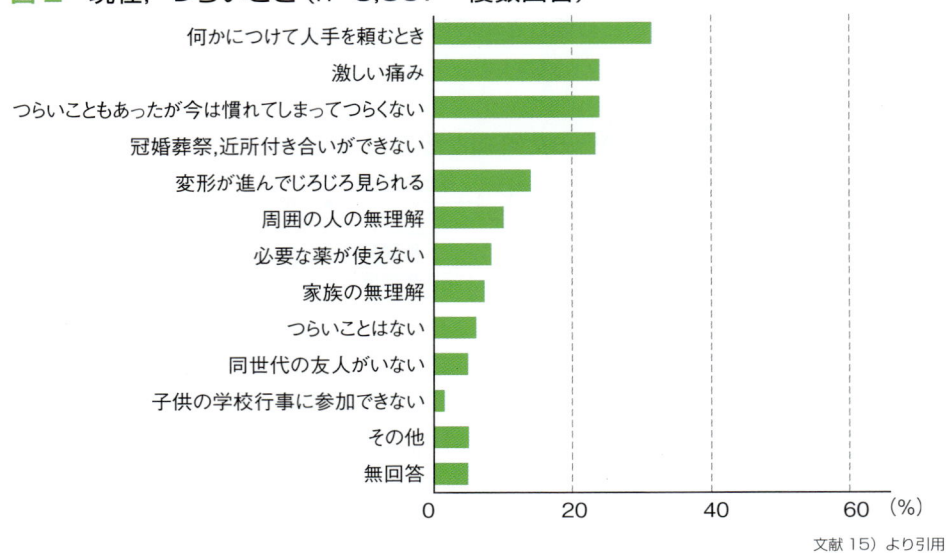

文献15）より引用

図3 現在，不安に思うこと（n=8,307　複数回答）

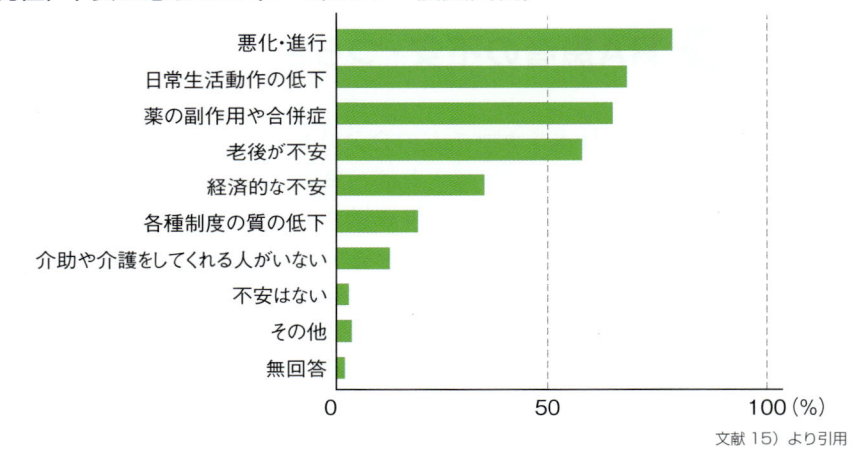

- 悪化・進行
- 日常生活動作の低下
- 薬の副作用や合併症
- 老後が不安
- 経済的な不安
- 各種制度の質の低下
- 介助や介護をしてくれる人がいない
- 不安はない
- その他
- 無回答

文献15）より引用

5 痛みの意義

- 痛みは，身体と心の安堵を含めた安静により回復をもたらす治療上の指針になる。痛みが強ければ安堵を多めにとる安静優位の指針にする。痛みが軽ければ，身体活動を勧める運動優位の指針にする。

- 発病初期の患者の関節破壊を最小限に食い止め炎症を抑えるためには，運動後1〜2時間で痛みが消える程度，あるいは翌日，痛みが残らない程度を目安にする。運動強度と時間と回数は，最大心拍数の60％，最大筋力の50〜70％を限度とする運動強度，1回20分間／日の運動を週2〜3回程度行っても関節に有害な影響は認めないエビデンスがある[16〜18]。生活活動で起こる関節への有痛性の衝撃や，やりすぎる生活活動は，関節に負担をかけ炎症と関節破壊を助長させる。

痛みの評価

- このため発病から数年内の進行期は，できる限り関節破壊を最小限に食い止める必要がある。
- 関節破壊を進行させないためには，関節に負荷のかからない日常生活動作の工夫を行う。すなわち，関節の保護を取り入れた痛みの少ない生活を送る必要がある。関節炎症の抑制，運動や生活活動による過度なオーバーユースを避けることが重要である。
- 関節の保護を行わない負荷のかかるオーバーユースな生活は，関節炎症の慢性化を引き起こし関節破壊と変形を助長する。この場合，関節の保護を含めた安静優位の指針で，痛みが翌日に残らない生活活動の調整を行う。
- 安静にも弊害がある。安静を長期間取りすぎると廃用性筋萎縮や関節拘縮が起こり，生活に支障が生じる。安静を取りすぎても運動をしすぎて問題が生じることになる。
- 痛みの評価は，関節の保護的動作を取り入れた生活を送りながらRAの身体機能という名のヤジロベエに安静の重りと運動の重りを載せてバランスを取るための作業である（図4）。上手にバランスを取ることで身体機能は維持され，障害は少なくなる。
- 痛みの評価は，医師からの情報や炎症マーカーの値を参考にするばかりでなく，患者の心理状態を観察することも含まれる。
- 日常生活で関節の負担のかからない動作を取っているか，家事遂行に家族の協力と理解が得られているか，笑いや楽しい雰囲気のある生活が送れているか，などの評価も大切である。
- 安堵のある安静と身体機能を維持する運動，心理的ストレスや関節のストレスの軽減を図る知識を，各々の患者に個別に教育することが大切である。

図4 運動と安静のヤジロベエ

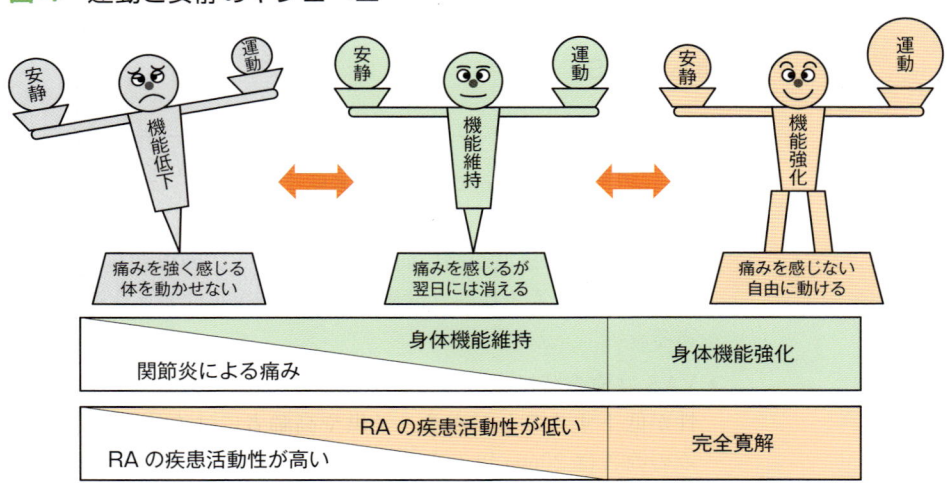

II 障害評価

6 RAの関節痛の評価

- 関節炎症により早期から関節破壊が生じることが指摘され，早期診断や急性期の全身的な痛みは，抗リウマチ薬や生物学的製剤で寛解する。全身炎症が寛解すれば関節痛も改善される。
- リハビリテーション遂行上，DAS28，CDAI などの複合的疾患活動性指標や炎症マーカーが高い場合，痛みの評価は全身的な痛みの評価に留め，関節ごとに細かく行う必要性はない。活動性指標が改善し始めた時点で痛みの評価を各関節に行う。
- すでに関節破壊が生じている関節，および周囲の痛みは，関節全体で VAS による評価を行うとよい。各関節のどの部位が痛むか観察して記録を取る。持続する痛みは，継続評価を繰り返す。長期的な関節炎は，関節破壊や変形を助長するため対策を検討する。

7 痛みの評価法

○感覚的疼痛スケール

- VAS（Visual Analogue Scale）は，臨床で広く用いられる痛みの主観的評価法である（図5）[19]。10cm（100mm）の直線を紙面に引き，線上の左端をまったく痛みがない，右端を想像できる最大の痛みと被験者に認識させる。次に，被験者にこの線上に現在の痛みを縦線または×の印を付けて示すよう指示する。左端から印までの距離を mm 単位で測定して痛みの程度を表す。

図5 VAS

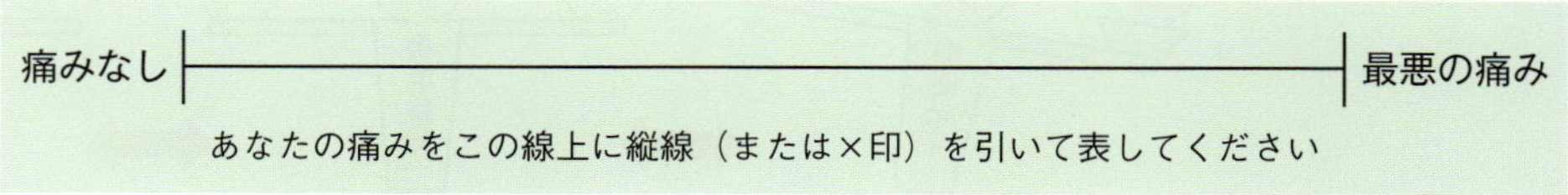

痛みなし┠─────────────────────────────────┨最悪の痛み
あなたの痛みをこの線上に縦線（または×印）を引いて表してください

- VAS は非常に感度が高い簡易な方法で，1人の患者を経過観察する場合に適している。あくまでも主観的な評価法であり結果を他者と比較することができない特徴もある。
- VAS は検査時に出現している痛みの評価に優れ，長期的な慢性痛の評価では信頼性が低下することがある。子供や高齢者には方法が理解しにくい傾向がある。痛みの改善は 20mm 以上を有意な改善，40mm 以上を著しい改善として判断する[9]。30mm 以上痛みがある場合を，中等度の痛みがあると判断する。
- RA の薬剤の有効性を評価する基準に米国リウマチ学会が提唱している ACR core set がある。ACR core set は，生物学的製剤の大規模試験で使用されている基準である。この改善項目は7項目からなり VAS による評価や活動性評価が3項目あり，臨床試験でも VAS の信頼性は高いといえる。

◯ 数値評価スケール

- NRS（numeric rating scale）は，VAS 同様，簡便でよく使用されている評価法である（図 6）。0 から 10 までの 11 段階の数字を用いて，被験者に痛みのレベルを数字で示してもらう方法で，左端をまったく痛みがない状態の 0 点とし，右端を過去に経験した最悪の痛み 10 点として理解し認識していただいたうえで，患者が現在の痛みの程度を数字で選んで表すものである。
- 例えば 5.5 点のように選ばれた数値に小数点以下を付けてもよい。紙面を使わず口頭で行える特徴が優れており，慢性痛の評価スケールとして広く頻用されている。痛みの改善は 2.0 以上 33% をよりよい改善として判断する[20]。

図 6 NRS

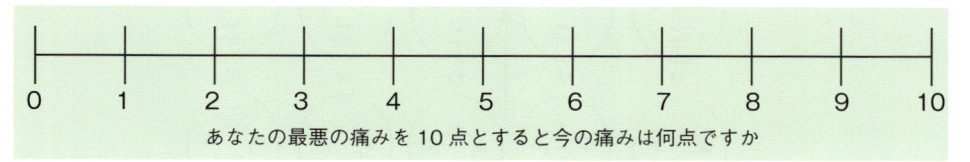

```
0  1  2  3  4  5  6  7  8  9  10
```
あなたの最悪の痛みを 10 点とすると今の痛みは何点ですか

◯ 語句評価スケール（Verbal Rating Scale：VRS）

- 痛みの主観的評価法で痛みを段階的に直線上に記載して被験者に選択させる簡易な評価法である。段階は，5～6 段階に分け，左端から順に①痛みなし，②少し痛い，③軽く痛い，④中等度痛い，⑤強く痛い，右端を⑥耐えられない最大の痛みとして記載する。

◯ 表情尺度スケール（Face Scale）

- Face Scale は皺，口，涙を使って幸福感を表す笑い顔から深い悲しみを表す泣き顔までの変化を利用した簡便な評価方法である。被験者が感じている痛みの強さを，痛みが増すごとに段階的に笑顔が消え泣き顔になる顔の絵から選択する方法である。3 歳以上が対象となり高齢者でも理解しやすい特徴がある。
- 6 段階で表した Wong-Baker Face Scale（図 7）[21] と 20 段階で表した顔の表情から患者の気持ちを表現した Lorish-Maisiak の face scale（図 8）[22] がある。わが国では Wong-Baker Face Scale が頻用され支持されている。

図 7 Wong-Baker Face Scale

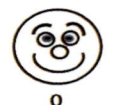

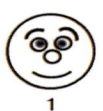

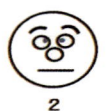

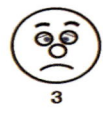

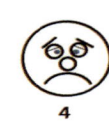

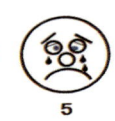

0 1 2 3 4 5

文献 11）より引用

図8 Lorish-Maisiak の face scale

FACE SCALE

INSTRUCTIONS: The faces below go from very happy at the top to very sad at the bottom. Check the face which best shows the way you have felt inside in the past month.

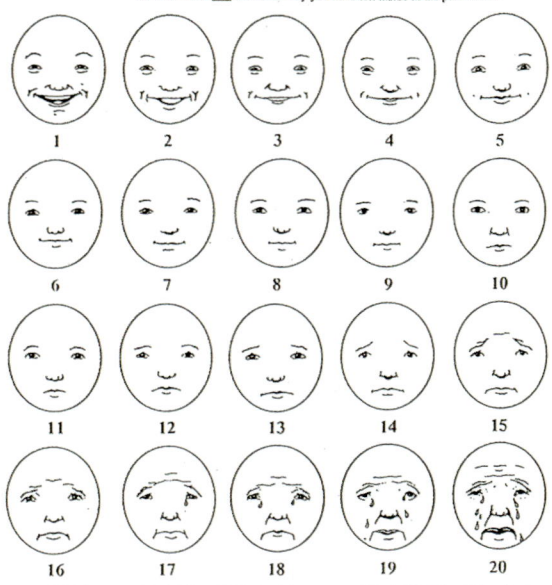

Maisiak, R., and Lorish, C. Office of Educational Development, School of Medicine, University of Alabama at Birmingham, 1984.

文献 12) より引用

[文献]

1) 大竹智子ほか：RA 患者における QOL とストレス対処行動．ストレスと臨床 (17)：13-19, 2003.
2) 山本一彦ほか：人体の正常構造と機能 Ⅶ血液・免疫・内分泌，日本医事新報社，p.26-32, 2004.
3) IASP Subcommittee on Taxonomy : Classification of chronic pain, Pain (Suppl.3)：1, 1986.
4) 横田敏勝：臨床医のための痛みのメカニズム，p.1, 南江堂, 1990.
5) Dickens C, et al.：Depression in rheumatoid arthritis, A systematic Review of the literature with Meta-Analysis, Psychosomatic Medicine64 (1)：52-60, 2002.
6) Pincus T, et al.：Prevalence of self-report depression in patient with rheumatoid arthritis, British Journal of rheumatology35：879-883, 1996.
7) Katz PP, Yelin EH.：Prevalence and correlates of depressive symptoms among persons with rheumatoid arthritis, Journal of rheumatology20：790-796, 1993.
8) 村上正人ほか：リウマチ性疾患とストレス．ストレス科学 14 (1)：58-66, 1999.
9) Irwin M, et al.：Life events, depressive symptoms, and immune function. Am J Psychiatry144 (4)：437-4, 1987.
10) Schwab, J.J.：Depression in medical and surgical patients, In Depression in Medical Practice, Enelow, A.J., Merck Sharp & Dohme Pa, 1971.
11) Smith BW, Zautra AJ：The effects of anxiety and depression on weekly pain in women with arthritis, Pain：article in press, 2008.
12) Odegard S, et al.：Pain and psychological health status over a 10-year period in patients with recent onset rheumatoid arthritis, annals of the rheumatic diseases66 (9)：1195-1201, 2007.
13) Yoshino S, et al.：Effects of mirthful laughter on neuroendocrine and immune systems in patients with rheumatoid arthritis Journal of rheumatology 23 (4)：793-794, 1998.
14) Nakajima A, et al.：Reassessment of mirthful laughter in rheumatoid arthritis. Journal of rheumatology 28 (2)：512-513, 1999.
15) 社団法人日本リウマチ友の会：創立 50 周年記念「2010 年リウマチ白書」リウマチ患者の実態（資料編），流れ 286：76-79, 障害者団体定期刊行物協会, 2012.
16) C H van den Ende, et al.：Comparison of high and low intensity training in well controlled rheumatoid arthritis, Results of a randomised clinical trial, Ann Rheum Dis. Nov55 (11)：798-805, 1996.
17) Van den Ende CH1, et al.：Dynamic exercise therapy in rheumatoid arthritis, a systematic review, Br J Rheumatol. Jun37 (6)：677-87, 1998.
18) Häkkinen A1, et al.：A randomized two-year study of the effects of dynamic strength training on muscle strength, disease activity, functional capacity, and bone mineral density in early rheumatoid arthritis.Arthritis Rheum. Mar44 (3)：515-22, 2001.
19) Keele KD：The pain chart.Lancet 252 (6514)：6-9, 1948.
20) Salaffi F, et al.：Minimal clinically important changes in chronic musculoskeletal pain intensity measured on a numerical rating scale, Eur J Pain. 8：283-91, 2004.
21) Zung, W.W.K：A self-rating depression scale, Arch. Gen. Psychiat 12：63-70, 1965.
22) Lorish CD, Maisiak A:The face scale：A brief, nonverbal method for assessing patient mood. Arthritis and rheumatism 29 (7)：906-909, 1986.

II 障害評価

3 機能評価

阿部敏彦

- リウマチ専門医を中心としたチーム医療従事者にとって，関節リウマチ（RA）患者に対する疾患活動性を適切に把握することが不可欠である。
- RA患者の身体機能評価においては，従来の障害評価ではなく生活機能評価として，その評価内容はもとより時期や頻度を考慮すべきである。
- RA患者の身体機能のとらえ方として，患者自身気付いていない下肢機能障害や，上肢関節可動域（range of motion：ROM）制限またはリーチ動作障害に対して，リハ初診時から評価・指導し患者とともに経過観察することが重要である。
- 生物学的製剤によりRAのコントロールがより容易になりつつあり，骨粗鬆症に対する管理の目的が重要となる。関節機能障害や筋力低下に伴う転倒リスクを減らすためには，骨粗鬆症に対する選択的薬物療法の進歩とともに，生活習慣を把握したうえでの身体活動性を継続的に高めることが必要である。
- RA患者の障害評価の手順として，生活機能評価，関節可動域計測，関節機能評価，徒手筋力検査が挙げられるが，徒手筋力検査は，関節変形および破壊の程度により実施の有無を検討する必要がある。
- RA患者の生活機能評価は，継続的に評価結果が残せるように，問診段階より施行し，速やかに瞬時に回答が得られるよう評価の段階付けや区別を明確にしておく。
- RA患者の関節可動域計測では，計測にかかる時間の短縮を念頭に置き，他動的可動域計測では，関節破壊の程度により過大の重圧がかかりうること，また自動的可動域計測では，各関節運動試行回数を極力減らすことを考慮すべきである。

1 障害評価における身体機能

- RAと診断[1]された患者に対して最初にすべきこと（**表1**），さらには経過観察に際してすべきことは，疾患活動性を適切に把握することである（**表2**）。RA患者に対する身体機能障害評価は，患者自身の病態および関節炎の程度にかかわらず，リウマチ専門医を中心としたチーム医療の質によりその内容および頻度は異なる。
- 従来の機能障害評価として，Steinbrockerの機能障害度分類（class Ⅰ～Ⅳ）があるが（**表3**），国際障害分類（international classification of impairments, disabilities and handicaps：ICIDH, 1980）から国際生活機能分類（international classification of functioning, disability and health：ICF, 2001）へと変わったことを踏まえて，その評価内容はもとより時期や頻度は考慮すべきである（**表4**）。つまり，RAの理学療法[2]は，障害評価ではなく生活機能評価から始まることを心がけるべきである。

表1 RA患者の初期評価に必要な項目

1. 自覚的所見
   - 関節痛の程度
   - 朝のこわばりの時間
   - 疲労を覚える時間
   - 生活上の機能評価
2. 診察による所見
   - 炎症関節の把握（圧痛関節，腫脹関節数）
   - 関節機能評価（可動域制限，不安定性，変形など）
   - 関節外症状
3. 臨床検査
4. X線像所見
5. 可能であればAIMSやHAQなどを用いた身体的機能評価
6. 患者および医師による疾患活動性全般評価

表2 RA患者の経過観察と疾患活動性の評価

1. 毎回の診察ごとに行うべき項目
   - 朝のこわばりの時間
   - 疲労を覚える時間
   - 炎症関節の把握
   - 疼痛関節評価
2. 定期的に行うべき項目
   - 関節機能評価
   - 赤沈またはCRP
   - X線像所見
3. 可能であれば治療のアウトカム評価

表3 RAの機能分類基準（1992年）

class I	日常生活動作を完全にこなせる（日常の自分の身の回りの世話，職場での機能性，趣味・スポーツなどの活動性）
class II	日常の自分の身の回りの世話および職場での機能性は果たせるが，趣味・スポーツなどの活動性は限定される
class III	日常の自分の身の回りの世話はできるが，職場での機能性および趣味・スポーツなどの活動性は限定される
class IV	日常の自分の身の回りの世話，職場での機能性，趣味・スポーツなどの活動性が限定される

日常の自分の身の回りの世話	衣服の着脱，食事，入浴，身づくろい，用便などの動作を含む
趣味・スポーツなどの活動性	レクリエーションおよび/またはレジャーに関する活動
職場での機能性	職場，学校あるいは家事に関する活動が，患者の希望通り，ならびに年齢・性別に相応していることを意味する

表4 ICIDHからICF

- 国際障害分類（ICIDH，1980）

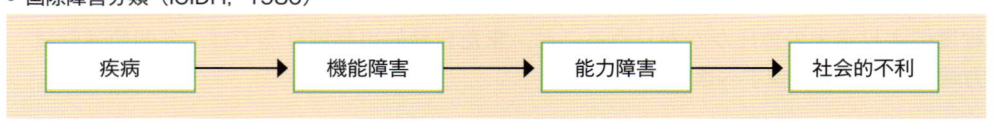

疾病 → 機能障害 → 能力障害 → 社会的不利

- 国際生活機能分類（ICF，2001）

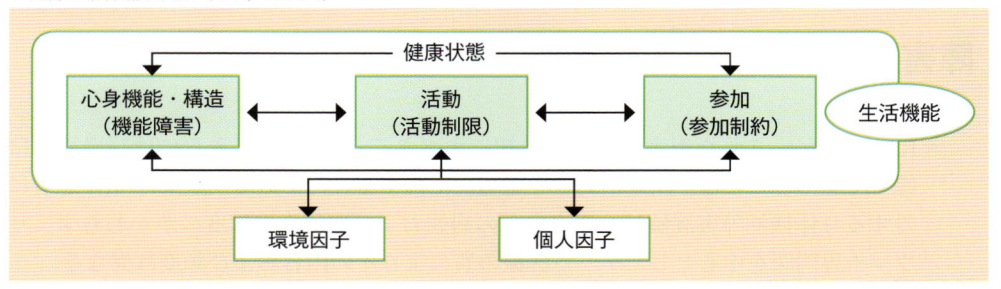

健康状態

心身機能・構造（機能障害） ↔ 活動（活動制限） ↔ 参加（参加制約）

環境因子　個人因子

生活機能

2 RA患者の身体機能のとらえ方

○ 関節痛の訴えと歩行障害

- リハ科外来を受診したRA患者（1,121名）の初診時関節痛の訴えと，歩行障害（10m歩行速度，膝伸展筋力）についての筆者らの研究[3]では，関節痛の訴えのある症例が92％で，その内訳は上下肢の痛み43％，下肢の痛み20％，上肢の痛み29％であった．
- 下肢の痛みを伴わない症例（全体の37％）の下肢機能障害（歩行障害）をみると，普通の速度で歩くことができる症例は全体の15％しかおらず，横断歩道が渡れない症例が35％を占める（表5）．

○ 上肢ROM制限とリーチ動作

- 外来RA患者（307名614上肢）の上肢ROM制限とリーチ動作について罹患期間（1群：1年以内，2群：2～3年，3群：4～5年，4群：6年以上）により分類し検討[4～7]した．
- 手関節は1群42％，2群45％，3群52％，4群70％と他の関節に比べて早期からROM制限が認められた（表6）．同速鎖骨上部へのリーチ動作障害度は，1群68％，2群62％，3群71％，4群86％と高く，リーチ動作難易度は同速鎖骨上部，後頭部，頸部，体側鎖骨上部，頭頂部，額，顎の順であった（表7，8）．

表5 患者の主訴（n = 1,121）

上下肢の痛み 43%	下肢の痛み 20%	上肢の痛み 29%	痛み以外 8%

患者自身気付いていない歩行障害

普通 15%	なんとか横断歩道が渡れる 50%	横断歩道が渡れない 35%

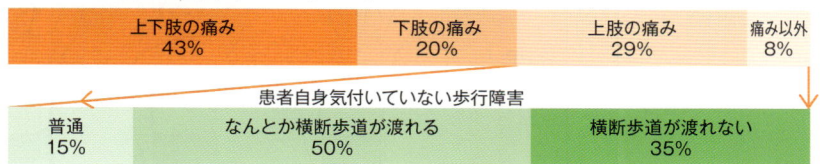

表6 ROM障害度（％）

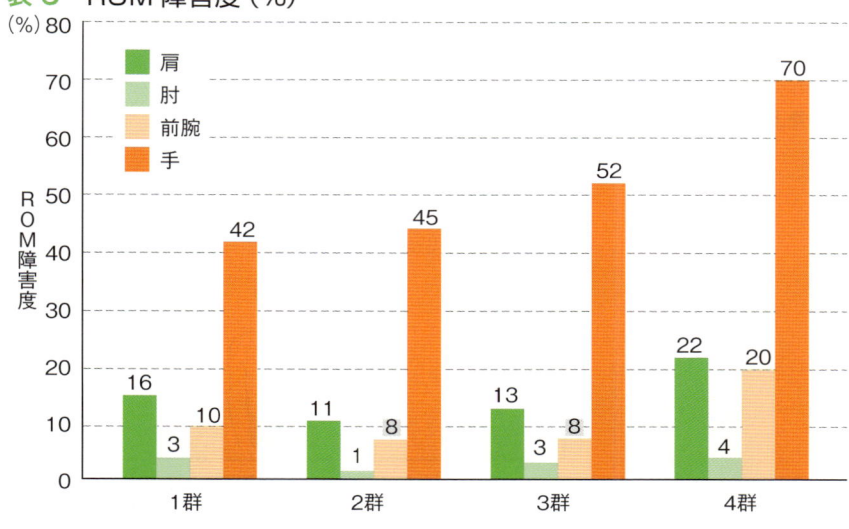

群	肩	肘	前腕	手
1群	16	3	10	42
2群	11	1	8	45
3群	13	3	8	52
4群	22	4	20	70

表7 リーチ動作障害度（%）

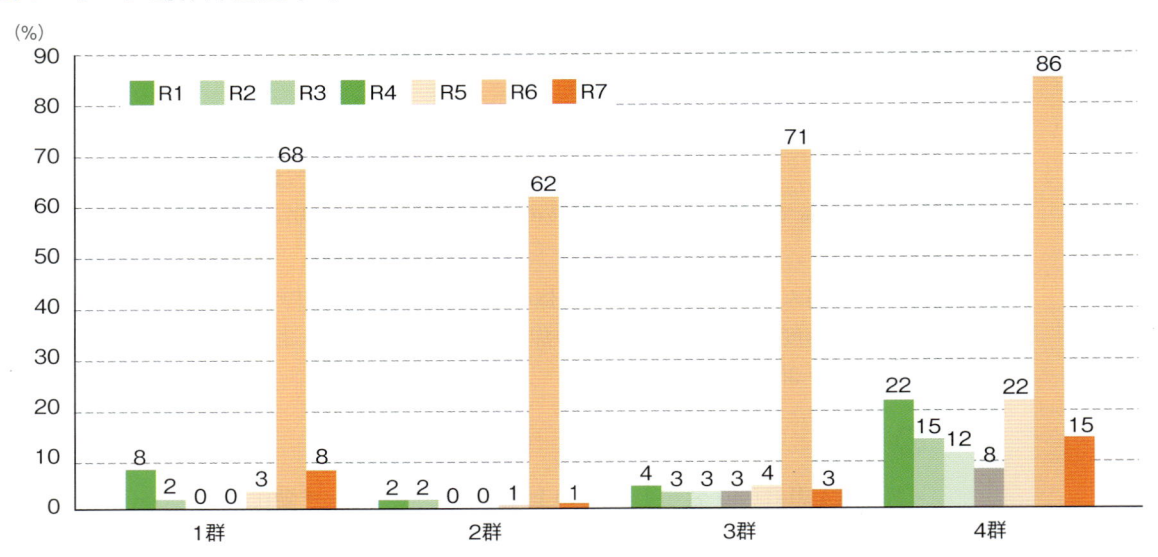

群	R1	R2	R3	R4	R5	R6	R7
1群	8	2	0	0	3	68	8
2群	2	2	0	0	1	62	1
3群	4	3	3	3	4	71	3
4群	22	15	12	8	22	86	15

表8 リーチ動作難易度と分類

リーチ動作難易度は，リーチ動作障害度（%）の高い順とした。

リーチ動作障害度（%）＝（1－リーチ動作可／症例数）× 100

各リーチ動作において手指のMP関節が触れればリーチ動作可とした。

部位	障害度
R6 同側鎖骨上部	78%
R1 後頭部	15%
R5 頸部	14%
R7 対側鎖骨上部	10%
R2 頭頂部	9%
R3 額部	8%
R4 顎部	5%

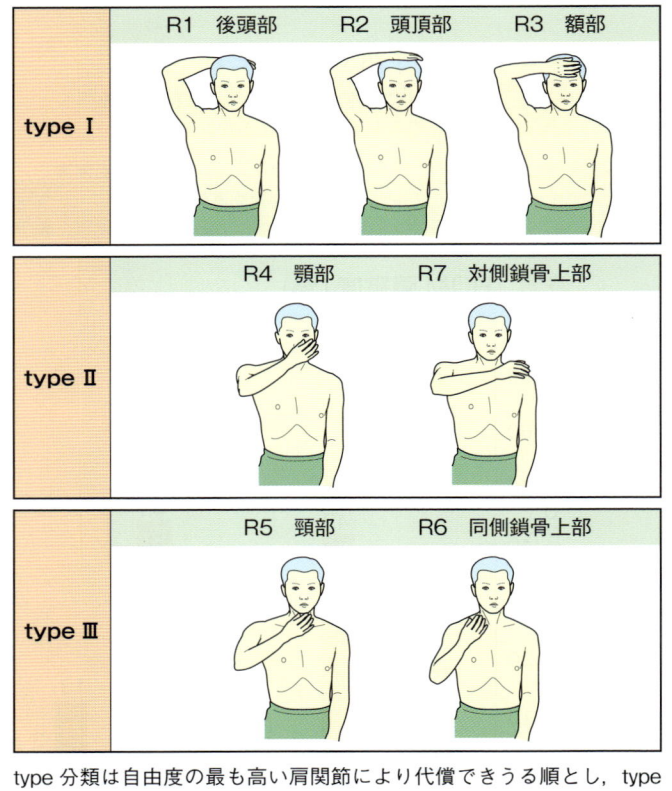

type Ⅰ	R1 後頭部　R2 頭頂部　R3 額部
type Ⅱ	R4 顎部　R7 対側鎖骨上部
type Ⅲ	R5 頸部　R6 同側鎖骨上部

type分類は自由度の最も高い肩関節により代償できうる順とし，typeⅢが，最も代償運動の起こしにくいステレオタイプの動きとなる。

●WBIと運動の関係

- 外来RA患者［女性290名，うち人工膝関節全置換術（total knee arthroplasty：TKA）施行50名，全例10m自由歩行可］において体重支持指数（WBI：大腿四頭筋等尺性随意性最大筋力/体重として算出），10m歩行速度，買い物の回数，階段昇降の有無を調べた[8, 9]。

- 測定は年2回とし，同一症例に対して最大5年（10回）とし全測定回数は1,139回（TKAなし933回，片側TKA86回，両側TKA120回）であった。買い物回数は，1週間の買い物に行く回数として4段階（1：1回以下，2：2～3回，3：4～5回，4：6回以上），階段昇降は3段階（0：不可，1：正常と異なる方法にて可，2：正常人と同様に可）とした。

- 体重支持指数の平均値は，0.9±0.15で，その範囲は最小値0.11（グレード1），最大値0.94（グレード9）であった（表9）。

- 体重支持指数の平均値は，TKA施行有無によってTKA施行なし0.51（グレード5）とTKA施行あり0.42（グレード4）と比較すると1段階下がる結果となった。

- 階段昇降については，グレード5以上で階段昇降不可症例が5％未満となり正常に階段昇降ができる症例が50％以上であった（表10）。

- 体重支持指数と買い物回数との関係は，グレード2以下と3以上で実際に買い物に行くという活動量の差があるのかもしれないが（表11），買い物回数が6回以上の症例は，各グレードの約20～40％近くを占めており，体重支持指数のグレードにかかわらず買い物という行動は日常の活動量のなかで重要であることを示唆している。

- 患者自身気付いていない下肢機能障害[10]や，上肢ROM制限またリーチ動作障害に対してリハ初診時から評価指導し，患者とともに経過観察することが重要である。

表9 体重支持指数（WBI）のグレード分類

グレード分類		症例	（％）
1	0.1～0.2未満	15	1
2	0.2～0.3	79	7
3	0.3～0.4	197	17.5
4	0.4～0.5	321	28
5	0.5～0.6	253	22
6	0.6～0.7	145	13
7	0.7～0.8	100	9
8	0.8～0.9	24	2
9	0.9以上	5	0.5

表10 WBIと階段昇降との関係

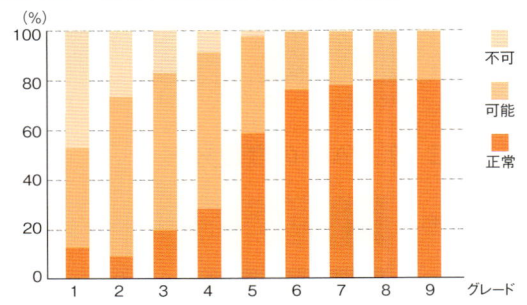

表11 WBIと買い物回数との関係

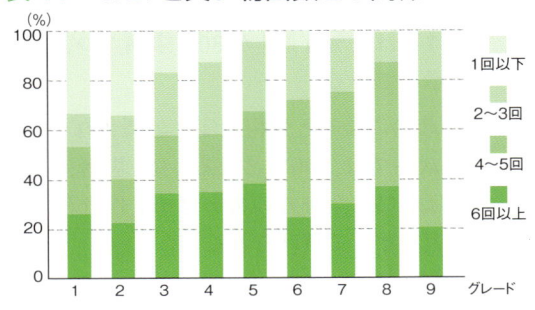

○RA と骨密度の関係

- 外来 RA 患者（366 人，40 歳以上，全例女性，平均年齢 63 ± 9 歳，罹病期間 11.9 ± 9 年），および 2010 年 1 年間に当院外来受診した初診女性患者において骨密度測定の必要となった 748 人（平均年齢 62.3 歳）について，骨塩量測定装置（DCS-600EX）による橈骨骨塩量測定にて％YAM（若年成人の平均骨密度と比較し YAM に対する相対値）を計測した[11,12]。

- 表 12 は，2010 年 1 年間に当院外来受診した初診女性外来患者（748 人）と外来 RA 患者（366 人）の年齢分布を示す。「一般」とは骨密度測定の必要となった初診女性外来患者 748 人で，「RA」とは RA 患者 366 人である。

- 表 13 は，％YAM の度数分布を示す。初診女性外来患者 748 人では，骨粗鬆症と診断される 80％未満は，748 人中 323 人で全体の 43％を占めた。

- 外来 RA 患者では，50％未満：31 人（9％），50％台：50 人（13％），60％台：62 人（17％），70％台：65 人（18％），80％台：75 人（20％），90％台：42 人（11％），100％以上：41 人（11％）で，骨粗鬆症と診断される 80％未満は，366 人中 208 人で全体の 57％を占めた。

表 12　RA 患者および一般女性患者の年齢分布

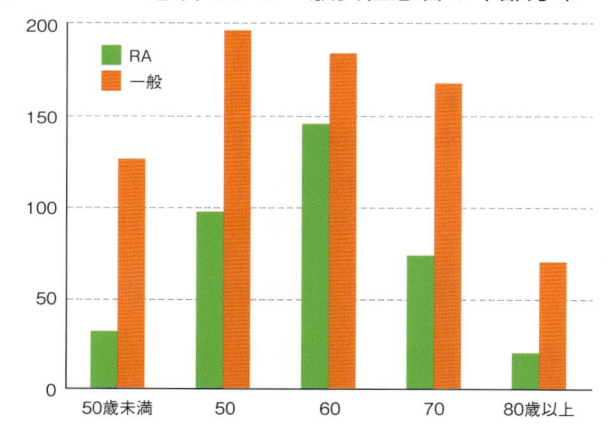

表 13　％YAM の度数分布

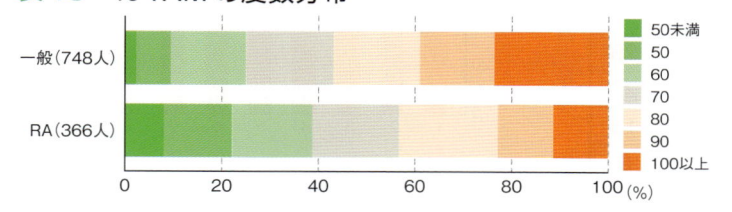

- 表 14 は，％YAM が 80％未満，つまり骨粗鬆症と診断されうる症例の占める割合を示している。

- 60 歳台になると骨粗鬆症と診断されうる割合が 6 割以上となり，70 歳台では 88％，80 歳台では，90％となる。RA 患者においては，罹患関節周囲の傍関節性骨関節症のほかに，全身性のステロイド性骨粗鬆症および疼痛による廃用性骨粗鬆症が合併症管理として挙げられる。

表 14　％YAM が 80％未満の実測値の占める割合

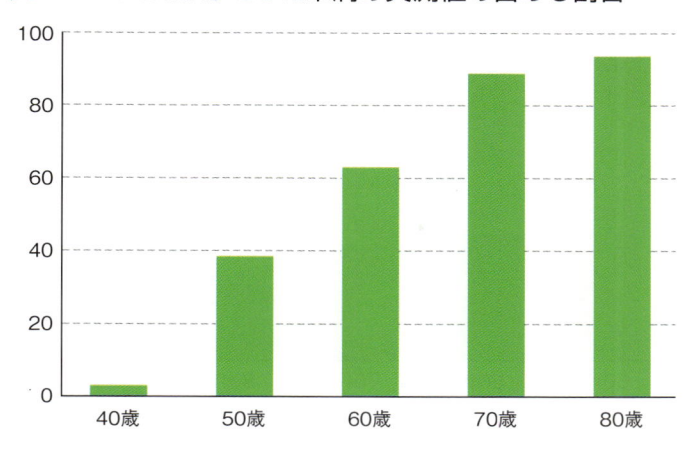

[棒グラフ：40歳 約3、50歳 約38、60歳 約62、70歳 約88、80歳 約93]

- 外来通院中の 40 歳以上の RA 患者 454 人（全例女性），平均年齢 61.9 ± 10 歳，罹病期間 10.4 ± 9 年について家事動作能力，および居住形態を調査した[13]。女性 RA 患者の家事動作は，身体活動量を決定するうえで重要である。

- 家事動作については，改訂版 frenchay activities index（以下 FAI）自己評価表（**表 15**）を用いて，居住形態については，3 群（1 群：一人暮らし 56 人，2 群：夫と同居 161 人，3 群：家族と一緒 237 人）に分けた。

- **表 16** は，女性における年代別 FAI 標準値[14]と RA 患者の FAI 値の比較を示す。RA 患者は，平均年齢が 62 歳にもかかわらず 70 代の一般女性の屋内外家事の合計 16.8 点より 14.1 点と低く，FAI 値の総合合計では，80 歳代の 20.2 点と比較して，17.6 点と低かった。特に戸外活動が 80 歳代の 5.5 点に対して 1.2 点と著しく低かった。

表 15　改訂版 FAI 自己評価表

1. 屋内家事（15 点）5 項目 　食事の用意，後片付け，洗濯，掃除や整頓，力仕事 2. 屋外家事（9 点）3 項目 　買い物，庭仕事，家や車の手入れ 3. 戸外活動（12 点）4 項目 　外出，屋外歩行，交通手段の利用，旅行 4. 趣味（6 点）2 項目 　趣味，読書 5. 仕事（3 点）1 項目 　勤労（なし，週に 1～9 時間，10～29 時間，30 時間以上）	0 点：していない 1 点：まれにしている 2 点：月に 1 から 3 回 3 点：週に 1 回以上

力　仕　事：布団の上げ下ろし，雑巾で床を拭く，家具の移動や荷物の運搬，など
屋外歩行：散歩，買い物，外出のために 15 分以上歩くこと
趣　　　味：園芸，編み物，スポーツなどを自分で行う（テレビ観戦は含めない）
読　　　書：新聞，週刊誌，パンフレットはこれに含めない
仕　　　事：収入を得るものでボランティアは含めない

表16　年齢別FAI標準値（女性）とRA患者のFAI値の比較

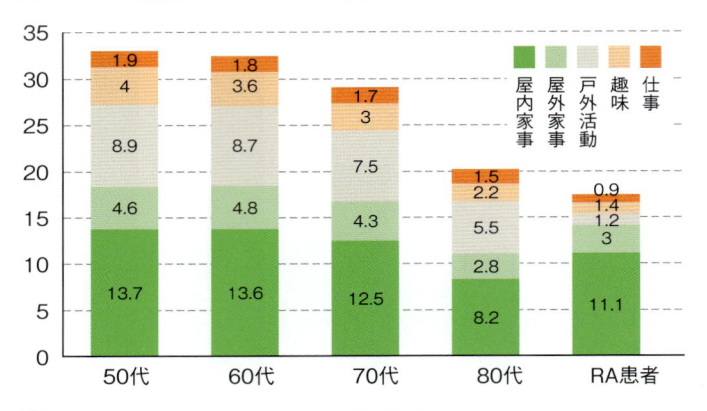

年代	屋内家事	屋外家事	戸外活動	趣味	仕事
50代	13.7	4.6	8.9	4	1.9
60代	13.6	4.8	8.7	3.6	1.8
70代	12.5	4.3	7.5	3	1.7
80代	8.2	2.8	5.5	2.2	1.5
RA患者	11.1	3	1.2	1.4	0.9

● RA患者におけるFAI値比較

- 女性のFAI標準値は，年代を増すごとに総合得点の減少がみられるが，50代，60代，70代の女性は屋内家事と合計点で男性より高値であり，家庭生活ではより活動的である。

- 表17は，RA患者における年代別FAI値の比較を示す。RA患者のFAI値では，40～60代まで，年代を増すごとに総合得点は増加したが，屋内家事および仕事の領域は年代を増すごとに得点の減少傾向がみられた。

- 表18にRA患者における居住形態別FAI値を比較した。配偶者との同居により家事動作の軽減がみられた項目は，食事の後片付け，洗濯，掃除，力仕事（布団の上げ下ろし，拭き掃除）であり，屋内家事の食事の用意や，屋外家事のすべての項目（買い物，庭仕事，家の手入れ）は軽減されてなかった。戸外活動では，屋外歩行，趣味・仕事では読書を除く趣味や勤労が配偶者と一緒にいることで減っていた。

表17　RA患者における年代別FAI値比較（N=454）

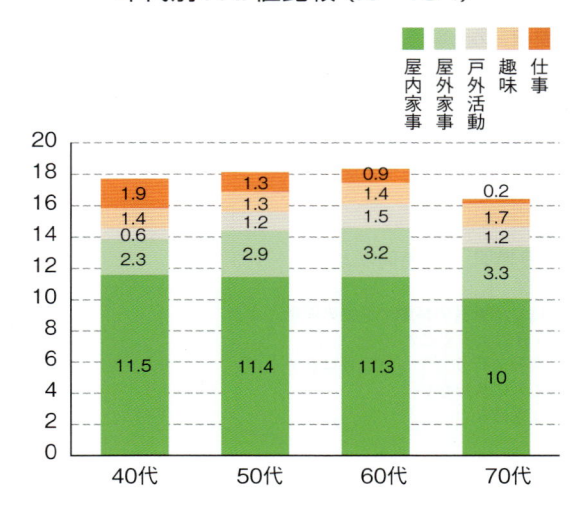

年代	屋内家事	屋外家事	戸外活動	趣味	仕事
40代	11.5	2.3	0.6	1.4	1.9
50代	11.4	2.9	1.2	1.3	1.3
60代	11.3	3.2	1.5	1.4	0.9
70代	10	3.3	1.2	1.7	0.2

表18　RA患者における居住形態別FAI値目比較（N=454）

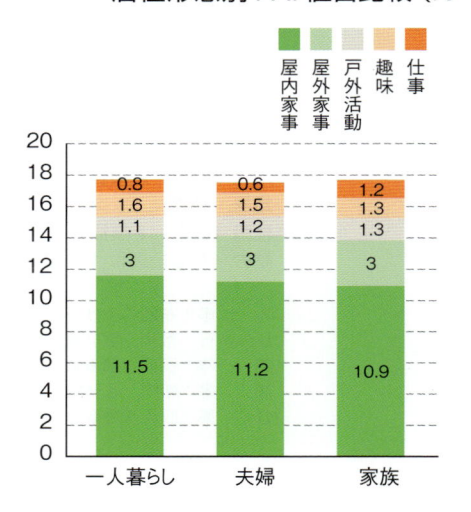

居住形態	屋内家事	屋外家事	戸外活動	趣味	仕事
一人暮らし	11.5	3	1.1	1.6	0.8
夫婦	11.2	3	1.2	1.5	0.6
家族	10.9	3	1.3	1.3	1.2

3 障害評価の手順（表19）

◯ 生活機能評価 [15, 16]

▶ 目的
- 関節機能障害の把握はもとより，生活の活動量やその内容および制限を知る。

▶ ポイント
- 継続的に評価結果が残せるように，問診段階より施行し，速やかに回答が得られるよう評価の段階付けや区別を明確にしておく。
- 環境や個人的因子による生活の活動量の変化の評価ができることが望ましい。

▶ 手順
① リハ初診時，外来3カ月ごと，入院時に表20を施行する。
② リハ初診時および入院時には家屋環境評価ならびにADL評価の前に行い，関節可動域とのかかわりを考察する。
③ 特定薬物療法（生物学的製剤）施行患者には，mHAQ（表21）を使用している。

表19 障害評価（身体機能）の手順

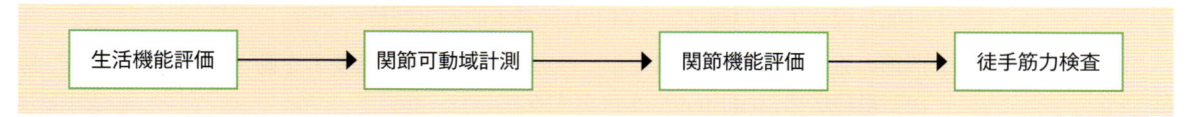

生活機能評価 → 関節可動域計測 → 関節機能評価 → 徒手筋力検査

関節機能評価には各関節ごとの治療判定評価が含まれるが，今回は省略する。徒手筋力検査は関節の変形および破壊の程度により実施の有無を検討する。

表20 日本リウマチ学会薬効検定委員会による日常生活機能評価

上肢の動作
- 水道の蛇口をひねる
- 髪をとく（髪の手入れ）
- 手ぬぐいをしぼる
- 中身がいっぱい入ったやかんを持ち上げる
- 服を着たり，脱いだりする

下肢の動作
- 朝寝床（布団，ベッド）から起き上がる
- 3分ぐらい歩く
- 階段の昇り，降り
- 床の物を拾うためにしゃがむ
- 畳や床の上に座る

0点：普通の人と同じにできる
1点：なんとか1人でできる（あまり不便を感じない）
2点：なんとか1人でできる（不便を感じることが多い）
3点：人に手伝ってもらえばできる
4点：まったくできない

表21 mHAQ

1. 衣服着脱および身支度：靴ひも結び，ボタン掛けも含め自分で身支度できますか
2. 起立：就寝，起床の動作ができますか
3. 食事：いっぱいに水が入っている茶碗やコップを口元まで運べますか
4. 歩行：戸外で平坦な地面を歩けますか
5. 衛生：身体全体を洗い，タオルで拭くことができますか
6. 伸展：腰を曲げ床にある衣服を拾い上げられますか
7. 握力：蛇口の開閉ができますか
8. 活動：車の乗り降りができますか

以上に示した1〜8の各項目の日常動作について，この1週間のあなたの状態を平均して下の4つから1つ選び◯をつけてください。

0点：なんの問題もない
1点：いくらか困難
2点：かなり困難
3点：できない

文献17）より引用

○関節可動域計測 [18〜20]

▶ 目的

- できるだけ患者に負担をかけずに計測することで，経時的に変化していく病態，あるいはその時点での横断的所見を得ることができる．急性に進行しているか，慢性に経過しているか，またその後遺症かどうかの判断材料となる．
- 病態にかかわらず，患者自身の活動量や，環境因子の影響を予測する．

▶ ポイント

- 計測にかかる時間はなるべく短くし，関節への負担も十分注意する．
- 肢位別に測定する順序を決めておき，どの関節の動きを注意深く測定する必要があるのかを決定する．
- 他動的関節可動域測定においては，関節破壊の程度により過大の重圧がかかる場合があるので，異常可動性には特に注意が必要である．
- 自動的関節可動域測定においては，関節の構築学的因子や，作動筋の筋収縮力の低下，疼痛発生の危惧などがあるので，できるだけ各関節運動試行回数は減らすべきである．

▶ 手順（表22）

① 可能な限り患者の測定部を露出し，基本的測定肢位をとる．
② 関節の近位構成要素を固定し，ゆっくりと遠位構成要素を動かしうる範囲内で動かし最終域感（end feel）を決定する．
③ 測定部の参考可動域角度を確認し，解剖学的骨指標を触診する．
④ 実施する際，患者の姿勢，ベッドまわりの空間の広さ，検者の測定部位と目の位置などに注意を払う（図1）．
⑤ 実際の手順を図2〜4に示す．

表22 関節可動域計測の手順

肢位	側	測定項目
端座位（図2）	左側	①手関節（背，掌，橈，尺屈）
		②股関節（内，外旋）
		③肩関節（屈曲，外転）
	右側	①〜③
背臥位（図3）	右側	④肩関節（屈曲，外転，外旋，内旋）
		⑤肘関節（伸展，屈曲）
		⑥前腕回内外
		⑦膝伸展
		⑧足関節底，背屈
		⑨膝屈曲
		⑩股関節屈曲，SLR，外転
	左側	④〜⑩
端座位（図4）	右側	⑪膝関節伸展Lag
	左側	⑪

注：SLR角度によっては膝関節伸展Lagの計測は背臥位で試行する．手関節および端座位での肩関節運動は自動運動とする．

機能評価

図1 ROM測定

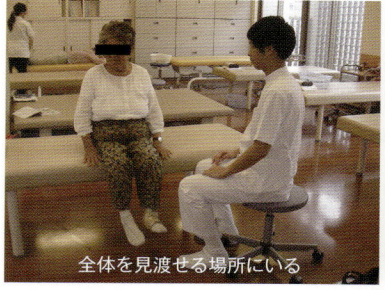

全体を見渡せる場所にいる
開始時の患者－PTの位置

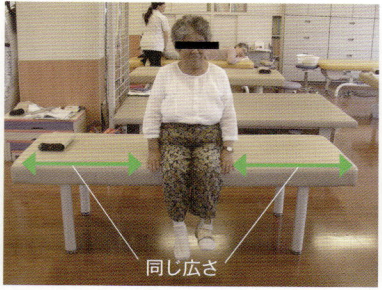

同じ広さ
患者の位置と姿勢

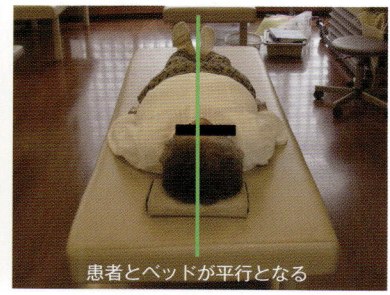

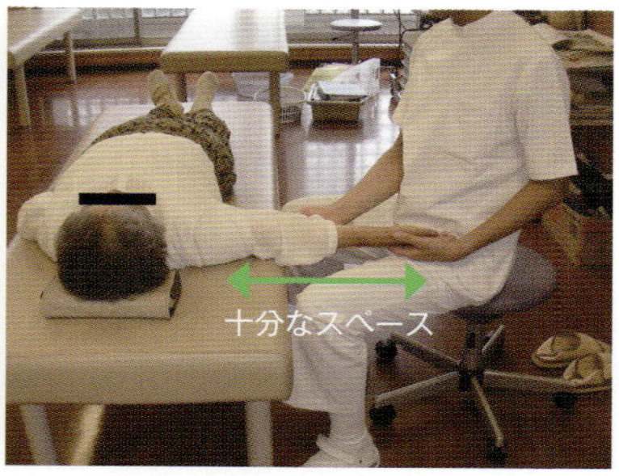

患者とベッドが平行となる

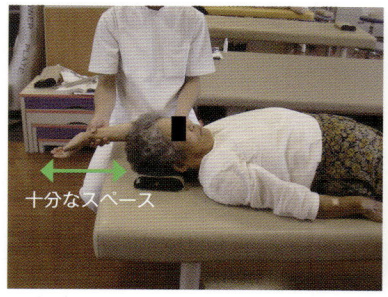

十分なスペース　　十分なスペース
測定に必要な空間

図2 ROM手順　端座位

→は目線を表す。

手関節

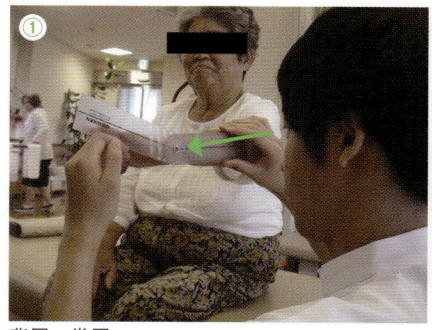

① 背屈，掌屈

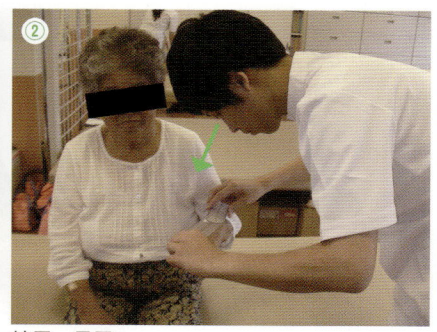

② 橈屈，尺屈

①②：手関節における脱臼および亜脱臼に尺側偏位に考慮し目線を真上または真横として注意深く測定する。

肩関節

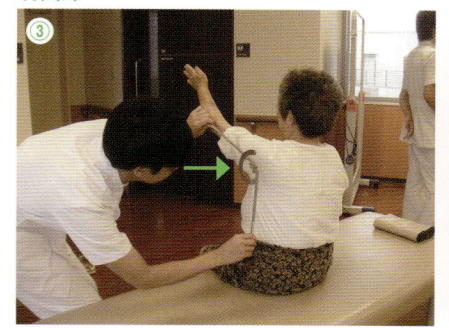

③ 自動屈曲

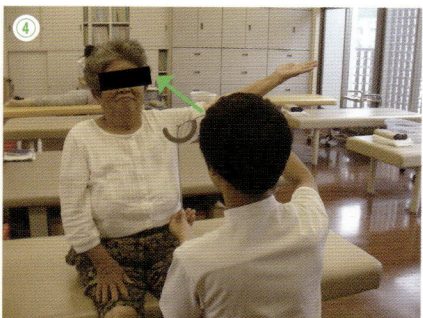

④ 自動外転

③④：頭頸部，体幹の回旋，側屈，屈伸など代償運動に注意をはらうためにも，関節面と軸の理解，素早い計測を心がける。

（次頁につづく）

Ⅱ 障害評価

股関節

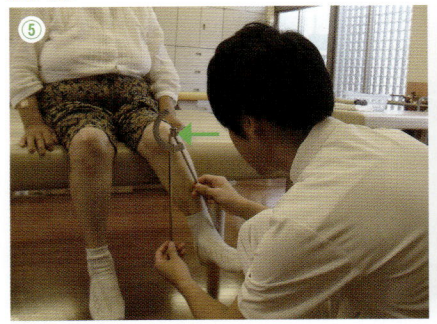

⑤ 内旋　⑥ 外旋

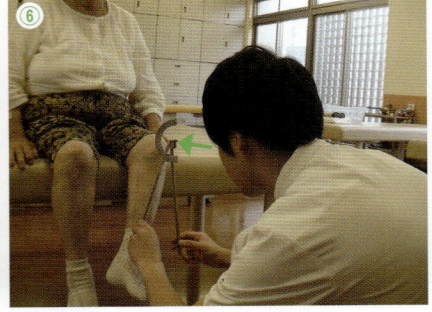

⑤⑥：座位での計測により，股関節手術後の計測も可能で，術前評価としても取り入れる場合がある．下腿の回旋変形のある場合，膝重度伸展位変形の場合も注意する．

図3　ROM手順　背臥位

ROM計測において，検者の移動をできるだけ速やかに行うために右側上肢から始め，下肢（足関節）まで進みもう一度右股関節での計測をし，左側上下肢計測へと続く．

肩関節

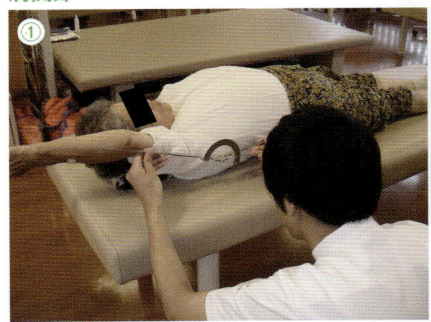

① 他動屈曲　② 他動外転

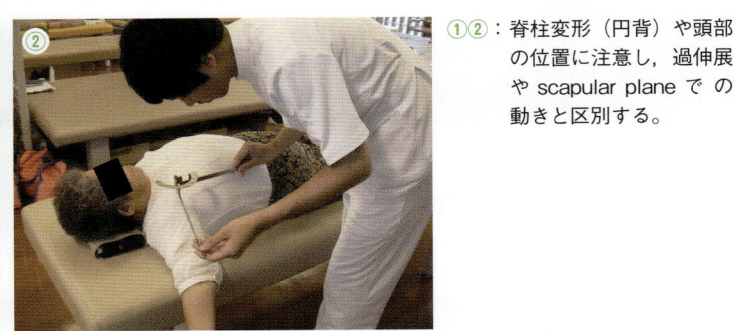

①②：脊柱変形（円背）や頭部の位置に注意し，過伸展やscapular planeでの動きと区別する．

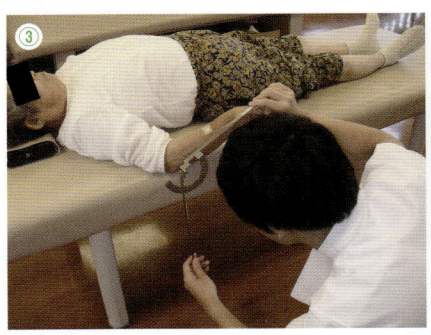

③ 内旋　④ 伸展

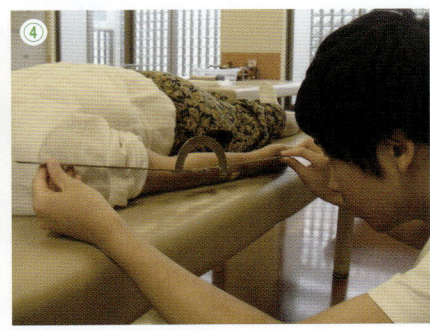

③④：肩関節外転角度45°での回旋角度計測により，ベッドサイドでの測定や，測定時の疼痛並びに外転角度の制限角度に影響を受けにくくなる．

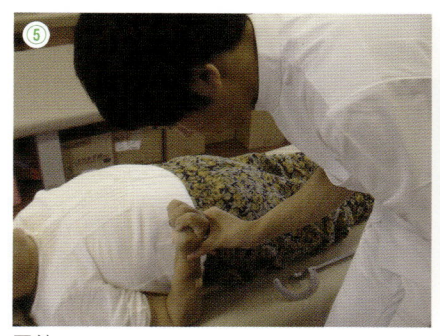

機能評価

回外 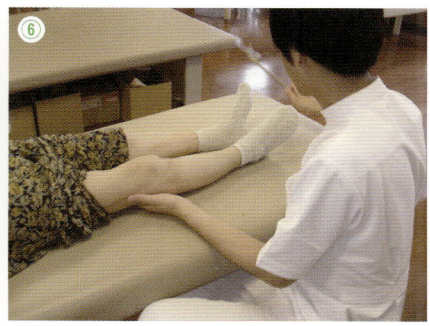　　　　　　　　　膝関節伸展

⑤⑥：上腕骨をベッド端と平行に置き，外反肘や屈曲位もしくは過伸展に対して注意する。

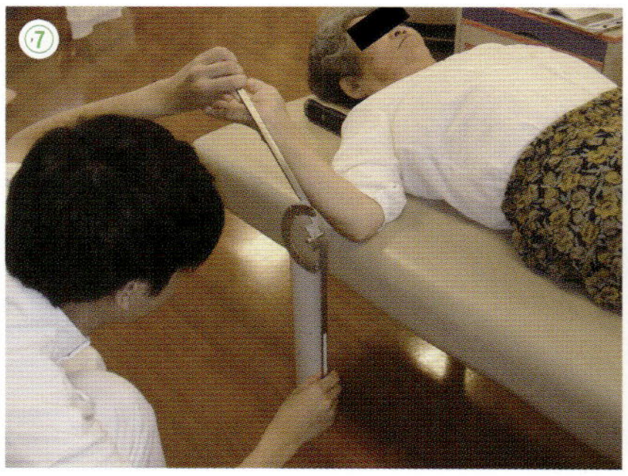

外旋 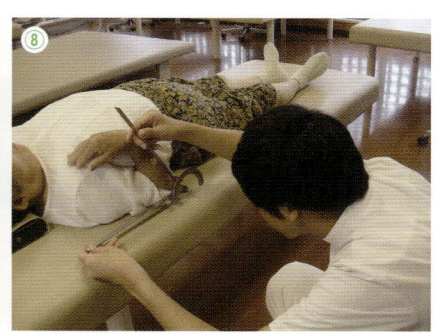　　　　　　　　　屈曲

⑦：手関節の変形は種々であり，まず撓骨並びに尺骨の茎状突起を検者の拇指と小指で挟んで回旋し，動きを確認してから計測する。

⑧：膝屈曲制限は股関節の角度により変化するため，測定前に検者の右手で膝蓋骨をつまみ，左手で膝窩部を押さえ十分にその動きを確認する。

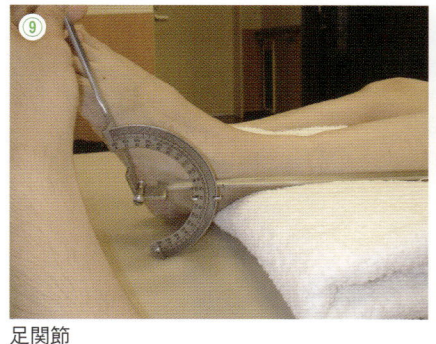

足関節 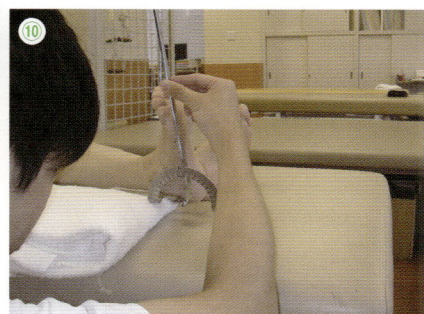　　　　　　　　足関節

⑨⑩：前足部および中足部の変形に影響を受けないように，移動軸を踵骨底とする。

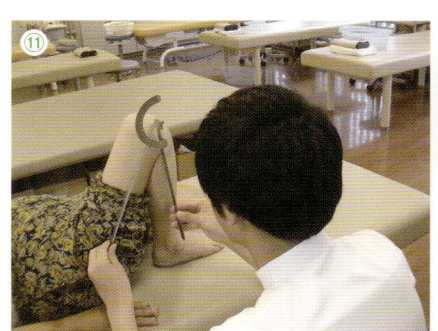

膝関節屈曲 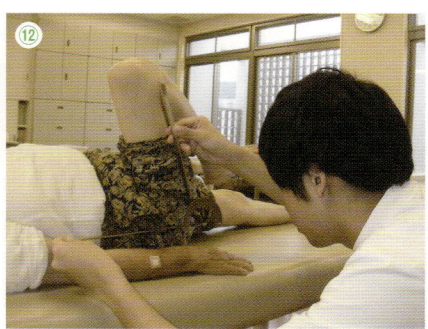　　　　　　膝関節屈曲

⑪⑫：最終域感は膝および股関節屈曲では，正常並びに異常いずれにおいてもさまざまなので注意を要する。

II 障害評価

（次頁につづく）

股関節（SLR） 股関節外転

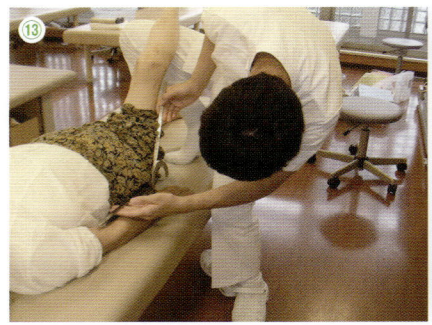

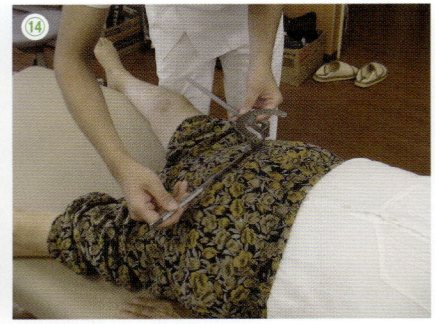

⑬：膝伸展位で股関節屈曲角度が決定すると同時に，股関節屈曲角度を変化させないように患者の右膝を検者の右膝で支え，なるべく角度計の目盛りを上からではなく横から見るようにする。

⑭：両側を同時に股関節外転させ計測するほうが代償運動を見逃しにくい。

図4　ROM 手順　端座位

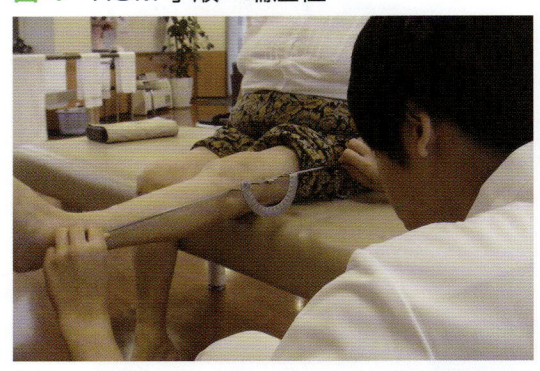

伸展 Leg 計測においては，ハムストリングスや下腿三頭筋の短縮，PF 関節における腫脹や術後抜糸前の計測時の注意，代償運動としての股関節の回旋，足関節底背屈位の違いなど関連要因について検討する。

▶ アドバイス

- 図5（①〜④）に改良した方法を示す。図6（①〜⑤）に計測時に注視すべき点を示す。
- 他動 ROM の最終域感は，正常な関節機能を有する場合でも各関節の運動方向により異なり，十分な理解が必要である。
- 疼痛による ROM 制限の場合，急性期であれば最終域感を感じる前に防御的筋収縮や筋スパズムによる抵抗感が認められる。
- 計測の手順は，各検者自ら施行すればよいが，どの環境においてもできるだけ同様に施行する必要がある。

機能評価

図5　改良した方法

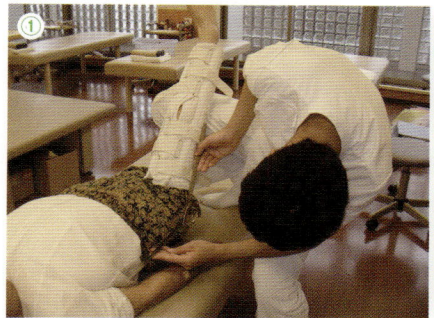

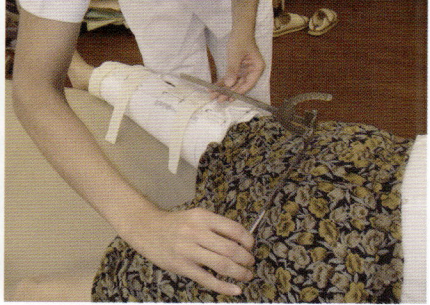

簡易膝装具を使う

①：膝関節の疼痛や不安定性がある場合の股関節屈曲（SLR）や股関節外転計測。

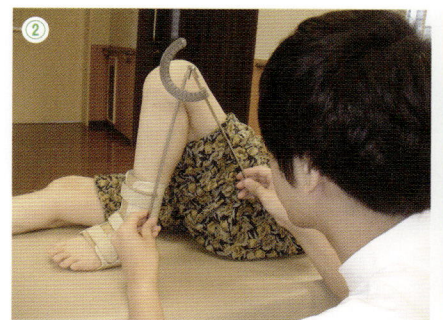

足関節装具を使う

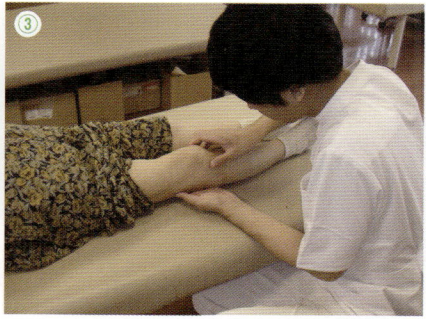

膝窩筋の触診

②③：足部，足関節の疼痛や不安定性，足底部の変形のある場合の膝関節屈曲計測。

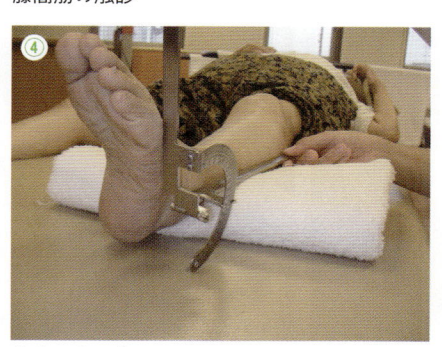

角度の当て方

④：後足部の変形に対して角度計を制限なく当てられるようスペースを十分空ける。

II 障害評価

図6 計測時に注視すべき点

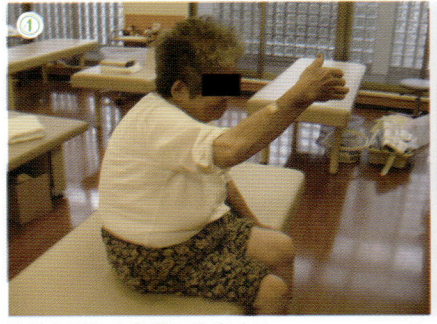

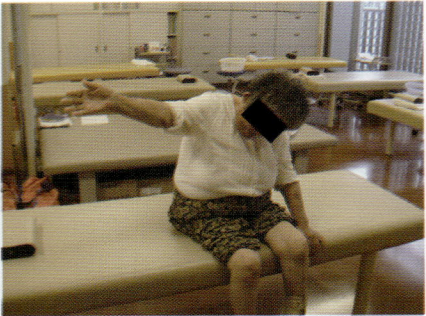

体幹や頭部の位置に注意する

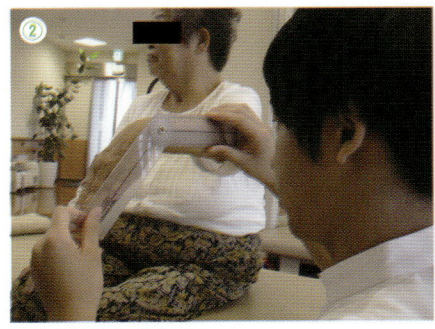

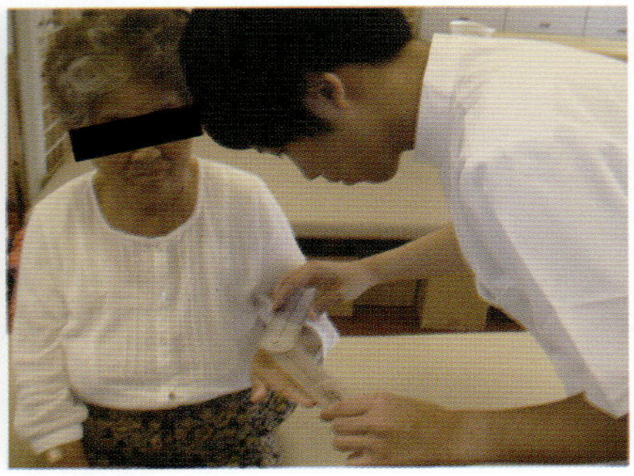

視線の位置に注意する

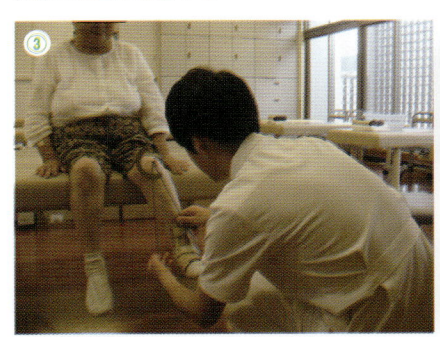

計測部以外の装具装着について

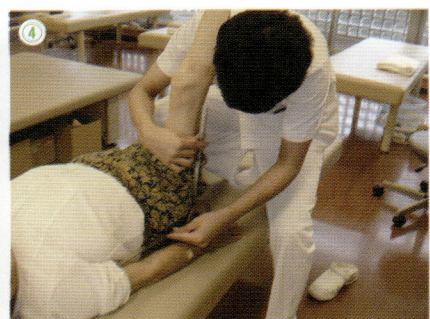

角度の測定における不自然な肢位

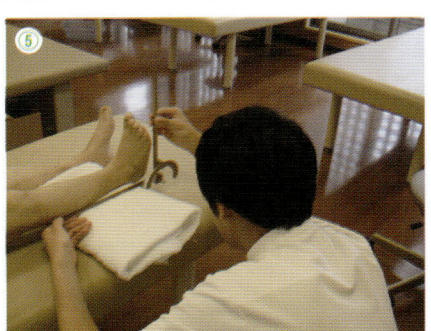

支持拡大のためタオルの設置

①：肩関節自動屈曲および外転計測時に角度計を当てる前に，体幹や頭部の位置がより正常な肢位かどうか確認する。

②：手関節屈伸や橈尺屈計測時に測定部に対して注視するあまり，患者の視線や体幹の回旋が生じていないかどうか確認する。

③④：股関節屈曲（SLR）計測において角度をより近くで確認しようとして不自然な肢位とならないよう注意する

⑤：足関節背底屈計測において支持拡大のタオルが大きすぎて角度計が正しく設置できない。

関節機能検査（リーチ動作テスト）

目的
- ADLの要素として考えるのではなく，上肢の多関節における複合動作としてとらえ，リーチ動作難易度により早期から関節運動の理解を導く。

ポイント
- 予後推定要素として利用するのではなく，自由度の高い上肢関節の動作評価として説明する。
- リーチ動作難易度は，同側鎖骨上部，後頭部，頸部，対側鎖骨上部，頭頂部，額，顎の順である。
- 発症からの期間に最も関係あるリーチが頭頂部で，同側鎖骨上部は，発症早期からの障害が強いためあまり関与していない。

手順
①座位にて体幹をまっすぐにし，図7の順番にMP関節を各部位につける。リーチ動作の手順として患者の正面に座り，7つのリーチ動作（①から⑦の順番）を提示しながら判定する。また各リーチ動作における種々の代償運動を起こしにくくするため，体の正中面の動作から行う。
②検査している上肢以外の動きに注意し変化を観察する。

アドバイス
- 7つのリーチ動作を自由度の最も高い肩関節の代償から分析すると，1群：後頭部・頭頂部・額，2群：顎・対側鎖骨上部，3群：頸部・同側鎖骨上部である。
- リーチ動作を個々の関節のROMや筋力と同じく多関節における関節機能評価として考える。

図7 リーチ動作の実際

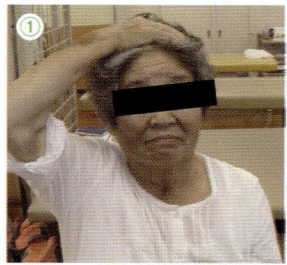

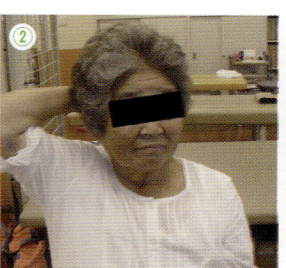

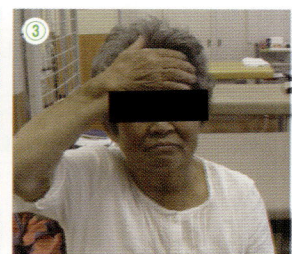

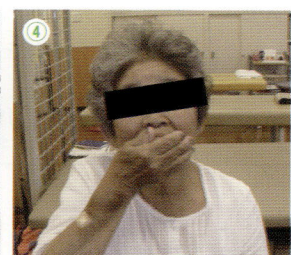

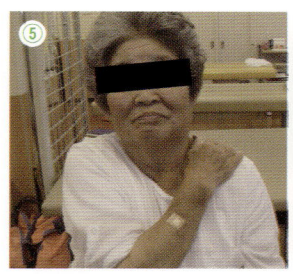

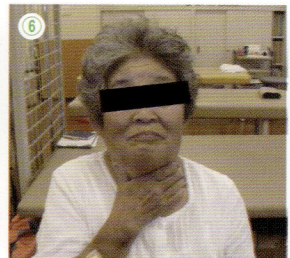

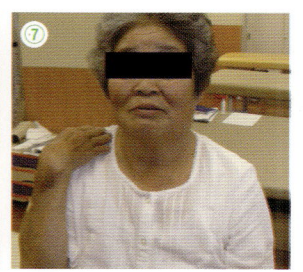

① 頭頂部
② 後頭部
③ 額
④ 顎
⑤ 対側鎖骨上部
⑥ 頸部
⑦ 同側鎖骨上部

◯ 徒手筋力テスト [21, 22]

▶ 目的
- 相対的筋力を患者が発揮しうる力と考え，各関節の可動域や疼痛ならびに動作を加味した総合的な力を，特別な器具や道具，場所を必要とせずに実施できる。

▶ ポイント
- RA患者において，生活機能評価，関節可動域計測，関節機能検査（各関節または上下肢別）後，関節変形および破壊の程度により実施の可否を検討する必要がある。
- 各関節に対して過剰な負荷や疼痛を有する場合，測定肢位の保持ができないことを考慮する。
- 疼痛により抵抗がかけられない場合があるが，抵抗を加えることができることは拮抗筋群に対する拘縮予防の観点では必要な情報源である。
- 可動制限により設定肢位がとれない場合は，測定肢位の明記や表現方法を付記しておく（表23〜26）。
- 測定時間に制限を伴う場合は，患者自身への理解を求めるとともに，測定が治療項目へ直結するか否かを十分検討する。
- 握力 [23] については上肢全体の機能評価として一般的に利用される場合が多いが，RA患者においては手指の変形が高度である場合を除き，主に手関節，MCP関節，PIP関節の炎症またはRA活動性の評価としても重要な項目の1つに挙げられている。

表23　徒手筋力テストの実際（肩関節）

屈曲	90°屈曲位（制限のある場合は最大屈曲位）で抵抗をかける。可動範囲での測定においては，1/2以上あればfair（−），それ未満なら側臥位の測定も併せてpoor（＋）以下の測定となる
伸展	座位，体幹の前屈に注意する
肩甲骨面挙上	座位，scapular planeでの屈曲のため既述の屈曲と区別すること
外転	90°外転位（制限のある場合は最大外転位）で抵抗をかける。（−），（＋）は屈曲と同じ
水平内転	肩関節60°を開始肢位として前腕部を保持して抵抗をかけるのではなく，肘関節のやや近位にて抵抗をかける
回旋	背臥位にて可動範囲を確かめ制動テストを行う。抵抗をかける場合，外旋では2本の指で，内旋では手掌を使用する。特に外旋時は上腕骨頭の前方移動を生じる場合が多いので注意を要する

機能評価

表24 徒手筋力テストの実際（肘関節，前腕，手関節）

肘関節屈曲	座位，前腕の動きにより変動するため注意すること
肘関節伸展	腹臥位をとらずに背臥位にて行う。三角筋後部線維の代償を防ぐため上腕の固定が必要である
前腕の回内・外	座位で肘関節90°屈曲位，屈曲拘縮が強い場合は最大伸展位で測定。抵抗をかける場合は手指に負担をかけないこと
手関節掌屈	座位で肘関節90°屈曲位，屈曲拘縮が強い場合は最大伸展位で測定。抵抗は中手骨部へかけ手指に負担をかけないこと。橈側手根屈筋テストでは第2中手骨上，尺側手根屈筋では第5中手骨上に抵抗をかける場合は過度にかけないように注意する
手関節背屈	座位で肘関節90°屈曲位，屈曲拘縮が強い場合は最大伸展位で測定。長・短橈側手根伸筋テストでは抵抗を第2および第3中手骨の背面に，尺側手根伸筋テストでは抵抗を第5中手骨上にかけるが抵抗量に注意すること。指伸筋の代償を防ぐために手指を伸展させないように注意する
手関節橈・尺屈	特別な場合以外は抵抗をかけない

表25 徒手筋力テストの実際（股関節）

屈曲	座位（両手をシートに接した状態）または側臥位，座位をとれない場合の側臥位での計測ではテストする下肢は下にして行う
伸展	腹臥位の場合は他の関節および疼痛に注意が必要で，通常は側臥位で行う。テストする下肢は下にして行う
外転	側臥位，股関節の屈曲拘縮ならびに膝関節の疼痛がある場合は固定に注意する。テストの際に，股関節外旋位であれば腸腰筋および大腿直筋を，股関節屈曲位であれば大腿筋膜張筋の代償を疑う
内転	側臥位，テストの際に股関節内旋位であれば股関節屈筋，骨盤の前傾と股関節外旋位であれば膝関節屈筋の代償を疑う
内・外旋	座位，膝関節の疼痛がある場合は固定に注意する

表26 徒手筋力テストの実際（膝関節，足の運動）

膝関節屈曲		側臥位，股関節屈曲を伴わないよう注意する。腹臥位が可能であればテストの際に，股関節屈曲と外旋が伴う場合は縫工筋を，股関節内転が伴う場合は薄筋を，足関節底屈を伴う場合は腓腹筋の代償を疑う
膝関節伸展		座位または背臥位，伸展Lagについては膝屈曲拘縮，ハムストリングスの短縮ならびに反張膝の場合に注意する
足の運動	（背屈ならびに内がえし）	座位，足趾に負担をかけないようにする。足趾の背屈がみられたら長指伸筋および長母趾伸筋の代償を疑う
	（底屈）	立位で測定する場合，体幹および上肢の安定を図ること。立位でのつま先立ちが可能な場合は5（normal）は4から5回，4（good）は2から3回，3（fair）は1回とする

II 障害評価

[文献]

1) 厚生労働省研究班：関節リウマチの診療マニュアル（改訂版）．診療マニュアルとEBMに基づく治療ガイドライン．52-162，日本リウマチ財団，2004．
2) 阿部敏彦：Ⅲ エビデンスに基づく理学療法の実際 8 関節リウマチ．エビデンスに基づく理学療法 活用と臨床思考過程の実際，245-269，医歯薬出版，2008．
3) 阿部敏彦ほか：外来RA患者に対する下肢機能障害のみかた．理学療法学 31（学会特別号）：497，2004．
4) 阿部敏彦ほか：慢性関節リウマチにおける上肢ROMとリーチ動作について．RAのリハビリ研究会 10：53-57，1996．
5) 阿部敏彦ほか：RA患者におけるリーチ動作難易度について—上肢ROM制限との関わり．第31回 日本理学療法士学会誌：23（学会特別号），1996．
6) 阿部敏彦ほか：慢性関節リウマチ患者の動作分析．PTジャーナル 30（10）：738-743，1996．
7) 阿部敏彦ほか：慢性関節リウマチにおける上肢関節可動域制限について．臨床リウマチ 9（4）：225-229，1997．
8) 阿部敏彦ほか：外来RA患者に対する活動量指導の目安—体重支持指数の観点より—．四国理学療法士学会誌 23，2001．
9) 阿部敏彦ほか：RA患者の膝伸筋筋力値に関する一考察．四国理学療法士学会誌 20：30-31，1998．
10) 阿部敏彦：講座 病態運動学—変形・拘縮とADL 関節リウマチの下肢変形，拘縮と歩行．PTジャーナル 39（6）：531-537，2005．
11) 阿部敏彦：女性RA患者における骨密度とFRAXスコアのかかわり．RAのリハビリ研究会誌 26（1）：24-26，2012．
12) 阿部敏彦ほか：外来RA患者における骨塩量測定値について—初診ならびに6ヶ月時評価項目の比較—．四国理学療法士学会誌 34：144-145，2012．
13) 阿部敏彦：関節リウマチ患者における関節機能障害と家事動作制限の検討．日臨整誌 35，(3)：158-164，2010．
14) 蜂須賀研二ほか：応用的日常生活活動と無作為抽出法を用いて定めた在宅中高年齢者のFrenchay Activities Index標準値．リハ医学 38：287-295，2001．
15) 阿部敏彦：RA患者における応用的日常生活活動指標の検討．高知県理学療法 9：61，2002．
16) 阿部敏彦：ベッドサイドでの患者評価 関節リウマチ．PTジャーナル 40（11）：945-951，2006．
17) Pincus T：Assessment of patient satisfaction in activities of daily living using a modified Stanford Health Assessment Questionnaire. Arthritis Rheum 26：1346-1353, 1983.
18) 阿部敏彦：理学療法における標準（値）・4 下肢可動域．PTジャーナル 32：775-782，1998．
19) 阿部敏彦：第3章検査・測定 Ⅳ．関節可動域．標準理学療法学 専門分野 理学療法評価学第2版，76-92，医学書院，2004．
20) 阿部敏彦：検査測定／評価2 関節可動域．PTジャーナル 41（8）：663-670，2007．
21) 阿部敏彦：慢性関節リウマチ患者に対する筋力の見方．高知県理学療法 8：71-82，2001．
22) 八木範彦：4 骨・関節症の筋力低下の評価と治療．筋力，216-230，医歯薬出版，2004．
23) 綾部美生子ほか：Ⅳ部評価法，21章 筋力評価．リウマチ性疾患小児と成人のためのリハビリテーション，協同出版，316-322，1993．

II 障害評価

4 ADL評価

長尾佳奈，蓬莱谷耕士，冨岡正雄

1 関節リウマチの生活機能障害

- 2010年度のリウマチ白書[1]によれば，日常生活動作（ADL）に支障をきたしている関節リウマチ（rheumatoid arthritis：RA）患者は79.1％にのぼる。また，RAにより社会生活に影響を受けた患者は70.3％である。すなわち，RAにより趣味や外出に支障をきたし，生活の質（QOL）が低下していることが明らかにされている。

- RAでは遷延化する関節炎により多関節の関節破壊をきたすが，その障害像は疼痛，変形，拘縮，強直，動揺（不安定性の増大），筋力低下など多岐にわたる。これらは上肢では握力，つまみ力など把持能力の低下とリーチ障害などセルフケアの阻害因子となり，下肢では起居・移動能力の低下に直結し，日常生活動作全般に悪影響を及ぼす[2]（図1）。

- アメリカリウマチ学会の機能分類（表1）では，ADLを趣味・スポーツ，仕事，身辺動作に分け，病期の進行により，身辺動作，セルフケアが影響を受けることを示している。

- また，RAのADL障害は関節炎による関節機能・運動機能障害に起因するばかりでなく，易疲労性や倦怠感といった心肺機能や精神機能などの運動器以外の臓器，精神症状も原因となる。

- RA患者は成人女性が多いことから，家事・育児などの日常生活関連動作（APDL）に障害が生じやすく，その結果，患者本人のみならず，家族などにも生活上の支障が波及する。また，RAではADLの低下がQOLの低下を引き起こすことが明らかになっており[3]，ADLの低下は，すなわちQOLの低下としてとらえられる。

図1　関節機能障害とADL・QOLの関係

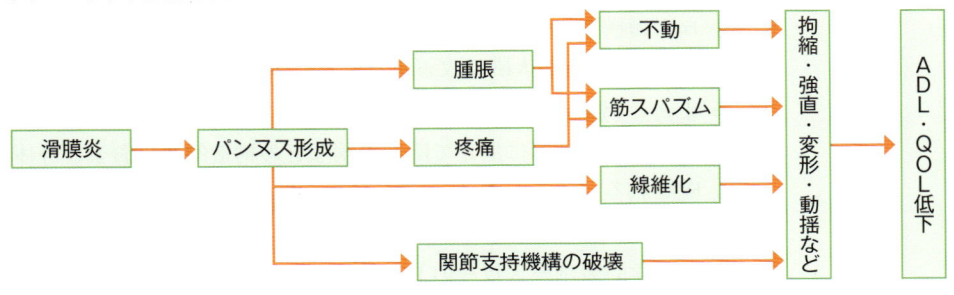

滑膜炎 → パンヌス形成 → 腫脹 → 不動 → 拘縮・強直・変形・動揺など → ADL・QOL低下
パンヌス形成 → 疼痛 → 筋スパズム
パンヌス形成 → 線維化
パンヌス形成 → 関節支持機構の破壊

文献2）より引用

表1　アメリカリウマチ学会の機能分類

class Ⅰ	日常生活動作を完全にこなせる（日常の自分の身の回りの世話，職場での機能性，趣味・スポーツなどの活動性）
class Ⅱ	日常の自分の身の回りの世話および職場での機能性は果たせるが，趣味・スポーツなどの活動性は限定される
class Ⅲ	日常の自分の身の回りの世話はできるが，職場での機能性，趣味・スポーツなどの活動性は限定される
class Ⅳ	日常の自分の身の回りの世話，職場での機能性，趣味・スポーツなどの活動性が限定される

「日常の自分の身の回りの世話」：衣類の着脱，食事，入浴，身づくろい，用便などの動作を含む。
「趣味・スポーツなどの活動性」：レクリエーションおよび／またはレジャーに関する活動。
「職場での機能性」：職場，学校，あるいは家事に関する活動が患者の希望通り，ならびに年齢・性別に相応していることを意味する。

（日本リウマチ財団　教育研修委員会：リウマチ基本テキスト第2版、p.622, 2006. より引用）

2　ADL評価の意義

- ADL評価ではADLがどの程度遂行可能かといった「できる」，「できない」で表される量的評価と同時に，「ADLをどのように遂行しているか」という質的評価も重要である。
- 特定のADLが「困難」，「できない」場合でも，心身機能の評価と照合しながら，どの関節のどのような要因（疼痛，変形，筋力低下など）がADL低下に直結しているのかを見極め，焦点化していくことが，有効な生活指導や自助具の導入に繋がる。
- RAでは，「できている」動作であっても，関節変形を助長するような方法（誤用・過用）で行っていることが少なくない。そのため，動作が可能であっても，実際の動作方法を観察して不適切な動作を抽出し，関節への負担の少ない動作を遂行するための動作指導や作業療法介入，自助具の提案へ繋げることが重要である。

3　生物学的製剤時代のADL評価

- RAの早期診断と強力な薬物療法［メトトレキサート（MTX）や生物学的製剤］の導入により，RAの治療は大きくパラダイムシフトし，目標に基づいた治療（Treatment to target：T2T）[4]を行うことが基本となっている。
- T2Tの基本原則には「RAの主要な治療ゴールは，症状のコントロール，関節破壊などの構造的変化の抑制，身体機能の正常化，社会活動への参加を通じて患者の長期的QOLを最大限に改善することである」と記されている。
- また，T2Tのrecommendations（推奨）として，「治療方針の決定には，総合的疾患活動性の評価に加えて関節破壊などの構造的変化および身体機能障害も併せて考慮されるべき」とある。すなわち，T2Tに則ったRA治療において，ADLおよびQOL評価は改善すべき治療目標であり，また，重要なアウトカム指標である。
- 生物学的製剤導入以後のRAリハビリテーションでは，臨床的寛解が得られるまでに関節破壊の進行を抑制し，関節・運動機能を維持することが必須であり，そのためには「どのように動作を行っているのか」，「どの程度の動作ができるのか」というADL評価に基づいた「休息と活動のバランス」や「関節保護」などの患者教育・指導が重要である[5]。

- また，パラダイムシフトを迎えても，さまざまな理由から生物学的製剤や十分な量のMTXを使用できず，新しい薬物治療の恩恵を受けることなくRAの疾患コントロールに難渋し，関節破壊や変形が進行する患者や，すでに関節破壊や変形を認める患者も多く，生活指導や自助具の導入のためのADL評価の必要性は変わらない。

4 RAのADL評価の実際

○ 神経・筋疾患リハビリテーション調査班 ADL 分科会（旧厚生省）による日常生活テスト[6]（表2）

- 32の動作項目からなる評価法である。集められた80種類以上のADL評価表に含まれている動作項目から類似動作を集約し，代表動作として32項目を選定している。32項目にはADL動作として必要な動作がほぼ含まれているので，32項目を評価すればADL全体を評価できる。

- 手引き[6]をもとに患者に動作を行ってもらい客観的に評価する。評価尺度は「0点：できない」，「1点：なんとかできるが，時間がかかりすぎるか，またはでき上がりが不完全で実用性のないもの」，「2点：できるが，やや時間がかかりすぎるか，またはやり方が普通でないもの」，「3点：正常，またはほぼ正常」に分けて4段階で評価する。

- 日常生活場面で観察可能な項目も含まれるが，評価のための環境設定を要する動作も含まれているため，すべての動作を評価するには時間を要する。また，神経筋疾患を対象としていることから，RA患者にはそれほど必要とされない「コミュニケーション」や「失禁の有無」といった項目も含まれている。

- 白川ら[7]は，項目No.11, 13～18, 20, 21, 23～25, 29～31を上肢機能の項目，No.4～10, 26を下肢機能項目と定義し用いている。また，これらの項目を用いて，上肢機能とADLの関係を調査した報告[8,9]もあるが，検者間のばらつきがあり，評価基準に沿ってさらに詳細な注釈を加える必要がある[7]。また，代表動作のみを選定しているため，入浴時の足趾の洗体や洗面桶の把持など，RA患者で障害されやすい動作が評価されない点が指摘されている。

表 2　旧厚生省の神経・筋疾患リハビリテーション調査班 ADL 分科会による日常生活テスト

	項目	評価	動作別評価
起居動作	1. ねがえる（左右いずれか一方でもよい）		
	2. 仰臥位より長坐位になる		
	3. 座位を保持できる		
	4. 床から立ち上がる		
	5. 立位を保持できる		
	6. ベッドから椅子へ移る		
	7. いざるなどの方法で移動する		
移動動作	8. 平地を移動する		
	9. 階段の昇降（約 20cm の階段・昇降一回）		
	10. 敷居をまたぐ（高さ 5cm、幅 10cm）		
	11. 扉のある部屋への出入り		
	12. 物を運ぶ（4kg の砂嚢 10 m）		
食事動作	13. 箸かフォークまたはスプーンで食事する		
	14. グラスの水を飲む（グラスの種類不問）		
	15. 水道の蛇口を開閉する		
	16. 大びんのねじ蓋を開閉する（広口びん）		
	17. やかんの水をグラスに入れる		
更衣動作	18. 丸首シャツの着脱		
	19. ズボンまたはパンツの着脱		
	20. ベルトをしめる		
	21. カッターシャツのボタンをはめる		
	22. 運動靴をはく（紐のついていないもの）		
整容動作	23. 歯をみがく（ブラシで）		
	24. 顔を洗い，そしてふく		
	25. 髪をとく（すく）		
トイレ動作	26. 排泄動作		
	27. 後始末をする		
	28. 失禁の有無（排泄の始末）		
入浴動作	29. タオルをしぼる		
	30. 背中を洗う		
コミュニケーション	31. 電話をかける		
	32. 言葉が話せる		

評価基準：「0 点できない.」「1 点なんとかできるが，時間がかかりすぎるか，またはでき上がりが不完全で実用性のないもの.」「2 点できるが，やや時間がかかりすぎるか，またはやり方が普通でないもの.」「3 点　正常，またはほぼ正常」

○新潟県立リウマチセンターの ADL 評価表（表 3）[10, 12]

- 7 大項目（起居・移動，整容，食事，排泄，更衣，入浴，物品操作）をさらに 35 の小項目に細分化した評価方法である.

- 各小項目についてインタビューを行い，旧厚生省の神経・筋疾患リハビリテーション調査研究半 ADL 分科会の評価基準に従い，0 〜 3 の 4 段階で評価する．自立度の低い項目については，問題部位を肩関節，肘関節，前腕，手関節，母指，手指，下肢に分けて特定し，動作を困難とする原因も疼痛，筋力低下，関節可動域制限，把持パターンの崩壊，疲労に分けて評価し，解決策を記入する.

- それぞれの ADL 動作の自立度が明らかとなり，自立度が低い項目については，その問題部位と原因を明確にすることができるので，個々の症例の治療や支援方法を立案するうえでの参考とすべき情報源になる[10]．また，現在も RA 患者の ADL 動作を調査し改訂が続いている[12]．

表3 新潟県立リウマチセンターのADL評価

ADL評価表（改訂版）1　　氏名　　　　検者

評価基準（体の調子で左右されるときは調子の悪いときの方で判断）
- 0：不能（全介助）
- 1：何とかできるが時間がかかりすぎる。またはでき上がりが不完全で実用性がない。部分的に介助を要する。
- 2：時間が普通よりかかるか，やり方が普通ではないが実用性がある（自助具使用）
- 3：正常（ほぼ楽に可能）

原因
- Pa ：Pain
- Po ：Power
- R ：ROM
- P.P. ：Prehensibe Patern
- F ：fatigue

解決策
- 1：ROM，筋力up
- 2：関節保護
- 3：自助具
- 4：装具，スプリント
- 5：その他（住宅改造，社会資源など）

		入院時 年 月 日							退院時 年 月 日							解決策
		0	1	2	3	問題部位	原因	状態	0	1	2	3	問題部位	原因	状態	
起居・移動	寝返り															
	起き上がり															
	ベッド↔椅子															
	床からの立ち上がり															
	物の持ち運び（500mLペットボトル）															
整容	洗顔							右・左・両手							右・左・両手	
	整髪							右・左・両手							右・左・両手	
	歯磨き							右・左 電動歯ブラシ							右・左 電動歯ブラシ	
	水道栓開閉															
	爪切り							切れない部位（　　）自助具							切れない部位（　　）自助具	
食事	喫食							箸：右・左 フォーク：右・左 スプーン：右・左							箸：右・左 フォーク：右・左 スプーン：右・左	
	茶碗保持							右・左・両手							右・左・両手	
	飲む							カップ：右・左・両手 コップ：右・左・両手							カップ：右・左・両手 コップ：右・左・両手	
排泄	洋式便器使用															
	後始末							右・左							右・左	

文献11）より引用

⬤ HAQ (health assessment questionnaire)[13]

- Fries ら[13] が 1980 年に発表した自己記入式の健康関連 QOL 評価法である．20 頁以上からなる原本は full HAQ または complete HAQ ともよばれ身体機能障害の項目以外に死亡，医療費，薬剤副作用，合併症などの項目も含んでいるので，簡略版として身体機能障害項目を中心とした Short-HAQ が HAQ（表 4）として使用されている．

- HAQ は 8 項目のカテゴリーに分かれ，20 の質問からなる質問紙票である．20 の質問に対して「0 点：何の困難もない」，「1 点：いくらか困難である」，「2 点：かなり困難である」，「3 点：できない」の 4 段階で回答する．各カテゴリーの最高点をその点数とし，最高点総和を回答したカテゴリー数で平均し，機能障害指数（HAQ-DI）として算出する．

- short-HAQ は比較的短時間で回答することができ，国際的に頻用されている評価法である．日本語版 HAQ も信頼性・妥当性が検証されている[14]．比較的短時間で解答することができ，RA の臨床現場で広く用いられている．

表 4 health assessment questionnaire (HAQ)

	何の困難もない（0 点）	いくらか困難である（1 点）	かなり困難である（2 点）	できない（3 点）
〔1〕衣服の着脱，および身支度				
A．靴ひも結び，ボタン掛けも含め自分で身支度ができますか	☐	☐	☐	☐
B．自分で洗髪ができますか	☐	☐	☐	☐
〔2〕起立				
C．肘なし，背もたれありの垂直な椅子から立ち上がれますか	☐	☐	☐	☐
D．就寝，起床の動作ができますか	☐	☐	☐	☐
〔3〕食事				
E．皿の肉を切ることができますか	☐	☐	☐	☐
F．いっぱいに水が入っている茶碗やコップを口元まで運べますか	☐	☐	☐	☐
G．新しい牛乳のパックの口を開けられますか	☐	☐	☐	☐
〔4〕歩行				
H．戸外で平坦な地面を歩けますか	☐	☐	☐	☐
I．階段を 5 段昇れますか	☐	☐	☐	☐
〔5〕衛生				
J．体全体を洗い，タオルで拭くことができますか	☐	☐	☐	☐
K．浴槽につかることができますか	☐	☐	☐	☐
L．トイレに座ったり立ったりできますか	☐	☐	☐	☐
〔6〕伸展				
M．頭上にある 5 ポンドのもの（約 2.3 kg の砂糖の袋など）に手を伸ばしてつかみ，下に降ろせますか	☐	☐	☐	☐
N．腰を曲げて床にある衣類を拾い上げられますか	☐	☐	☐	☐
〔7〕握力				
O．自動車のドアを開けられますか	☐	☐	☐	☐
P．広口のビンの蓋を開けられますか（すでに口を切ってあるもの）	☐	☐	☐	☐
Q．蛇口の開閉ができますか	☐	☐	☐	☐
〔8〕活動				
R．用事や，買い物で出かけることはできますか	☐	☐	☐	☐
S．車の乗り降りができますか	☐	☐	☐	☐
T．掃除機をかけたり，庭掃除などの家事ができますか	☐	☐	☐	☐

○ modified HAQ (mHAQ) (表5)

- Pincus[15]らが1983年にHAQを改変して発表した評価法である。HAQの各カテゴリーより1つずつ選んだ質問8項目から構成される。簡略化され，国際的にも頻用されているが，RA患者のADL障害を過小評価しやすいとの報告[16]があり，使用にあたっては注意を要する。
- HAQと同様4段階で回答する。各項目の得点を合計し回答項目数で除した値が得点となる。

表5 modified HAQ

	何の困難もない (0点)	いくらか困難である (1点)	かなり困難である (2点)	できない (3点)
〔1〕衣服の着脱，および身支度				
靴ひも結び，ボタン掛けも含め自分で身支度ができますか	□	□	□	□
〔2〕起立				
就寝，起床の動作ができますか	□	□	□	□
〔3〕食事				
いっぱいに水が入っている茶碗やコップを口元まで運べますか	□	□	□	□
〔4〕歩行				
戸外で平坦な地面を歩けますか	□	□	□	□
〔5〕衛生				
体全体を洗い，タオルで拭くことができますか	□	□	□	□
〔6〕伸展				
腰を曲げて床にある衣類を拾い上げられますか	□	□	□	□
〔7〕握力				
蛇口の開閉ができますか	□	□	□	□
〔8〕活動				
車の乗り降りができますか	□	□	□	□

○ AIMS-2

- 原版AIMSはMeenan[17]らによって1980年に作成された。身体機能5領域に加え，社会活動，疼痛，抑うつ，不安を含む9領域の下位尺度から成り，45項目の質問にて構成された評価法である。
- 1992年に発表されたAIMS-2は[18]，AIMSの9領域に3つの領域が加えられ，12尺度（移動，歩行，手指，上肢，身辺，家事，社交，家族支援，疼痛，稼働障害，緊張，気分）からなり，57の質問項目で構成される。それらに加えて全体的な評価項目として健康観，満足度，障害観なども含んでおり，最も包括的なQOL尺度である。
- 旧厚生省のリウマチ調査事業のQOL研究班により作成されたAIMS-2日本語訳[19]は，研究目的であれば無償で使用できる（表6）[20]。また，AIMS-2日本語版の12尺度の信頼性は概ね高い結果が示されている[21]。

- 質問項目に対して過去1ヵ月に「1日もない」から「毎日」あるいは「いつも」から「全くない」などの質問項目に応じた5段階で回答する。回答のうち最も良い状態を表す回答には0点，1段階状態が悪くなるごとに2.5点，5点，7.5点となり，最も悪い状態を表す回答には10点が配点される。
- 所要時間は30分程度であり，12尺度・57項目の質問に対する平均値から各尺度の得点を算出し，各指標得点（scale）とする[22]。また，12尺度より身体機能面，社会生活面，症状（痛み）面，職業（仕事）面，精神・気分面のQOLの5成分の得点も算出できる（**表6-2**）。

表6-1　AIMS2（設問のみ掲載）

質問項目	No.	質問：この1ヵ月を振り返って、次の質問に答えてください。
S1 移動能	Q1	バスや電車など公共の乗り物を利用するか、車を運転するなどして一人で外出できた。
	Q2	一日のうち、少なくとも数時間以上ひとりで屋外に出ることができた。
	Q3	ひとりで近所の用足しができた。
	Q4	屋外に出るとき、誰かに手助けしてもらわなければならなかった。
	Q5	一日中、ベッドか椅子から離れられなかった。
S2 歩行能	Q6	走ったり、重いものを持ち上げたり、スポーツなど激しい運動をするのが困難だった。
	Q7	街を400～500メートル歩いたり、2～3階の階段を登ったりするのが困難だった。
	Q8	背中を曲げ伸ばししたり、屈み込んだりすることが困難だった。
	Q9	街を40～50メートル歩いたり、階段を1段上るのが困難だった。
	Q10	誰かに支えてもらうか、杖、松葉、歩行器などを使わなければ歩けなかった。
S3 手指機能	Q11	ペンや鉛筆を使って楽に書くことができた。
	Q12	シャツやブラウスのボタンを楽にかけたりはずしたりできた。
	Q13	錠の鍵をらくに回すことができた。
	Q14	ひもで蝶結びや結び目を作る事がらくにできた。
	Q15	ジャムや他の食品の入った新しい広口ビンの蓋をらくに開けることができた。
S4 上肢機能	Q16	ナプキンでらくに口を拭くことができた。
	Q17	セーターや丸首シャツのような、頭からかぶって着る衣類を、らくに着ることができた。
	Q18	髪を梳かしたり、ブラシをかけることが、らくにできた。
	Q19	手で背中の腰のあたりを、らくに掻くことができた。
	Q20	頭より高い棚になるものを、らくにとることができた。
S5 身の回り	Q21	入浴田シャワーをするのに、手助けが必要だった。
	Q22	服や着物を着るのに、手助けが必要だった。
	Q23	トイレで用を足すのに、手助けが必要だった。
	Q24	ベッド（寝床）に入ったり出たりするのに、手助けが必要だった。
S6 家事	Q25	もしスーパーマーケットにいけたとすれば、一人で買い物ができた。
	Q26	もし台所設備が揃っていれば、ひとりで自分の食事を作ることができた。
	Q27	もし家事用具が揃っていれば、一人で家事をこなすことができた。
	Q28	もし洗濯設備がそろっていれば、自分の洗濯物は、一人で選択できた。
S7 社交	Q29	友人や親戚の人たちと時間を共にした。
	Q30	友人や親戚の人たちが、あなたの自宅に訪ねてくれた。
	Q31	友人や親戚の人たちの家庭訪問をした。
	Q32	親しい友人た親戚の人たちと、電話で話しをした。
	Q33	クラブや同好会、寄り合いなど、つきあいの会合に出席した。

（次頁につづく）

S8 支援	Q34	あなたが助けを必要とするとき力になってくれる家族や友人が周りにいてくれると感じていた。
	Q35	あなたの家族や友人は、あなたの個人的な依頼によく応えてくれると感じていた。
	Q36	あなたの家族や友人は、あなたが困ったとき、進んで手を貸してくれると感じていた。
	Q37	あなたの家族や友人は、あなたの病気をよく理解してくれていると感じていた。
S9 痛み	Q38	あなたの日頃感じているリウマチの痛みはどの程度ですか？
	Q39	リウマチによる激痛は何日くらいありましたか？
	Q40	同時に2関節、またはそれ以上の数の関節が痛む日は何日くらいありましたか？
	Q41	起床後、朝のこわばりが1時間以上続いた日は何日くらいありましたか？
	Q42	痛みのため眠れなかった日は何日くらいありましたか？
S10 仕事	Q43	あなたの主なお仕事は？
	Q44	病気のため仕事（勤務、家事、学校）を休まなければならなかった日は何日くらいありましたか？
	Q45	病気のため仕事（勤務、家事、学校）の時間を短縮しなければならなかった日は何日くらいありましたか？
	Q46	病気のため仕事（勤務、家事、学校）が思うようにうまく、きちんとできないと感ずる日は何日くらいありましたか？
	Q47	病気のため仕事（勤務、家事、学校）がいつものようにうまくできず、やり方を変えなければならなかった日は何日くらい？
S11 精神的緊張	Q48	病気のため何回くらい、気が張り詰めた、精神的緊張状態に陥りましたか？
	Q49	病気のため何回くらい、神経質になったり、神経過敏になって困ったことがありましたか？
	Q50	何回くらい、らくにリラックスすることができましたか？
	Q51	何回くらい、精神的緊張感から解放されて、のびのびとした精神状態になりましたか？
	Q52	何回くらい、静かで落ち着いた、平和な気持ちになれましたか？
S12 気分	Q53	何回くらい、物事を楽しくやることができましたか？
	Q54	病気のため何回くらい、沈滞した、憂鬱な気分になりましたか？
	Q55	病気のため何回くらい、「何一つ思い通りにならない」と感ずることがありましたか？
	Q56	病気のため何回くらい、「自分が死んだ方が、人の迷惑にならない」と感ずることがありましたか？
	Q57	病気のため何回くらい、「何一つ楽しいことがない」と気持ちが沈み、ふさぎ込むことがありましたか？
S13 健康満足度	Q58	あなたはS1～S12の各項目における、あなた自身の健康状態に、どの程度満足していますか？
S14 疾患関連度	Q59	あなたはS1～S12の各項目における、あなた自身の健康状態に、リウマチがどの程度関連しているとお考えですか？
S15 改善優先度	Q60	あなたはS1～S12の各項目における、あなた自身の健康状態（障害）中、最も良くなって欲しい項目を3つ挙げてください。

表 6-2　AIMS2 の HRQL の 5 成分

No	HRQL 成分	指標得点
1	身体機能面の QOL	S1、S2、S3、S4、S5、S6 指標得点の平均値
2	社会生活面の QOL	S7、S8 指標得点の平均値
3	症状（痛み）面の QOL	S9 指標得点
4	職業（仕事）面の QOL	S10 指標得点
5	精神・気分面の QOL	S11、S12 指標得点の平均値

文献 22）より許可を得て引用

◯ 日手会版 DASH (disability of the arm, shoulder, and hand questionnaire：DASH)

- 米国で開発された上肢・手指に特異的な患者立脚型の質問紙票であり，機能障害／症状（DASH-DS）と2つの選択項目である仕事（DASH-W）とスポーツ／芸術活動（DASH-SM）からなる。日本手外科学会機能評価委員会によりわが国の実情に合わせた DASH 日手会版（DASH-JSSH）が開発された。
- 上肢障害評価表（DASH）の縮約版である quickDASH は完全版である機能障害／症状（DASH-DS）の30項目のうち11項目から構成され，完全版と同様に2つの選択項目として仕事（DASH-W）とスポーツ／芸術活動（DASH-SM）がある。
- DASH-JSSH は上肢機能障害に特化した評価法であり，RA の上肢機能障害，上肢・手指機能の術後評価として有用である[23, 24]。

◯ その他

- Wæhrens EE ら[25] は，動作観察に基づいた ADL 能力の評価を基準にいれるべきだと述べている。
- assessment of motor and process skills（AMPS）は，作業療法士が行う観察型の ADL/APDL 評価法であり，被験者が慣れた課題を2つ選択し，実際の動作能力を観察事項から点数化する。連続した動作を行うなかで，被験者の代償動作や疲労の度合いが客観的に把握することができ，被験者と動作を通じて動作の困難度や努力度を共有することができる。
- また，明らかとなった問題となる動作の原因を運動機能レベルの各要素へ掘り下げて追及することも可能であり，リハビリテーションの援助計画にも繋がる。さらに結果には統計学的な処理が施され，客観的な評価法であるため治療介入の効果判定として用いることができる。
- RA 患者に対して AMPS を用いて ADL/APDL 評価を行った報告もみられ[26, 27]，被験者ごとに多様な生活動作の障害像をとらえることの有用性が明らかにされている。

5 まとめ

- 現在，使用されることの多い ADL および QOL の評価法について概説した。大きく変化した RA の治療のなかで，ADL および QOL 評価は改善すべき治療目標となり，また，重要なアウトカム指標である。適切な ADL および QOL 評価に基づいた治療介入が重要である。

[文献]

1) リウマチ友の会：2010 年度リウマチ白書（総合版）．
2) 蓬莱谷耕士ほか：RA 上肢に対する運動療法，臨床リウマチ 24：297 – 302，2012.
3) 川合眞一：慢性関節リウマチの QOL，リウマチ 30：17-23，2003.
4) Smolen JS, et al. : Treating rheumatoid arthritis to target: recommendations of an international task force, Ann Rheum Dis 69：631-637，2010.
5) 佐浦隆一：関節リウマチ治療の現状とリハビリテーション，Jpn J Rehabil Med 50 (7)：547-551，2013.
6) 厚生省特定疾患神経・筋疾患リハビリテーション調査研究班 ADL 分科会：日常生活動作テストの手引，リハビリテーション医学 19 (2)：114-131，1982.
7) 白川康彦，椎野泰明：慢性関節リウマチ患者の日常生活動作 - 外来通院患者について -，理・作・療法 17 (3)：195-200，1983.
8) 八木範彦：慢性関節リウマチの上肢機能，理学療法 3 (2)，135-140，1986.
9) 加藤敏一，丹黒武人：慢性関節リウマチ患者の ADL と上肢機能，作業療法 9 (3)：181-188，1990.
10) 近藤直樹ほか：慢性関節リウマチの ADL 評価と上肢機能，新潟整外研究誌 17：25-28，2001.
11) 後藤喜代美：関節リウマチ患者に対する日常生活動作の評価と指導～当センター作業療法室調査による最近の傾向～，臨床リウマチ 24：290 – 296，2012.
12) 後藤喜代美ほか：関節リウマチ日常生活動作の検討，日本 RA のリハビリ研究会誌 25 (1)：34-37，2011.
13) Fries JF, et al. : Measurement of patient outcome in Arthritis Rheum 23：137-145，1980.
14) 松田祐子ほか：RRA 患者を対象とした日本語版 Health Assessent Questionnaire（J-HAQ）の妥当性の検討，リウマチ 42：290，2002.
15) Pincus T, et al. : Assesment of patient satisfaction in activity of daily living using a modified Stanford health assessment questionnaire. Arthritis Rheum 26：1346-1353，1983.
16) Nagasawa H, et al. : Differences between the Health Assessment Questionnaire Disability Index (HAQ-DI) and the modified HAQ (mHAQ) score before and after infliximab treatment in patients with rheumatoid arthritis, Mod Rheumatol 20：337-342，2010.
17) Meenan RF, Gertman PM, Mason JH：Measuring health status in arthritis ; The arthritis impact measurement scales. Arthritis Rheum 23：146-152，1980.
18) Meenan RF, et al. : AIMS2 The contend and properties of a revised and expanded arthritis impact measurement scales health status questionnaire. Arthritis Rheum 35：1-10，1992.
19) 橋本 明ほか：和訳 AIMS2 及び QOL 班調査票を用いた RA 患者の QOL 調査結果について，平成 5 年度厚生省リウマチ調査研究事業研究報告書，p. 235 – 242，1994.
20) 池上直己編：リウマチ疾患 臨床医のための QOL 評価ハンドブック，p.22-124，医学書院，2001.
21) 佐藤 元ほか：AIMS 日本語版の作成と慢性関節リウマチ患者における信頼性および妥当性の検討，リウマチ 35 (3)：566-574，1995.
22) 橋本 明ほか：RA 患者の QOL AIMS2 改訂日本語版調査書を用いた多施設共同調査成績 - Ⅰ，肢体不自由に関与する諸因子の解析 -．リウマチ 41：9-24，2001.
23) 三浦ひとみほか：生物学的製剤の使用により改善が見られた関節リウマチ患者の上肢機能について，日本 RA のリハビリ研究会誌 22：50-52，2008.
24) 石本 健ほか：関節リウマチの手関節障害（遠位橈尺関節）に対する DASH を用いた上肢能力の検討，日本 RA のリハビリ研究会誌 27：65-67，2013.
25) Wæhrens EE1, et al. : Differences between questionnaire- and interview-based measures of activities of daily living（ADL）ability and their association with observed ADL ability in women with rheumatoid arthritis, knee osteoarthritis, and fibromyalgia, 41：95 – 102, 2012.
26) 長尾佳奈ほか：RA の手指変形に対する機能的スプリントの有用性（症例報告）—Assessment of Motor and Process Skills（AMPS）を用いた有用性—．日本 RA のリハビリ研究会誌 26 (1)：61-63，2012.
27) 蓬莱谷耕士ほか：作業遂行からみた関節リウマチ患者の上肢機能評価～ Assessment of Motor and Process Skill を中心に，日本 RA のリハビリ研究会誌 25 (1)：38-40，2011.

II 障害評価

5 患者の心理 (Women's Health)

渡邉明美

- 関節リウマチ（RA）は，滑膜に炎症を起こす原因不明の全身性の炎症性疾患で，関節の腫脹と疼痛，変形を主症状とする。また，関節拘縮や筋力低下といった機能障害も引き起こし，日常生活動作（activities of daily living：ADL）の障害や家事，仕事への支障をきたすこともある。また，年代によって生活状況や社会背景も異なることから，RA患者が抱えている悩みや不安は，疾患に関することのみならず，ADLやライフサイクル（ウィメンズヘルス：Women's Health）に関することまで多岐にわたる。
- 本項では，臨床場面でよく聞かれる悩みや不安，心理的評価法について記す。

1 患者が抱える思い（図1）

図1 RA患者が不安に思うこと

疾患に関してよく聞かれる不安	ライフサイクルに関してよく聞かれる不安
診断確定前 ・どのような病気にかかってしまったのか ・RAであるのか，それとも別の病気か ・症状が治まらない，どうすればいいのか	**就労について** ・仕事はできるのか，続けられるのか
診断確定前後 ・RAはどのような病気なのか ・治るのか ・どのような治療をするのか ・薬や副作用はどのようなものがあるのか ・症状が進行したらどうなるのか ・痛みや変形はあるのか ・手術によって治るのか ・治療費はどのくらいかかるのか ・薬はずっと使い続けなければならないのか	**結婚生活について** ・結婚はできるのか ・妊娠，出産，育児はできるのか ・妊娠，出産で症状はどう変わるのか ・薬について，子供への影響はないのか
	余暇活動について ・スポーツや習い事は続けられるのか

○ 疾患に関すること

- 発症まもない患者の場合，関節の腫脹や疼痛といった症状があるものの，診断が確定せず，「自分はどのような病気にかかってしまったのか」，「RAであるのか，それとも別の病気であるのか」ということや，いっこうに症状が治まらないことへの不安などを抱えている[1〜3]。

患者の心理（Women's Health）

- 症状を引き起こしている原因や病名がわかれば，どのような対処をすればよいか見当をつけることができるが，それがわからないために，どうしようもない状況に置かれている，という不安定な状態にある。
- 診断確定後は，治療開始に伴い「RAとはどのような病気であるのか」，「治るものなのか」，「どのような治療をするのか」，「薬の種類や効果や副作用にはどういうものがあるのか」「治療費はどのくらいかかるのか」[1〜3]という悩みが出現する。
- 治療を開始し症状が緩和すると，治療開始時の不安や悩みは軽減する傾向にあるが，薬の副作用や将来像への不安が完全になくなることは少ない。また病勢が強く，疾患活動性のコントロールができない場合は，症状の改善が感じられず，徐々にADL障害が生じてくると症状進行への不安も誘発されやすい。
- 疾患活動性のコントロールができているものの，変形進行がみられる場合には，「変形は薬では治らないのか，進行は止まらないのか」という不安も生じてくる。
- 関節の疼痛が持続したり，変形によりADL障害が生じると，「関節の疼痛や変形は手術したらよくなるのだろうか」と手術の効果と現状との狭間で悩む患者も多い。

ライフサイクル（ウィメンズヘルス）に関すること

- RAの発症年齢は青年期から壮年期にわたる。そのため，患者の現在のライフサイクルがどのステージに位置するのかにより，ADLや日常生活関連動作（instrumental activities of daily living：IADL）における役割や重要度も個々人で変わってくる。また患者には女性が多いことから，ライフサイクルに加え，ウィメンズヘルスの観点で患者の状態像をとらえることも必要である。
- 加茂は[4]，「ライフサイクルには大きく分けて生物学的側面と心理社会的側面とがある。以前は女性の多くは妊娠・出産・育児という生物学的ライフサイクルに強く影響された人生を歩んだが，現在の女性たちの進路選択の重心は心理社会的ライフサイクルに移動しつつある。仕事－育児，仕事－家事，キャリアアップ－結婚，場合によっては母－妻など，選択を迫られる局面が多く存在する。そして女性の場合，夫，子，親など他者との関係性が選択に影響を及ぼしやすい」と述べている。
- 発症した年齢によって，仕事はできるのか／続けられるのか，といった就労についての悩みや，結婚はできるのか，妊娠・出産・育児はできるのか，といった結婚生活についての不安や悩みが挙げられる。

▶ RA患者の妊娠・出産

- RA患者の妊娠・出産においては，妊娠中はRAの症状は軽減するが，産後に悪化することが多いといわれている[5]。また，妊娠や授乳期に使用できない薬剤があるため，妊娠希望時や授乳中は薬剤の調整が必要となる。
- 胎児への薬剤の影響はないのか，妊娠・出産による疾患活動性はどの程度変化するのか，育児は可能か，また育児によって活動量が増えることとなり関節症状が増悪してしまうのではないか，などの不安から，妊娠の決断を悩む患者は多い。また，妻・夫として，親として，祖父母としての役割が，健常者に比べると十分に果たせないのではないかとの思いを抱いている患者も多い。

- 筆者らは年1回，妊娠・出産を検討中または育児中のRA患者を対象とした「妊娠・出産・育児の集い」を開催している。その際のアンケート結果から患者の思いを抽出したところ，参加動機には「皆の意見・経験を聞きたい」，「医療者の話を聞きたい」，「同じ境遇者や経験者と知り合いたい」などが挙げられ，患者は専門家からの情報提供や，同じ境遇者との交流を望んでいた。
- また，知りたい情報は，「薬について」，「育児・日常生活に関すること」，「RAによる妊娠・出産への影響」，「妊娠・出産後のRAの症状の経過」が上位を占めていた。
- これらから，他者の経験や決意した経緯を聞くことで，医学的情報の裏付けを得たいという気持ちや，「自分にもできるのか」という判断材料を求めていることが把握できた。
- 健常妊産婦においても，30〜50％が自分で育児をきちんとできるのか，育児に失敗するのではないか，育児をすることに自信がない，などの漠然とした不安を抱えているが[6]，RA患者の場合は，これらに加え，薬物療法による子供への影響の有無，産後の関節症状の増悪の有無，またそれにより育児の継続は可能であるのかどうかなどの不安事項が先立っていた[7]。

▶ 医療施設での対応

- 当院では，妊娠・出産・育児に対する不安の軽減，産後の症状増悪予防を目的に，生活上の動作や対処法についての相談・指導を行っている。妊娠前〜妊娠中・育児期に応じたプログラムとして，各時期とも関節保護を踏まえつつ，妊娠前には妊娠・出産への準備期間としての体調変化に応じた過ごし方のイメージ作りのアドバイス，妊娠・育児に向けた機能改善（体力作り）を，妊娠初期には，つわりや倦怠感が生じやすいことから安静確保と家事などの協力体制作りのアドバイス，妊娠中〜後期の妊娠安定期には自分に適した育児動作・対処法の習得として抱っこなどの動作指導，育児用品選別のアドバイスをしている。
- そして育児期には，関節症状の軽減，育児継続のための対処法の習得として，症状増悪部位の保護方法や活動量や協力体制のアドバイスを行っている。
- こうしたかかわりで患者の不安をすべて取り除くことはできないが，患者自身が不安への対処方法を得たことで，解決することができたり，先々の対策を講じることができたりと，患者自ら対処行動できる機会作りとなっており，妊娠・出産・育児における精神的・身体的負担の軽減につながっている[8〜10]。
- 多くの場合RAは継続的な治療が必要な疾患である。寛解を目指し最善の治療をしたいという思いはあっても，薬価が高額となると，家計と医療費のやり繰りを考え，自己よりも妻・母としての立場から家族を優先して経済的負担の少ない治療方法を選択する者もいる。
- 患者1人ひとり活動の重要度は異なる。家族のために毎日おいしいご飯を作ってあげたいという者や，家事よりも仕事に重きを置いている者，スポーツや習い事といった余暇活動を今後も継続していけることを大事にしている者など，さまざまである。患者の生活の質（quality of life：QOL）が保たれるための要素はどのようなことであるのかを把握することが大切である。

2 心理面の評価

RA患者はさまざまな悩みや不安を抱えている。障害受容や心理的問題を把握することも必要である。

○ 障害の受容過程（図2）[11]

- 三沢は[11]，「一般的には，障害をもつということは，不幸な事態として受け止められている。障害の受容とは，そうした不幸をあきらめるとか，あきらめさせることではなくて，それに打ち克つことを意味する。高瀬安貞によれば，価値の考え方を変える過程であるとする」と述べている。

- 受容過程には，①ショック，②否認，③悲しみと怒り，④適応，⑤再起，の5つの段階がある[11, 12]。RAと診断されたことにショックを受け，RAであることを受け止められず，なぜ自分が罹患したのかと怒りを抱き，自分の将来像への恐怖感を抱き，落ち込み，患者によっては抑うつ状態に陥ることがある。

- しかし，その後，生きることの価値の偉大さを悟り，自己の再建へのほのかな灯を見出すといったスタミナ体験に達すると，自己の状態を受け止め，再適応をしていこうと考えや行動を切り替え再起していく過程を経ていく。

- 適応の段階まで至ったとしても，RAの疾患活動性が変動することで，再びショック期に戻り，適応・再起までの過程を行きつ戻りつすることもある。

- 患者が診断を受けてからの期間や，疾患や身体の状態をどのように受け止めているのか，困難なことにばかり気をとられずに，罹患後も変わらない能力があることに目を向け，身体以外の個人的資産へと視野の拡大ができているかなど，患者との対応のなかで聴取・探索することも大切である。

図2　中途障害者の典型的な障害受容過程のモデル

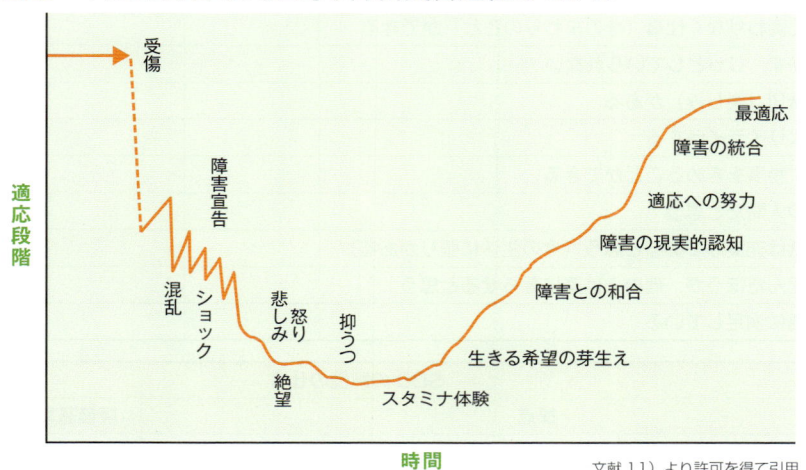

文献11）より許可を得て引用

○ 心理的評価

- RA 患者は疼痛や変形，関節拘縮や ADL 障害など身体的・動作的問題のほか，治療への不安など慢性的なストレスを抱えやすい状態にある．このストレスが心理的反応を引き起こし，抑うつ状態や心身症などに至ることもある．以下に，関節リウマチで用いる主な心理的評価を列挙した[13, 14]．

▶ Zung の self-rating depression scale：SDS（表1）

- 抑うつ状態を評価する質問紙である．20項目の質問より構成され，自己判定式で評価する．各項目は4段階評価され，総得点で抑うつ度を判定する．わが国では，40点未満は「抑うつ状態はほとんどなし」，40点台で「軽度の抑うつ傾向あり」，50点以上で「中程度の抑うつ傾向あり」と判定されている．

表1 SDS（うつ病自己評価尺度）

	SDS の質問項目				
		ないか たまに	時々	しばしば	いつも
1	気分が沈んで，ゆううつだ				
2	朝方が一番気分がいい				
3	些細なことで泣いたり，泣きたくなる				
4	夜，よく眠れない				
5	食欲はふつうにある				
6	性欲はふつうにある（異性の友人とつきあってみたい）				
7	最近やせてきた				
8	便秘している				
9	ふだんより動悸がする（胸がドキドキする）				
10	何となく疲れやすい				
11	気持ちはいつもさっぱりしている				
12	いつもと変わりなく仕事（身のまわりのこと）ができる				
13	おちつかず，じっとしていられない				
14	将来に希望（楽しみ）がある				
15	いつもよりイライラする				
16	まよわず物事をきめることができる				
17	役に立つ人間だと思う				
18	今の生活は充実していると思う（今の生活に張りがある）				
19	自分が死んだほうが，他の人は楽に暮らせると思う				
20	今の生活に満足している				

SDS の評価の仕方						
採点					評価基準	
質問事項	ないか たまに	ときどき	しばしば	いつも	合計点数	評価
					39点以下	抑うつ傾向は乏しい
1，3，4，7，8，9，10，13，15，19	1点	2点	3点	4点	40〜49点	軽度の抑うつ傾向あり
2，5，6，11，12，14，16，17，18，20	4点	3点	2点	1点	50点以上	中程度の抑うつ傾向あり

self-rating questionnaire for depression：SRQ-D（表2）

- 仮面うつ病の発見の手掛かりを得るスクリーニング法の1つとして考案された，自己評価尺度である．全部で18問からなり，「はい」「いいえ」のいずれかで答え，「はい」の場合には「ときどき」「しばしば」「常に」のいずれかで回答する．判定は，「いいえ」の場合は0点，「はい」の際は「ときどき」の場合が1点，「しばしば」の場合は2点，「常に」の場合は3点とする．
- それぞれの質問に対し合計得点を計算しスコア化する．ただし，質問2，4，6，8，10，12に関してはcontorol questionのため，計算加点はしない．従って合計得点は，最小0点，最大36点となる．10点以下は問題なく，11～15点はボーダーライン，16点以上の場合は仮面うつ病やうつ状態を疑う．

表2　SRQ-D

	質問	いいえ	はい		
			ときどき	しばしば	常に
1	身体がだるく疲れやすいですか				
2	騒音が気になりますか				
3	最近気が沈んだり気が重くなることがありますか				
4	音楽をきいて楽しいですか				
5	朝のうち特に無気力ですか				
6	議論に熱中できますか				
7	くびすじや肩がこって仕方がないですか				
8	頭痛持ちですか				
9	眠れないで朝早く目ざめることがありますか				
10	事故やけがをしやすいですか				
11	食事がすすまず味がないですか				
12	テレビを見て楽しいですか				
13	息がつまって胸苦しくなることがありますか				
14	のどの奥に物がつかえている感じがしますか				
15	自分の人生がつまらなく感じますか				
16	仕事の能率が上がらず何をするにもおっくうですか				
17	以前にも現在と似た症状がありましたか				
18	本来は仕事熱心で几帳面ですか				
	合計	0	1	2	3

▶ cornell medical index：CMI
- 問診票として作成されたチェックリストである。短時間で身体症状や心身症の両面からスクリーニングできる。

▶ 2質問法（two-question depression screen）（図3）[15]
- うつ病のスクリーニング検査法である。うつ病の診断にはDSM-Ⅳ（diagnostic and statistical manual of mental disorders forth revision），ICD-10（international statistical classification of diseases and related health problems tenth revision）が用いられるが，2質問法を用いることで簡便にうつ病をスクリーニングできる。両方もしくはどちらかが「はい」の回答の場合うつ病の可能性がある。

図3　2質問法

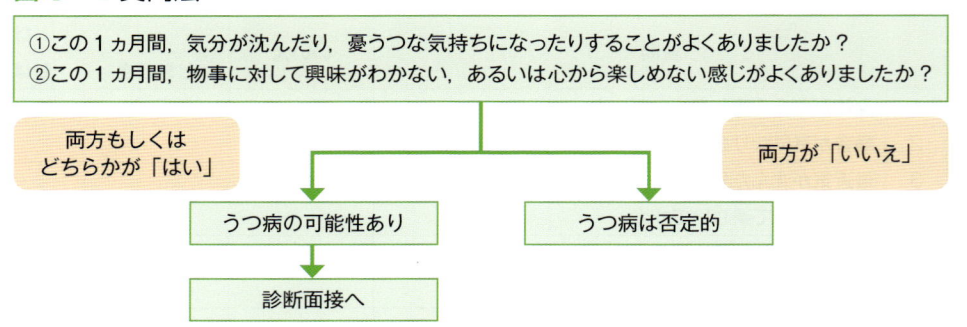

①この1ヵ月間，気分が沈んだり，憂うつな気持ちになったりすることがよくありましたか？
②この1ヵ月間，物事に対して興味がわかない，あるいは心から楽しめない感じがよくありましたか？

- 両方もしくはどちらかが「はい」→ うつ病の可能性あり → 診断面接へ
- 両方が「いいえ」→ うつ病は否定的

▶ state-trait anxiety inventory-form JYZ：STAI（表3）
- 不安を客観的に評価する質問紙法の1つである。状態不安，特性不安より成り立つ。状態不安は，現在患者が抱えている不安を主として表現していると考えられ，特性不安は，不安になりやすい性格傾向を表していると考えられている。質問項目は，状態不安，特性不安とも各20項目で最低20点～最高80点の間で表示される。点数が高いほど不安状態が強いと考えられている。
- 行岡[14]は，RAに対する研究において「抑うつ状態は，状態不安，特性不安の両者を高めることが判明した」と報告している。

表3 STAI（特性不安検査）

	状態不安（State-Anxiety items）	まったく あてはまらない	いく分 あてはまる	かなりよく あてはまる	非常によく あてはまる
1	おだやかな気持ちだ	4	3	2	1
2	安心している	4	3	2	1
3	緊張している	1	2	3	4
4	ストレスを感じている	1	2	3	4
5	気楽である	4	3	2	1
6	気が動転している	1	2	3	4
7	なにかよくないことがおこるのではないかと心配している	1	2	3	4
8	満足している	4	3	2	1
9	おびえている	1	2	3	4
10	快適である	4	3	2	1
11	自信がある	4	3	2	1
12	神経過敏になっている	1	2	3	4
13	いらいらしている	1	2	3	4
14	ためらっている	1	2	3	4
15	くつろいでいる	4	3	2	1
16	満ち足りた気分だ	4	3	2	1
17	悩みがある	1	2	3	4
18	まごついている	1	2	3	4
19	安定した気分だ	4	3	2	1
20	楽しい気分だ	4	3	2	1
	特性不安（Trait-Anxiety items）	ほとんどない	ときどきある	たびたびある	ほとんどいつも
21	楽しい気分になる	4	3	2	1
22	神経質で落ち着かない	1	2	3	4
23	自分に満足している	4	3	2	1
24	とりのこされたように感じる	1	2	3	4
25	気が休まっている	4	3	2	1
26	冷静で落ち着いている	4	3	2	1
27	困ったことが次々におこり克服できないと感じている	1	2	3	4
28	本当はそう大したことでもないのに心配しすぎる	1	2	3	4
29	しあわせだと感じる	4	3	2	1
30	いろいろ頭にうかんできて仕事や勉強が手につかない	1	2	3	4
31	自信がない	1	2	3	4
32	安心感がある	4	3	2	1
33	すぐにものごとを決めることができる	4	3	2	1
34	力不足を感じる	1	2	3	4
35	心が満ち足りている	4	3	2	1
36	つまらないことが頭にうかび悩まされる	1	2	3	4
37	ひどく失望するとそれが頭から離れない	1	2	3	4
38	落ち着いた人間だ	4	3	2	1
39	気になることを考えだすと緊張したり混乱したりする	1	2	3	4
40	うれしい気分になる	4	3	2	1
	数字は各項目ごとの各段階での点数				

3 実際の症例とのかかわり（作業療法を中心として）

実際の症例を踏まえてRA患者の心理的側面を解説する。

◯ 早期RA患者への対応

■ 症例紹介
- 50代女性。夫と子供の3人暮らしで専業主婦として家事全般を担っていた。早期RAとして治療開始。発症後3カ月時に，外来の作業療法，理学療法開始。CRP 4台と疾患活動性が高い状態であった。関節の疼痛，腫脹は多関節に及ぶが，特に両手PIP・膝関節の症状が強く，可動域制限も伴っていた。
- 手・手指関節の可動域制限により把持不十分，握力低下，膝関節痛があり，可動域制限により浴室・トイレ掃除などかがみ動作の困難感があった。易疲労性があり，毎日行っていた掃除は数日おきへと頻度を減らし，炊事のメニューも簡略化し省力化できていたが，従来の方法で遂行できないことに強いストレスを感じていた。

■ リハの様子
- リハの方針は，疾患活動性が落ち着くまでは，拘縮と筋力低下の予防，関節負担が少ない範囲でのADL・IADL遂行を継続できることを目標として，軽度の運動療法（自動介助関節可動域練習）と関節保護法指導を行った。
- 手関節痛に対しリストサポーターを作製し，動作時の装着を指導した。また，両手動作・大関節を使用すること，把持しにくい物は太柄にするなどの動作方法も指導した。患者自身は，症状の軽減がみられないこと，従来のように丁寧にIADLを遂行できていないことを毎回話題に挙げ，表情も沈んでいた。作業療法では，「現時点でIADLの質を戻していくのは関節負担となること」を説明し，「疾患活動性が落ち着くまでは，簡略化したIADLでも毎日継続できていることが重要である」と，症状に応じた過ごし方の情報提供と役割遂行を保障する対応をした。
- 介入4カ月後，疾患活動性のコントロールができてくると，関節腫脹・疼痛の軽減，関節可動域も改善がみられ，徐々にADL・IADL量の拡大を促していった。その際，動作後の関節症状の増悪が起こらなかったかどうかを確認し，症状が出現している関節については関節保護法に基づいた使用をするよう指導した。

■ 対応後の反応
- 介入1年後にはADL・IADLも従来の方法で遂行できるようになり，患者自身も満足感をもって生活を送ることができている。しかし，わずかな関節可動域制限や疼痛が残存していることから，今後の症状の進行に不安を抱いているため，その点については，対処方法や注意点を伝え，自己管理しながら生活していくよう指導を行った。

◯ 妊娠・出産・育児期のRA患者への対応

■ 症例紹介
- 30代女性。RA罹患歴15年。疾患活動性は寛解状態にある。手関節の尺側偏位，関節可動域制限に対し，作業療法で関節可動域練習，手関節周囲の筋力練習，関節保護法指導を施行。

■ リハの様子
- 挙児希望があり薬物療法の調整を行ったが，関節症状に変化なく経過。妊娠判明後，妊

患者の心理（Women's Health）

娠初期は妊娠による体調変化の有無を確認しながら，安静と活動の配分について，夫との家事分担などの協力体制のアドバイスを行った．妊娠中～後期には，育児期に向けた体力作りとして上肢の筋力練習と，赤ちゃん人形を使った抱っこ動作の体験や，ベビーカーや授乳クッションなど育児用品選別のアドバイスを行った．

- 産後，疾患活動性に変化はなく経過しているが，抱っこなど手の使用頻度が増加したことにより手関節痛が増悪，軽度の関節可動域低下が生じた．リストサポーターを作製し，関節保護・疼痛軽減として動作時に使用するよう指導した．関節可動域制限については，育児で十分な自主練習の時間は取れないことから，来院時に作業療法で機能練習を行い，状態を維持していく方針とした．

■対応後の反応
- 毎回，関節症状の変化の有無と，育児動作の変化と困難の有無などを確認し，関節症状が出現した部位に対する対処方法の指導や家族との動作の分担などのアドバイスを行っている．

○抑うつ傾向のRA患者への対応

■症例紹介
- 40代男性．RA罹患歴3年．発症6カ月で薬剤性肺障害が生じたため，RA治療のアンカードラッグであるメトトレキサートが使用できないことから，プレドニゾロンとシクロスポリンで内服治療を行っていたが十分な薬物療法を行うことができず，疾患活動性のコントロールは不良である．
- 肺症状の改善も不良で，慢性化し，在宅酸素療法も導入し，労作時に使用している．
- 重労働系の自営業をしていたが，医師から止められ閉店．妻が働き，患者は家事の一部と幼稚園児の子供の送迎などを担っている．

■リハの様子
- 両手関節痛が持続し，手の使いにくさ，握力低下に対し作業療法を開始した．両手関節に熱感を伴う腫脹あり．関節可動域は，手関節 背屈／掌屈 50°／60°と比較的保たれていたが，握力は水銀握力計で，右138 mmHg，左182 mmHgと著しく低下していた．
- 疼痛軽減，握力発揮の補助としてリストサポーターを導入し，動作時に常用．手関節の機能改善と関節症状が増悪しない範囲でのIADL拡大を目標に，軽度の機能練習と動作指導を施行した．手関節痛や肺症状が改善しないことで，「全然よくならない，何にもできないし落ち込む」との発言が続いていた．

■対応後の反応
- 介入から半年以上が経過し，ラポール（信頼関係）が取れてきたことから，心理評価を施行．疼痛（Numerical Rating Scale：NRS）3/10，SDSは69点で中程度の抑うつ傾向あり，STAIは状態不安52/80点，特性不安53/80点で，いずれも不安状態が強い傾向にあった．
- しかし，回答中に，「うれしい」「たのしい」の項目で「子供がいるから，こう思えるよね」との発言が聞かれた．評価からは中程度以上の不安状態・抑うつ状態が認められるが，疼痛が軽減傾向にあり以前より前向きな反応がみられた．そのため，上記を主治医に報告，生物学的製剤を開始した時期でもあることから，疼痛コントロールにより症状緩和も期待できるため，現状は経過をみていくこととし，不安状態・抑うつ状態が深刻化する傾向がみられた際には心療内科など専門家の診察を考慮する方針となった．

4 まとめ

- 日本リウマチ友の会による2010年リウマチ白書では,「不安やつらいこと」のうち,「現在,不安なこと」の上位3位は「悪化・進行」,「日常生活動作の低下」,「薬の副作用や合併症」となっている。また,「現在,つらいこと」の上位3位は「治らない」,「何かにつけ人手を頼むとき」,「激しい痛み」が挙げられている[16]。

- RAの治療が進歩し,寛解を目指せるようになったものの,完治に至る者はごく少数に限られるため,病状進行など将来的な見通しへの不安がついて回る。また,効果の高い薬剤が出てきたことで薬の副作用や合併症への不安も高まりやすい。患者の思いは,疾患に関すること,ライフサイクルに関することがともに共存している。患者のQOLが保たれるための要素はどのようなことであるのかをとらえることは重要である。

- リハビリテーションでは診療時間よりも長く患者と接することがほとんどであり,患者の悩みや不安を耳にする機会が多い。その対応の際に主治医との説明が食い違うと,患者の不安を増長してしまうことにもなりかねない。そのため,疾患や治療方針,現在の病状について主治医が患者へどのように説明しているのかをリハビリテーションスタッフも把握しておく必要がある。

- リハビリテーションスタッフからの説明や補足は概要的な内容に留め,詳細は主治医に確認するよう患者に返答し,主治医にはリハビリテーションでの様子を報告し,リハスタッフが連携しチームアプローチをしていくことが重要である。

[文献]

1) 鹿内裕恵ほか:関節リウマチの初期症状出現から確定診断後までの心理行動学的反応について,ストレス科学研究 28:35-44,2013.
2) 草場知子:早期関節リウマチ患者の発症以降の心理過程と療養行動,日本看護研究学会雑誌 33(1):69-79, 2010.
3) 日本リウマチ実地医会編:リウマチのすべて 患者と家族への説明のポイント,p.44-56,プリメド社,2007.
4) 久米美代子,飯島治之編:ウーマンズヘルス 女性のライフステージとヘルスケア,p.125-168,医歯薬出版,2007.
5) Ostensen M: Treatment with immunosuppressive and disease modifying drugs during pregnancy and lactation. American Journal of Reproductive Immunology 28: 148-152, 1992.
6) 久世恵美子:妊娠中期における育児予期不安・期待感の実際,岡山医療生協研究会誌 9:20-23,2011.
7) 渡邉明美:関節リウマチ患者が抱える妊娠・出産・育児に関する思い,第13回RAトータルマネジメントフォーラム,2012.
8) 渡邉明美:関節リウマチの妊娠・出産・育児期におけるリハビリテーションの関わり,日本RAのリハビリ研究会誌 24:103-108, 2010.
9) 渡邉明美:関節リウマチ患者の妊娠・出産・育児に関する交流機会の必要性と意義,日本作業療法学会抄録集 44:0255, 2010.
10) 渡邉明美:関節リウマチにおける妊娠・出産・育児期の指導の要点,日本RAのリハビリ研究会誌 22:38-42, 2008.
11) 三沢義一:リハビリテーション医学講座 第9巻 障害と心理,p.1-76,医歯薬出版,1985.
12) 渡辺俊之,本田哲三編:リハビリテーション患者の心理とケア,p.1-25,医学書院,2000.
13) 川手信之ほか:特集 関節リウマチのリハビリテーション 関節リウマチの心理的対応,MB Med Reha 71:67-72, 2006.
14) 大畑秀穂:関節リウマチのトータルマネジメント,p.185-191,医歯薬出版,2011.
15) 西村勝治,元木絵美 監:「リウマチ患者のメンタルケア」パンフレット,中外製薬,2012.
16) 社団法人日本リウマチ友の会:流277号 創立50周年記念「2010年リウマチ白書」-リウマチ患者の実態〈総合編〉-,p.92-93,障害者団体定期刊行物協会,2010.

III 治療の実際

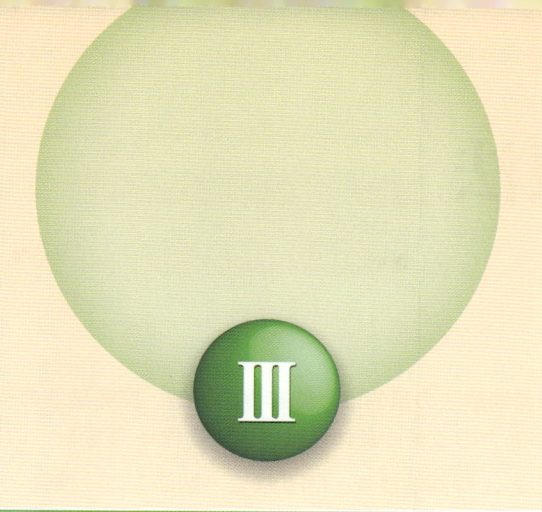

III 治療の実際

1 運動療法

加藤新司

- 関節リウマチ（RA）の運動療法の目的は，関節痛の軽減，関節破壊の予防，関節の動かしやすさの獲得と，関節可動域や筋力の改善，身体活動（生活動作＋運動）[1]の改善である。
- 運動療法を行うに当たり，X線画像検査・MRI検査・関節エコー検査・骨塩定量などの画像診断，血液学的な炎症所見（赤沈値，CRP，リウマイド因子，MMP-3，ヘモグロビンなど），関節外症状（表1）としてみられる全身状態，薬物療法の治療過程や副作用などを把握しておく必要がある。
- 罹患関節の症状を理解するために，視診・触診により炎症所見（疼痛，腫脹，熱感，発赤）を確認する必要がある。疼痛の原因が，①関節包内の軟部組織性，②骨性，③周囲筋のスパズム，のどれなのかを評価し，治療方針を決定することが重要である。
- 徒手的な介入では，次の3点に注意し実施する。
  ①皮膚の疼痛や発赤，内出血などへの配慮
  　（蜂窩織炎や毛細血管の弱化などが隠れていることがあるため）
  ②関節包内か周囲筋かにターゲットを絞ったアプローチ
  ③アライメント不良が常時生じやすい状況であることを想定し，罹患関節のみならず，隣接関節やその周囲筋も視野に入れたアプローチ
- 臨床における運動療法は，①関節・筋に対する治療，②筋力に対する治療，③身体活動といわれている生活動作の負荷量の指導や体力的側面に対する治療，の総合的な3つの治療が必要である。
- 近年，生物学的製剤の充実により，痛みが軽減し動ける患者が増えており，従来の積極的な運動療法の観点のみならず，関節保護を重視した身体活動のコントロールも必要になってきている。

表1 関節外症状

- 発熱，体重減少，全身倦怠感
- リンパ節腫脹
- 貧血
- 皮膚病変　：リウマトイド結節，レイノー症状，皮膚潰瘍
- 眼病変　　：ぶどう膜炎，強膜炎，シェーグレン症候群
- 肺病変　　：間質性肺炎，肺線維症
- 消化管病変：薬物による消化性潰瘍，アミロイドーシス

1 関節可動域（ROM）治療

- RAによるこわばりや関節炎症による疼痛の発生によって，関節内圧を変えぬよう患者自身が安楽肢位を意識的にとったり，筋スパズムとよばれる持続的な筋収縮状態により軟部組織が不動状態となることで可動域制限が生じ，この結果，関節拘縮がつくられる[2]。これらを改善させることが関節可動域（range of motion：ROM）治療の目的である。
- 具体的にROM治療は，①関節運動を行いやすくするための関節周囲筋の治療，②罹患関節が疼痛の限界領域まで動く許容範囲を広げる治療，の2つに分けて行うべきである。これは関節疼痛により起こる周囲筋の筋スパズムに対する治療と関節包内に対する治療である（図1）。
- 罹患関節周囲の筋スパズムに対する治療は，筋マッサージ，ストレッチが有効であり，誤用症候群を考慮し，隣接関節も併用して行うべきである。
- 関節包内への治療は，急性炎症期や不安定性，ムチランス変形のある関節は避ける。
- 関節炎症や周囲筋のスパズムがみられる場合は，物理療法や徒手療法により周囲筋のスパズムを軽減させることを優先する。
- 環軸関節前方亜脱臼などを考慮した場合，頸椎に対するROM治療は実施しないことのほうが多い。

図1 関節炎に対する治療イメージ

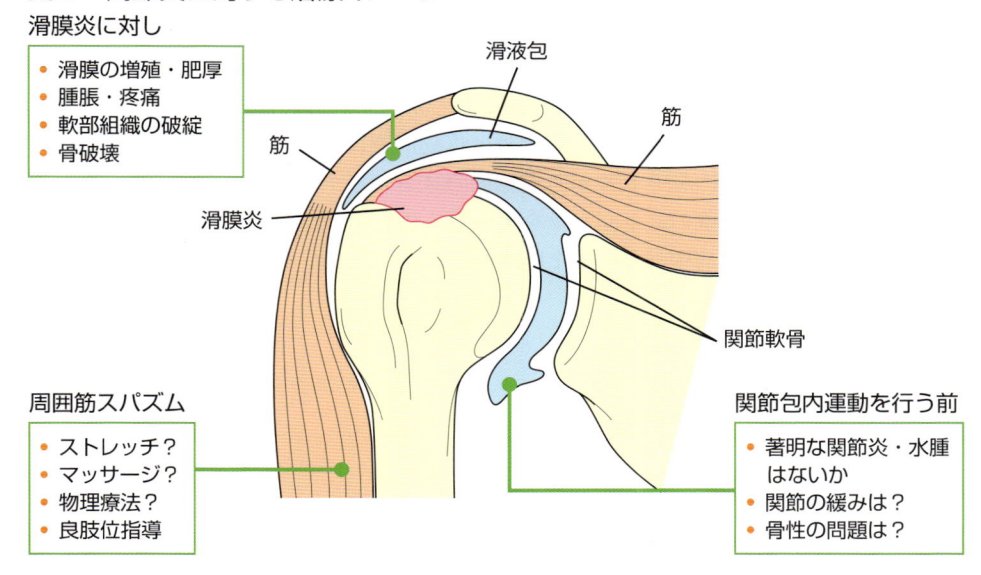

滑膜炎に対し
- 滑膜の増殖・肥厚
- 腫脹・疼痛
- 軟部組織の破綻
- 骨破壊

周囲筋スパズム
- ストレッチ？
- マッサージ？
- 物理療法？
- 良肢位指導

関節包内運動を行う前
- 著明な関節炎・水腫はないか
- 関節の緩みは？
- 骨性の問題は？

🟢 上肢に対するROM治療

- 上肢に対するROM治療は，関節破壊の程度や炎症状態によってアプローチが異なってくるが，目的とする動作における主動作筋とその拮抗筋のインバランスを調整していくことが，ROM拡大において特に重要である。

▶ 肩関節のROM治療

- 肩関節の疼痛は，肩甲上腕関節および肩峰下滑液包から生じることが多く，加えて肩鎖関節，胸鎖関節，肩甲胸郭関節まで罹患していくことがある[3]。X線像上で罹患が確認できない状態，もしくは軽度であっても，軟部組織の症状がみられたりすることもあり，疼痛や腫脹がどの関節，どの筋から生じているのかを分析しながら治療に介入することが必要である。

- 肩関節のROM治療においては，肩甲胸郭関節や肩甲胸鎖関節の可動性，および肩甲上腕リズムが維持されているか，肩甲上腕関節が外旋位を十分にとることが可能かどうかを把握しておく必要がある。

- 肩関節痛に対する疼痛回避動作により，肩甲骨を外転ー外旋位，肩甲上腕関節を内転ー内旋位に保持する機会が多く，このような姿勢を長期間取り続けることで肩関節の動作に対する拮抗筋群の短縮を助長し，結果として肩関節可動域の制限が強くなる。従って，まず肩甲上腕関節の可動性を最大限に得られるよう，大胸筋の緊張が最も低くなるポジショニングを探しながら（図2①），さらに筋スパズムを触診で確認しながら（図2②），肩甲上腕関節の内外旋運動を行うことにより（図2③），内外旋筋群の緊張をコントロールし，最大外旋位を拡大する（図2④）。

- さらに肩甲胸郭関節の可動性を引き出すために，前鋸筋や小胸筋，広背筋などの肩甲骨に付着する筋群，また鎖骨下筋などの鎖骨の運動にかかわる筋の緊張を確認しながら（図3①），これらが肩甲胸郭関節の運動をどの方向で阻害しているかを評価していく。肩甲骨は疼痛回避によって外転ー外旋位に保持することが多いため，内転させながら前鋸筋のストレッチを行い（図3②），挙上させて広背筋や鎖骨下筋のストレッチを実施する（図3③）。そして各々の関節運動が引き出されたうえで，肩甲骨と肩甲上腕関節を連動させながら他動的，愛護的にROM治療を実施する。

運動療法

図2 肩甲上腕関節へのアプローチ

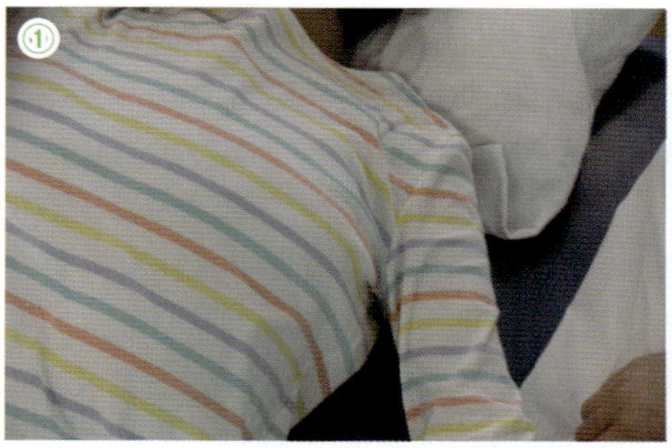

① 大胸筋のポジショニング確認。肩関節の外転角度を変えながら緊張が最も低くなるポジションを探していく。

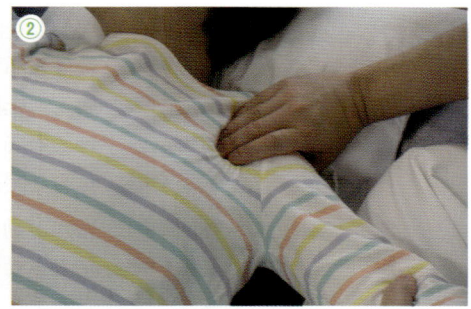

② 大胸筋の筋スパズムを触診にて確認。筋スパズムを触診で確認する。

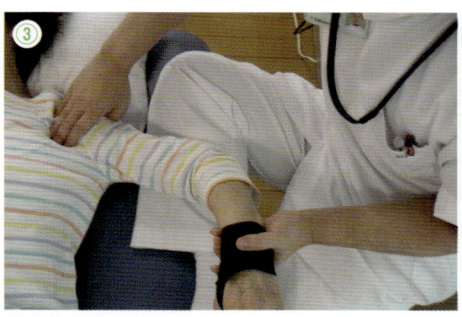

③ 内外旋運動を繰り返す。固定する手で関節音や筋の収縮－弛緩状態を確認する。

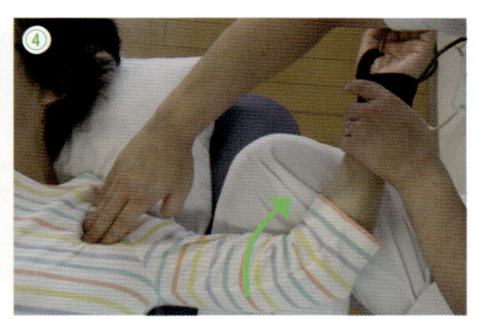

④ 最大外旋位でのROM治療

図3 肩甲骨へのアプローチ

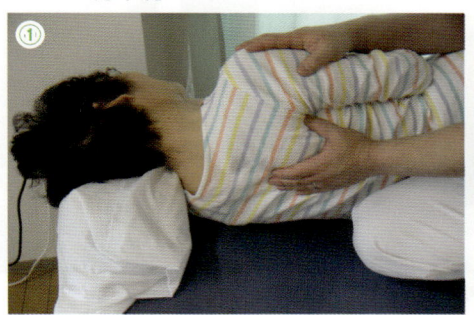

① 肩甲骨のポジショニング確認。筋スパズムなどの影響で肩甲骨が内転，外転，挙上，下制のどのポジションをとっているか確認する。

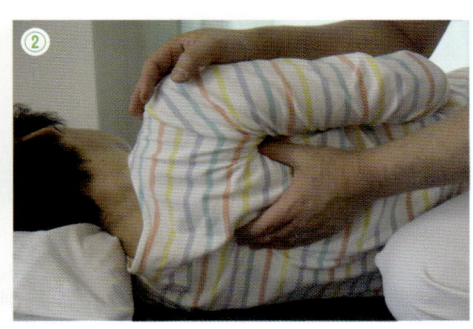

② 内転方向へ動かし，前鋸筋のストレッチ。

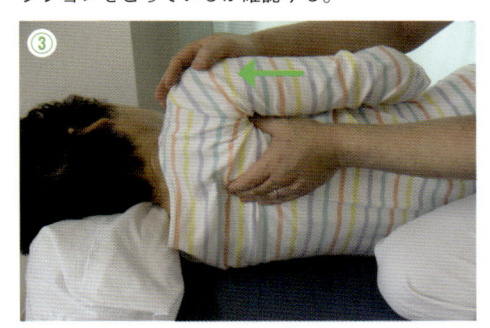

③ 挙上方向へ動かす。広背筋や鎖骨下筋のストレッチ。

▶ 肘関節の ROM 治療

- 肘関節の ROM 治療においては，肘関節周囲に付着する筋に多関節筋が多いことを考慮しなければならない。肘関節の ROM を阻害する因子は，骨破壊や関節腫脹による制限に加え，上腕二頭筋や上腕三頭筋，前腕の屈曲筋群，伸展筋群などの筋スパズムが挙げられる。よって肘関節単独での制限よりも，肩関節～手関節の ROM 制限との複合的な問題になりやすいことも念頭に置いておく。
- 肘関節の疼痛回避動作は，屈曲－回内位をとることが多いため，上腕二頭筋や上腕筋の短縮を発生させやすいポジショニングになってしまう。解剖学的に上腕二頭筋腱は，大胸筋の下を潜るようにして起始に付着し，その関節包付近は滑膜により包まれているため，大胸筋の筋スパズムや滑膜炎に影響されて筋スパズムが高まりやすくなり，筋短縮が助長されてしまうことがある。
- さらに末梢側の手関節では，変形（掌側脱臼）により前腕屈筋群の強い短縮を伴い，肘の屈曲位が強化されることもあり，中枢側からの肩関節，末梢側からの手関節というように，隣接している関節からの影響を非常に受けやすい。
- 基本的手技としては，肘の関節裂隙を手で包み込むように肘関節の軸心を固定／保持し（図4①），回外位をとりながら屈曲伸展させていくことで ROM 治療を拡大させていく（図4②）。また，制限のある運動方向の拮抗筋をマッサージ，ストレッチすることで ROM 治療をスムーズに行う（図4③）。

図4　肘関節へのアプローチ

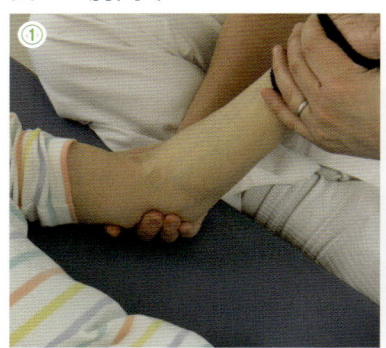

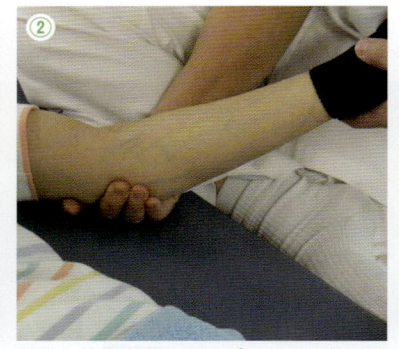

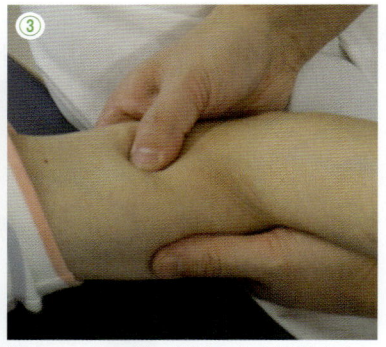

① 軸心の保持。肘の関節裂隙を手で包み込む。

② 回外＋伸展方向へのアプローチ。伸展以上に回外位で痛みが出現しやすいので注意が必要である。

③ 筋のマッサージ。制限のある運動方向の拮抗筋をマッサージ，ストレッチする。

▶ 手指関節の ROM 治療

- 手関節・手指は最も罹患率の高い関節であり，骨破壊や強い変形を伴うケースも多いため，その可動域制限が骨性のものか，筋短縮によるものか，また炎症を伴うものかを十分に把握する。
- 手関節の ROM 治療において，骨性の疼痛や腫脹を伴う場合は症状を増悪させる危険があるため，安静，リラクセーションもしくは自動運動に留めておく。手指同様，変形を起こしやすい関節であるため，特に前腕の屈曲筋群のリラクゼーションをしっかりと行い，筋の短縮を未然に防ぐことで変形の予防が期待できる。また，関節裂隙の狭小化を呈する関節に対しては，腫脹を伴わない場合には，長軸方向への軽いトラクションにより関節裂隙の拡大を図った後，愛護的に屈伸を行うこともある（図5）。
- 手指の ROM 治療においては，手関節同様，関節の状態によって運動を控える場合もあるが，手掌腱膜や母子対立筋，小指対立筋などの表層筋や，虫様筋，骨間筋のマッサージ，ストレッチが有効である（図6）。これらの筋のリラクゼーションにより短縮を防ぐことは，変形の予防という観点からも非常に重要となる。
- 関節モビライゼーションを実施する際は，関節構造に留意し，MP 関節であれば中手骨遠位端をしっかりと保持した状態で，長軸方向に対する軽微なトラクションをかけながら基節骨を中手骨に対して滑らせるように愛護的に動かしていく（図7 ①〜③）。また，セラピストによる他動運動だけではなく，自主体操による筋ストレッチも指導する（図8）。

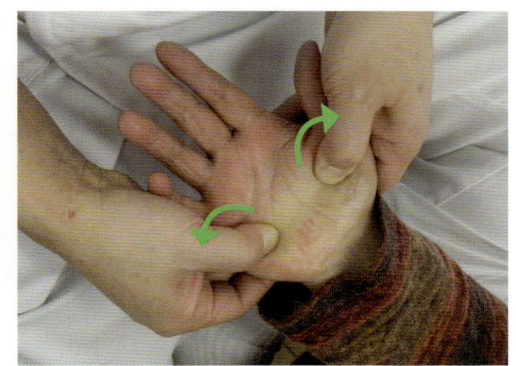

図5　手関節へのアプローチ（長軸方向へのトラクション）

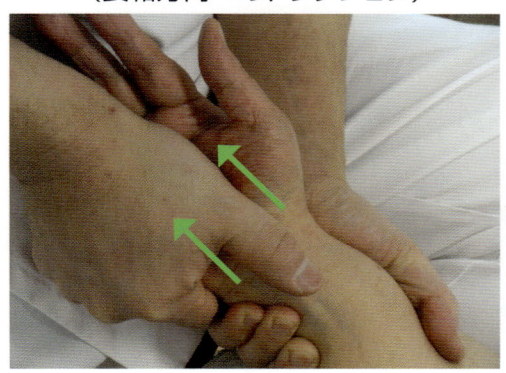

図6　手内筋のストレッチ，マッサージ

図7　手指へのアプローチ

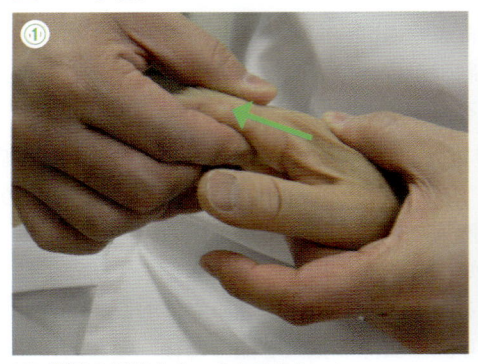

① MP関節の長軸方向へのトラクション。

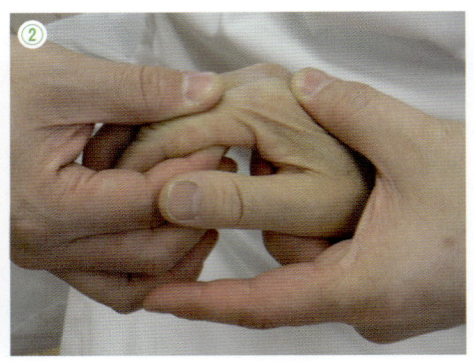

② 基節骨を中手骨に対し，滑らせるように動かす。

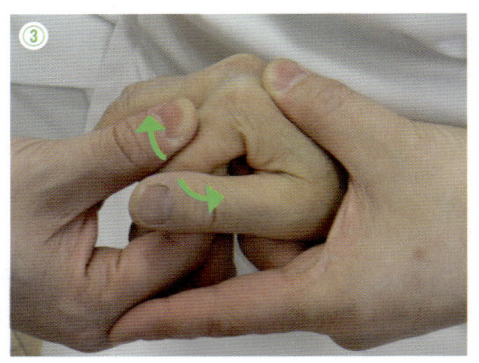

③ 屈伸運動。

図8　虫様筋のストレッチ

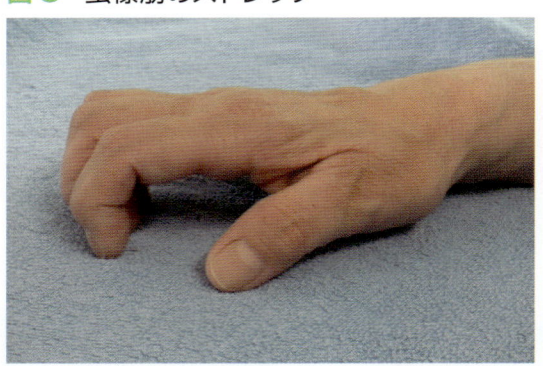

DIP・PIP関節は屈曲位，MP関節は0°～伸展保持が望ましい。

運動療法

○ 下肢に対する ROM 治療

- 下肢に対する ROM 治療は，単関節ごとの可動域を改善させるだけでなく，歩行や立ち上がり動作などを治療の延長線上に置き，複合関節として視野を広くとらえた治療介入が必要となる．RA の場合，疼痛や関節拘縮，筋力低下などにより下肢関節の関節モーメントが減弱し，立ち上がり動作や歩行動作に悪影響を及ぼすため[4]，非荷重時から荷重場面を利用した ROM 治療が必要となる．

▶ 股関節の ROM 治療

- 股関節の症状は，鼠径部や大殿筋に放散痛が現れることがあり，stage Ⅱ〜Ⅲになると荷重痛として現れてくることが多い．ROM 治療は，障害が進行してくるにつれ屈曲位肢位と関節狭小化により伸展と外転制限が現れるため，伸展方向に加え内外転方向，特に外転方向の可動域確保が重要となる（図 9 a）．伸展制限に対しては徒手的に伸展方向の可動域，筋ストレッチに加え，早期から腹臥位の姿勢をとり，自重による伸展方向へのストレッチを促していく（図 9 b）．

- THA 術後の ROM 治療は，脱臼肢位を考慮し，とくに内転方向，また侵入アプローチによって内旋・外旋，過屈曲・伸展方向にも注意をはらうべきである．

図 9 　股関節へのアプローチ

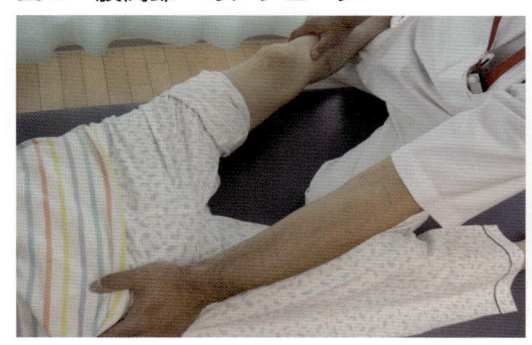

a 内転筋伸張を意識した外転 ROM．end point は内転筋の筋短縮，もしくは股関節の骨破壊に伴う骨性制限によることが多い．

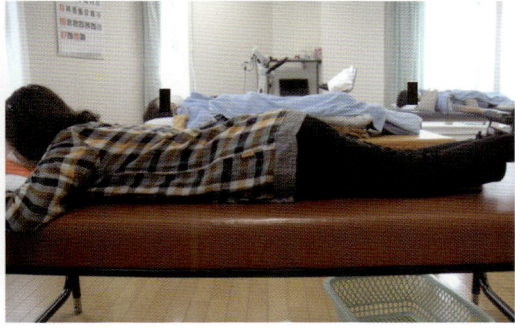

b 腹臥位にて伸展方向へのアプローチ．臀部が浮き上がるような伸展制限がある場合，腹臥位姿勢保持自体が伸展方向への促しとなる．

▶ 膝関節の ROM 治療

- 膝関節の ROM 治療は，ROM 制限の原因が関節症状なのか，筋短縮や筋スパズムなのかにより治療方針が異なる．急性関節症状が主たる因子の場合は，疼痛の出ない範囲で，関節内圧を変動させないように愛護的に行うべきであり，物理療法を併用しながら行うことが多い．筋短縮や筋スパズムが主たる因子となる場合は，ターゲットとなる筋のストレッチ，マッサージや物理療法との組み合わせで行い，屈伸運動へと繋げていく．

- 筋スパズムの好発部位は，大腿直筋，大腿筋膜張筋，内外側広筋などであり，これらの一時的な緊張により可動域制限となることが多い．慢性期の stage Ⅱ～Ⅲ の膝関節屈曲拘縮では，関節内の滑り－転がり運動が円滑にできないことも多く，筋スパズムの軽減を行い，関節内の遊びの範囲を越えない程度に下腿を前方に引き出しながらトラクションや屈伸運動を行う（図 10a，b）．

- TKA 術後の ROM 治療は速やかに屈曲角度拡大と筋力強化運動を組み合わせて実施するべきである．

図 10　膝関節へのアプローチ

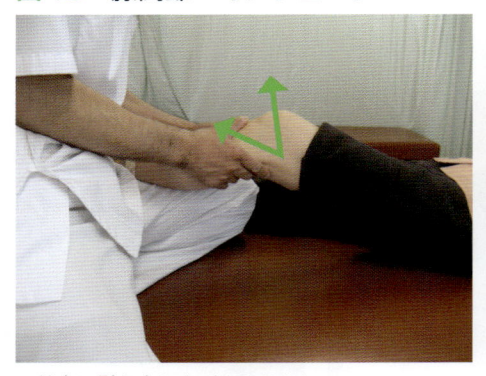

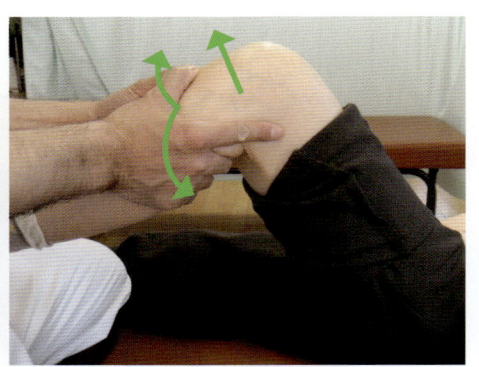

a 前方に引き出しながらトラクション　　b 前方に引き出しながら屈伸運動

▶ 足関節・足趾の ROM 治療

- 足関節の ROM 治療は，疼痛が少ない慢性期の場合，内返し，外返しの筋スパズムのマッサージやストレッチを行いながら底背屈運動へと繋げていく（図 11a）．自主練習としては，雑誌などの厚みがあり，ある程度硬さのあるものの上に前足部を接地しながら膝伸展位立位をとることで，下腿三頭筋のストレッチを指導する（図 11b）．一方で疼痛が継続し，拘縮も進行している状態においては，ROM 治療を実施せず，装具を使用し，底背屈中間位ポジションで固定する方針を選択することが多い．

- 足趾の ROM 治療は，槌指や横アーチの破綻などの変形を予測し，屈曲方向への運動を行うことが重要となる（図 11c）．足指屈筋腱がタイトになっていることが多いため，足趾を伸展させストレッチをかけてから屈曲させるほうがよい．また RA の変形を考慮すると，足趾外転運動も重要で外転させながら屈伸運動を実施することもある．

図11　足関節・足趾へのアプローチ

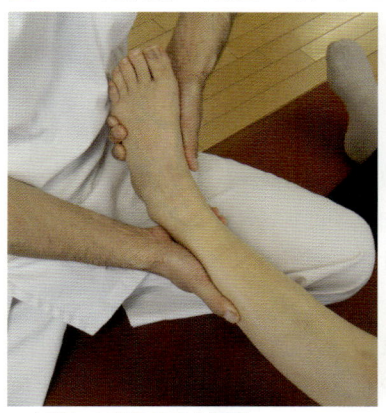

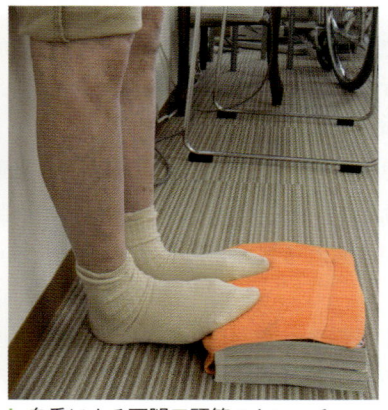

a 内返し＋底屈の複合運動　　b 自重による下腿三頭筋ストレッチ　　c タオルを使用しての足趾屈曲運動

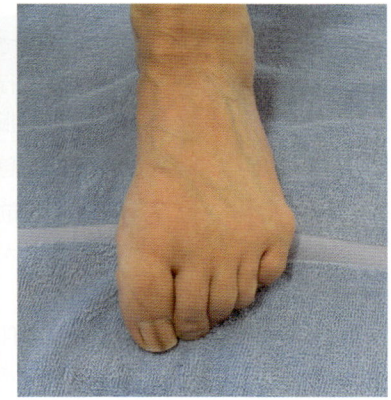

2　筋力に対する治療

- 筋力評価は，徒手筋力検査法（manual muscle test：MMT）を用いるが，疼痛が強い関節周囲の筋力測定は，筋出力の評価以上に疼痛の評価となることが多く，その場合MMTの信頼性は低い。筋萎縮を伴った状態で，出力自体が本質的に低下しているのか，疼痛や筋スパズムにより出力が阻害されているのかを評価することが重要である。
- 筋力強化の治療において，収縮様式を全身状態や罹患関節の炎症状態に合わせ選択し，等尺性収縮や等張性収縮，さらには閉鎖的連鎖運動などの荷重収縮なども利用するべきである。
- CRPや赤沈値が高値で全身状態が不良の場合や，ヘモグロビンなどの数値低下がみられ重度の貧血状態である場合などは，経験的に筋力強化は期待できないことが多い。低活動に伴う廃用症候群予防として非荷重の等尺性収縮中心の治療介入が必要となる。
- 立ち上がり動作や歩行負荷などの生活動作による筋力運動は，廃用からの回復の考慮により期待でき，さらにスクワット動作のような筋の同時収縮を促す運動を追加することにより，効果的なものとなる。過負荷によって関節破壊を助長することがあるため，その日の夜，または翌日に疲労が残らないように回数を設定する。
- 自主トレーニングとして筋力練習を指導する場合，回数以上に収縮の強度を強調するべきである。

⬤ 上肢筋に対する筋力強化

- 非荷重関節である上肢筋は，下肢筋に比べ積極的な筋力強化は必要としないが，関節破壊の進行に比例し筋力低下も進行するため，早期から自主トレーニングとして筋力強化を指導しておく。
- 罹患関節が急性炎症期である場合，筋力強化運動は中止する。
- 肩関節周囲筋の筋力強化運動は，肩挙上時に僧帽筋上部線維や上腕二頭筋を多用した誤用運動がみられることが多いため，三角筋中心に強化するべきである（図12 a，b）。
- 関節疼痛に伴う筋スパズムがみられる場合，過度の筋力強化運動は，筋痛の悪化を招くことがあるため避ける。1つの運動で多くの筋が参加できる筋力強化運動を選択すべきである（図13）。

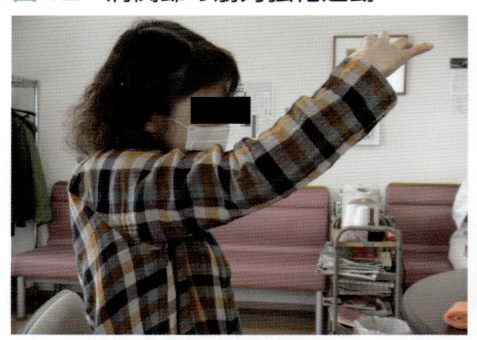

図12　肩関節の筋力強化運動

a 肩挙上時の誤用運動。三角筋＜僧帽筋上部線維優位で肩を引っ張り上げることで，誤った筋の使い方をしている。

b 屈曲方向への筋力強化運動

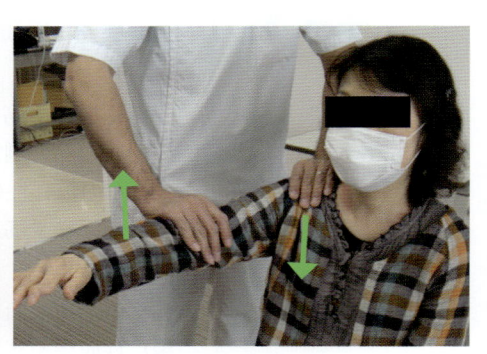

図13　ボール使用による上肢筋力強化運動

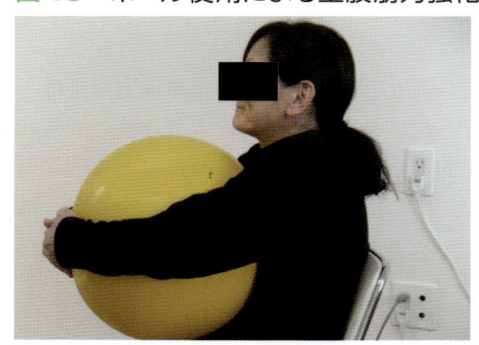

ボールを抱き抱えるように力をいれることで，大胸筋や上腕，前腕の筋群を同時に収縮させることが可能となる。

◯ 下肢筋に対する筋力強化

- 下肢筋力強化は，罹患関節に炎症期，慢性期，炎症所見が見受けられるか否かにより，方法を選択する．炎症期の場合は，関節内圧の変動により関節の疼痛や腫脹が悪化するようであれば関節破壊を助長してしまうため注意が必要となる．
- 炎症期は，等尺性収縮を中心とし（図14a），慢性期で骨破壊のみられないstage IIまでは，等尺性収縮に加え，等張性収縮（図14b）や荷重を意識した閉鎖連鎖運動（図14c）を取り入れる．また罹患していない時期の予防的な介入として，踏み台や段差を利用し，多くの下肢筋が参加できる筋力強化を推奨する（図14d）．
- 薬物の効果が現れる時間帯や時期に実施できるような工夫も必要である．
- リスク管理として，こわばりの強い時間帯の筋力強化運動は避けるべきである．また，負荷量の調整は運動することによりその日の夜または翌日に疼痛や疲労が残らない程度で管理する．

図14 下肢筋の筋力強化運動

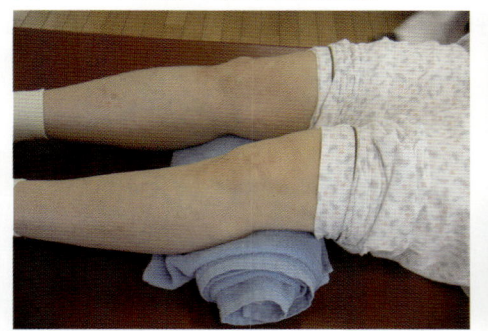

a 大腿四頭筋の等尺性収縮

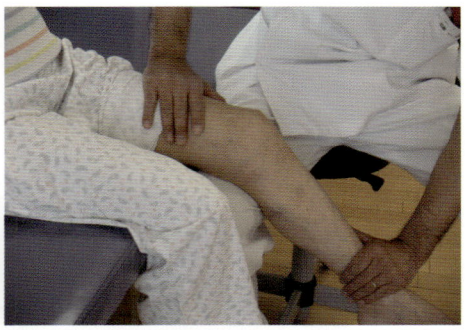

b 膝伸展方向の等張性収縮

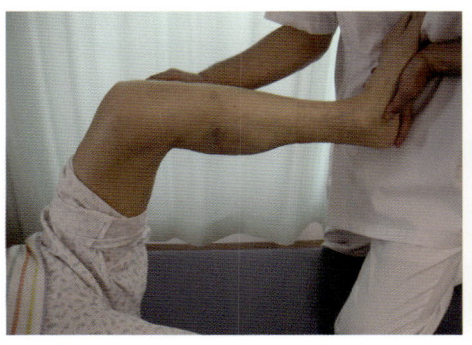

c 徒手による下肢伸展方向への閉鎖的連鎖運動

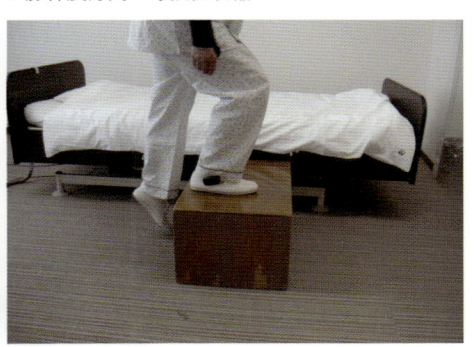

d 踏み台を使用した下肢筋力強化

◯ 体幹筋に対する筋力強化

- 体幹筋は，肺線維症などの肺疾患などの合併症も視野に入れ，呼吸筋，腹筋群を中心に強化していく（図15）。自主練習レベルでは，意識して力強く行う深呼吸（胸式，腹式）を毎日行うように指導する。
- 起居動作に向けた筋力強化では，頸椎病変がないことを確認し，頸部屈筋群，腹筋群，大胸筋，股関節屈筋群など多くの筋を使用する運動を実施する（図16）。
- 頸椎病変を視野に入れ，頸部周囲筋の筋力強化を等尺性収縮で予防的に介入する（図17）。ただし環軸関節前方亜脱臼などによる大後頭神経痛や脊髄症状がある場合，筋力強化運動は中止し，筋に対するリラクゼーションを優先させる。
- 頸椎病変や著明な腰痛がみられなければ，腹筋群の求心性収縮を利用した腹筋強化（図16）や座位姿勢を利用した腹筋強化（図18）を，頸椎病変がある場合は，両下肢挙上位での腹筋強化を実施する（図19）。

図15　重錘負荷を利用した呼吸運動

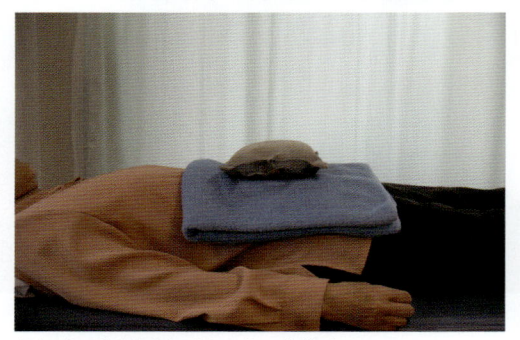

吸気時に胸郭が広がるように実施する。

図16　腹筋群の筋力強化運動

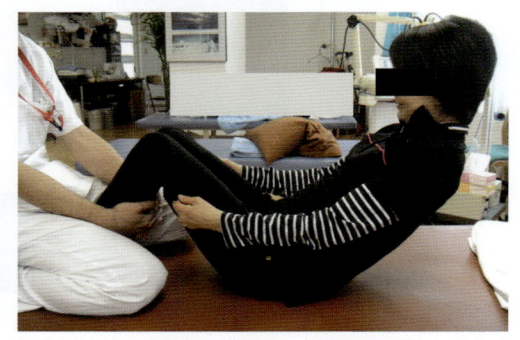

頸部屈筋群，腹筋群，大胸筋，股関節屈筋群など多くの筋を使用する運動。

図17　頸部筋の等尺性収縮

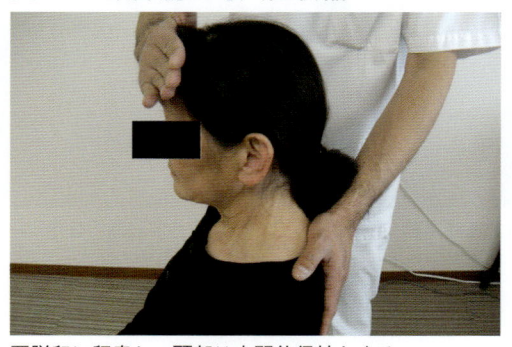

亜脱臼に留意し，頸部は中間位保持とする。

運動療法

図18 座位での腹筋筋力強化運動（等尺性収縮）

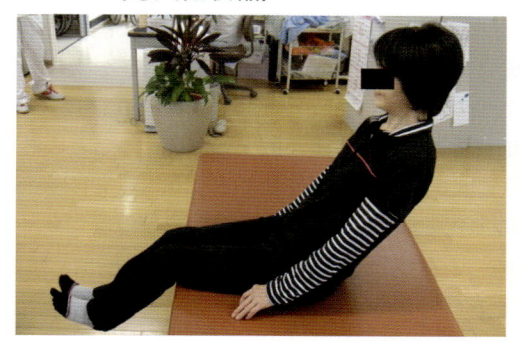

図16のような起き上がり動作による運動が困難な場合に実施する。

図19 両下肢挙上位での腹筋強化運動

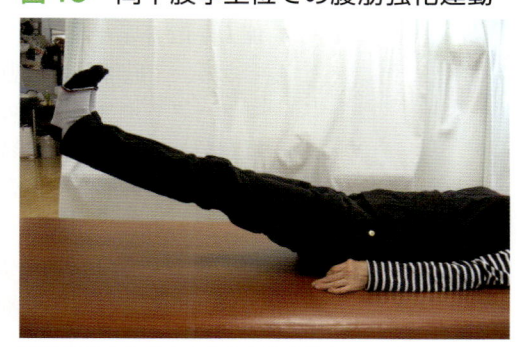

下肢の挙上角度を変えながら実施していく。

3 全身循環動態に対する治療

- RA患者は，同年代の健常者に比べ体力低下を起こしているといわれており[5]，当院における最大酸素摂取量（PeakVO₂）（体重比）の検査でも健常者と比べ低値を示す結果が得られている[6]（図20）。その要因は加齢変化に加え，全身炎症や身体活動量低下による廃用などの影響が考えられる。これらを踏まえると全身循環動態に対する運動という側面の治療から，生活動作に対する負荷量という側面の指導までを含めた身体活動に対する介入が必要となる。

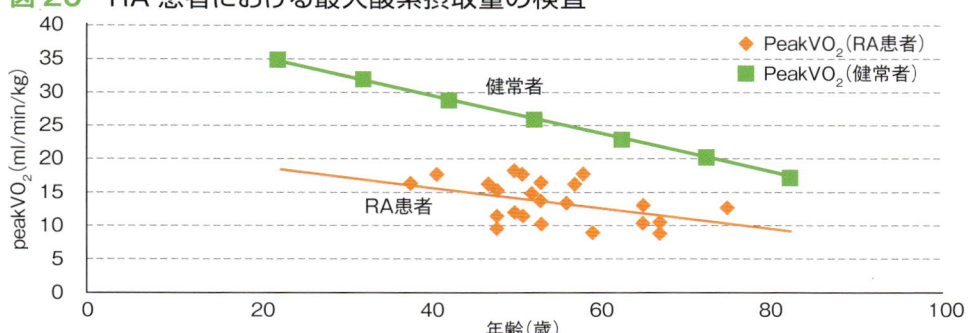

図20 RA患者における最大酸素摂取量の検査

RA患者のPeakVO₂は，健常者と比べて平均57.9％であり，低下が認められた。

- 運動負荷は，最大心拍数の60％以上の有酸素運動（40歳代で100程度，60歳代で95程度）を1回20分，週2回，6週間の継続で疾患活動性を悪化させず有酸素運動能力を改善させるという報告[7]もあることから，入院〜在宅までの運動負荷の目安となる。下肢関節の罹患状態によって運動のタイプを選択すべきであり，自転車エルゴメーターやプールでの歩行負荷，関節状態が慢性期で疼痛が落ち着いていれば歩行負荷も推奨する。簡易心拍数モニターも数多く販売されていることもあり，在宅における心拍数は，できる限り管理した状態で実施してもらう。いずれもend pointは，関節痛の増悪，呼吸苦，自覚的運動強度11〜13，下肢筋疲労の悪化などである。
- 自転車エルゴメーター実施時のポジショニングの注意点は，股関節，膝関節の過度の屈曲による疼痛の誘発である（図21）。

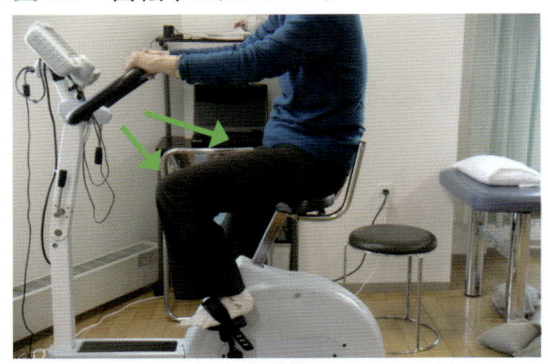

図21　自転車エルゴメーター

- リスク管理として，肺線維症などの肺疾患を伴うときは，ステロイドなどの薬物の量や呼吸状態（息切れ，呼吸数，咳の誘発など）に注意する。
- 生物学的製剤投与中で関節痛が落ち着いている状態での運動負荷は，過負荷になりやすい傾向にあり，下肢関節に少なからず力学的な負荷[8]をかけているので関節保護という視点からもコントロールが必要となる。
- 下肢関節の急性炎症期，消化器性出血，肝機能障害，腎機能障害，重度の貧血，急性期の肺障害の場合，禁忌である。

4 RA運動療法のパラダイムシフト

- 過去のRAの運動療法は，Gently and Slowly[9]といわれ，炎症＝安静というような愛護的かつ局所的な理学療法介入でしか実施できなかった。しかし近年，RAに対する運動療法のエビデンスが明らかになってきており[10]，理学療法士は，関節可動域や筋力という機能障害に対する視点のみならず，RA患者の身体活動をも含め，体力的側面を考慮しながら総合的に治療介入する時代へとシフトしている。RAという疾患と機能障害は共存してはいるが，残存している健康な能力を強化するという視点が必要となる。さらに生物学的製剤が次々と認可され，RA患者の治療選択肢が増え，その効果により劇的に身体活動が改善しているなかで，積極的な運動療法と関節保護を両立させることが今後の理学療法士に求められる責務と考える。

[文献]
1) 厚生労働省：健康づくりのための身体活動基準2013. http://www.mhlw.go.jp/
2) 沖田 実：関節可動域制限の発生メカニズムとその対処，理学療法学 39（4）：226-229，2012．
3) 越智隆弘ほか：リウマチ外来，p.161-169，メジカルビュー社，2001．
4) 八木範彦：RA患者の歩行障害に対する理学療法，理学療法学 38（3）：207-210，2011．
5) 木村千人：慢性関節リウマチ患者の体力，総合リハ 12：859-863，1984．
6) 成田 雅：RA患者における体力低下について，日本RAのリハビリ研究会誌 18：2004．
7) van den Ende CHM, et al : Evidence for the benefit of aerobic and strenghthening exercise in rheumatoid arthritis. Arthritis Rheum 49：428-434, 2004.
8) Simonsen EB, et al : Bone-on-bone forces during loaded and unloaded walking. Acta Anat 152：133, 1995.
9) 山本純己：テキストRAのマネジメント，p.107-122，メディカルレビュー社，1997．
10) STENSTRÖM CH, Minor MA : Evidence for the benefit of Aerobic and Strengthening Exercise in Rheumatoid Arthritis. Arthritis & Rheumatism 49：428-434, 2003.

III 治療の実際

2 物理療法

西山保弘

- 物理療法は，長期間，継続的に行うことで関節保護や変形の予防に繋がる。
- RA の物理療法は主に炎症関節に対し行う。各々の患部の病態を把握し，治療刺激を選択し強度を決定する。
- RA の活動性を炎症マーカーで確認し，炎症の程度で物理刺激の使い分けを行う。
- RA の物理療法の科学的根拠（evidence-based medicine: EBM）は，いまだ研究が不十分で全般的に低い評価にあるが，温泉療法や低出力レーザーは推奨されている。
- 物理療法は，一手段であり，基礎療法，運動療法，関節保護，リハビリテーション教育，スプリント療法などの効果を引き出す補助的手段になる。
- 炎症過程から修復までのメカニズムを理解する。
- 温熱刺激，寒冷刺激，電気刺激，光刺激，などが生体に与える影響と反応を理解する。
- 物理刺激は，部位，刺激強度，時間，期間などの要因で効果が変わる。
- 物理療法は，関節痛の程度だけでなく筋スパズムや浮腫など関節周囲の状態を観察しながら行う。
- 物理療法は，全身浴などの全身的アプローチと部分浴などの局所的アプローチがあり両者の違いを理解し使い分ける。
- 物理療法は，痛みや筋緊張を軽減し関節可動域制限や随意運動制限を改善する運動療法前治療の役割は大きい。

1 実施手順

- RA が活動期か安定期かを確認し，炎症所見と患部の状態を把握する。
- 目的症状が RA の関節炎症によるものか，それ以外か，といった情報を入手する。
- RA の痛み，腫脹，浮腫など医師により処方された物理療法の目的と期待される刺激効果を確認する。
- 物理刺激の部位と強度と時間を検討する。
- 経過を観察し変化を評価する。
- 復状況を評価し，継続効果があるかを再考する。
- 継続，終了，中止，他の物理刺激への変更を結果で判断する。

2 RAの炎症マーカーと物理療法

- RAの活動性はDAS28（disease activity score），SDAI（simplified disease activity index），CDAI（clinical disease activity index）で判断され，炎症が活発化した状態である活動期と，活動性が抑えられた状態または寛解状態にある安定期に分けられる。

- 炎症マーカーは，C反応性蛋白（C-reactive protein：CRP），血沈（erythrocyte sedimentation rate：ESR），血清アミロイド蛋白（serum amyloid A protein：SAA）などがあるがCRPのデータで判断が可能である。正常値は0.45mg/dL以下，RAでは症状の程度によって0.5mg/dLから1.0mg/dL以上まで変動する。CRPは1mg/dL以下が薬物療法で十分コントロールされた安定状態にある。

- 活動期でCRPが高値の場合は，関節痛や腫脹に対する物理療法の効果は判断しにくく，安定期でCRPが正常値の場合は，判断しやすい。

関節熱感の触診方法

- RAの活動性指標や炎症反応の値を基本に炎症関節の評価を行う。各々の炎症関節の評価を行う際，痛みの評価は主観的な評価法として重要であるが，関節熱感の触診は，直に関節の炎症の程度を知る簡易な触診法である。物理療法を実施する前に炎症関節の熱感や腫脹や痛む部位を直に触れて記録する必要がある。

- 炎症関節に手を当てると皮膚表面に熱を感じる。この関節熱感の温かい感覚を分類すると，表層熱，深層熱，軽微熱に分類できる。表層熱は皮膚の表層に熱を強く感じる場合で，深層熱はより深層の関節内に熱を感じる場合，軽微熱は局所に熱を感じないが体温同様，健側に比べ全体に温かさを感じる場合である。ここでは同時に各関節病期の物理療法の選択肢を説明する図4の「関節熱感の程度」を説明している。

- 各関節の判断方法を説明する。まず，健常人を日頃より触って安静時の正常関節の関節熱の程度を理解する。関節熱は体温の影響を受けやすく，体温37℃の高い人は温かく，体温35℃の低い人は冷たく感じる。膝関節を例にすると，中央である膝蓋骨を手で包むように当てる（図1①）。次に膝の内側部と外側部に当てる（図1②），図1③の○の部位の温度差を把握する。最後に膝窩にも手を当て，関節周囲の熱の違いを把握する（図1④）。肘は，肘頭部を包むように当て周囲を触る（図1⑤）。足首は内外果を包むように当てる。

- 次に各関節の関節裂隙に指先を当て，熱の違いをみる。正常関節は，皮膚を露出すると時間とともに冷えていく。健常人の関節皮膚温から基準を得て評価する。歩行直後など運動による皮膚温上昇を伴う場合は，しばらく室温に裸体関節を安静保持してから測定する。

- 表層熱は，初心者でもすぐに熱感を触察することができる。深層熱は手掌に意識を集中し注意深く熱を察知すると関節表面より深部に熱を感じる。軽微熱は関節が暖かい場合で正常関節の皮膚温を理解すれば，RAの炎症関節は軽微熱があることが理解できる。上達すると関節内の部位まで触察し感受できる。

図1　関節熱感の触診方法

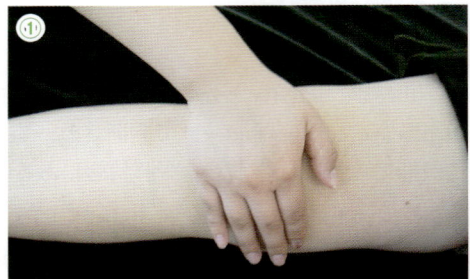

① 膝蓋骨の熱感をみる。

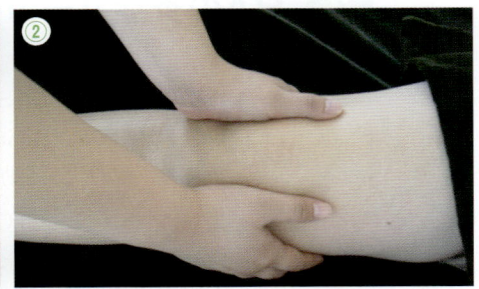

② 両関節裂隙の熱感をみる。

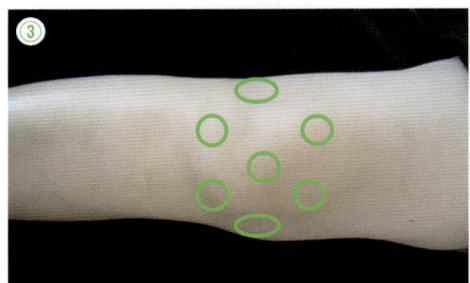

③ ○の部分の熱を比較してみる。

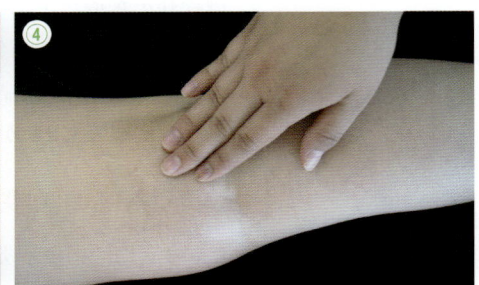

④ 膝窩部の熱感をみる。

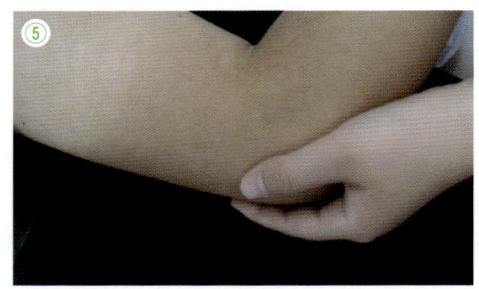

⑤ 肘頭部に当てる。

🟠 関節腫脹と関節水腫の触診方法

- RAの炎症関節は，腫脹が多くみられる。図2①は，関節の腫脹と水腫（関節液が溜まった状態）の著しい例で，下腿にも浮腫が認められる。関節腫脹があれば膝蓋骨の皮膚周囲の皺（しわ）がなくなる。関節腫脹の程度は炎症の程度を表す。

- 次に関節水腫を判断する方法を紹介する。膝伸転位で大腿中央から膝蓋骨に向けて絞るように圧迫を加えていく（図2②）。関節液が溜まっている場合，膝蓋骨が関節面より浮いて隙間が生じ，膝蓋骨を指で上方から押さえると骨同士がコツコツと当たる感覚がある（図2③）。関節液の貯留が少ない場合は，図2④のように膝蓋骨直下の皮膚がわずかに膨らむ。

- 膝の関節水腫は，屈曲制限を起こし，無理に曲げると関節裏が突っ張る痛みを訴える。関節病態を的確に観察するためには，炎症前の情報を聞き取る必要がある。発症早期，片側のみ腫脹を有する場合は，腫脹の程度が健足との左右差から理解できる。維持期のRAで左右とも関節炎を伴う場合は，熱感と痛みを伴えば腫脹や水腫がないことはまれである。

図2 関節水腫の見方

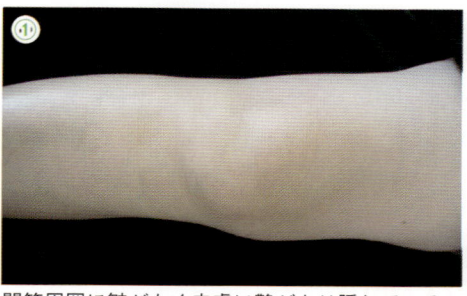

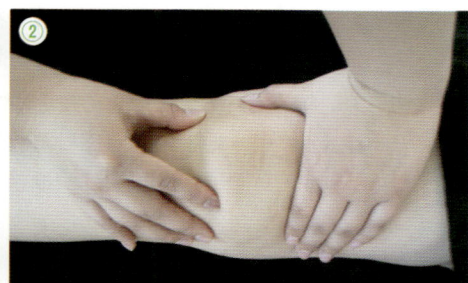

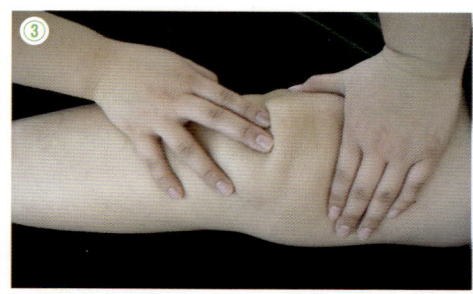

① 関節周囲に皺がなく皮膚に艶があり腫れていることがわかる。

② 関節腫脹か関節水腫かを皮膚を絞り確認する。

③ 関節液が多く溜まっていると膝蓋骨は浮き，押さえる大腿骨関節面に当たる。

④ 関節液が少ない場合は，膝蓋骨遠位部に膨らみができる。

○物理刺激の強度と目安

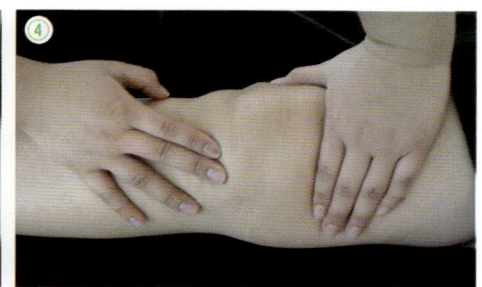

- 生体に対する刺激の強度と神経や筋の興奮性についてアルント・シュルツの刺激法則（Arndt Schulz rule）がある（図3）。弱い刺激をすると神経機能を喚起し，中程度の刺激で神経機能を興奮させ，強い刺激は神経機能を抑制し，最強度の刺激で静止する生理学的方法である。物理療法の刺激の目安になり，弱い刺激もしくは中程度の刺激を強度に用いるとよい。

図3 アルント・シュルツの法則

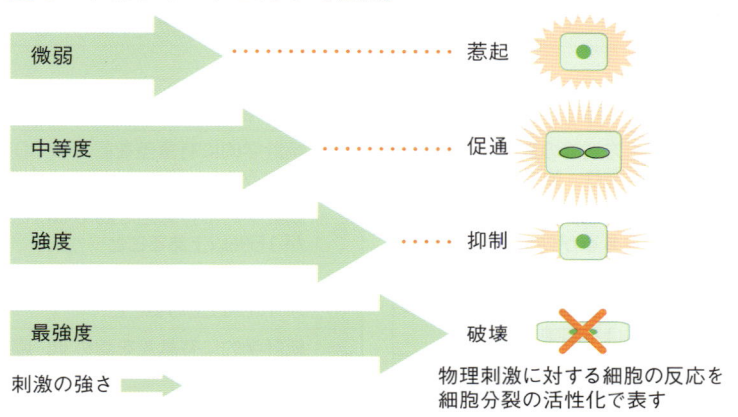

微弱 → 惹起
中等度 → 促通
強度 → 抑制
最強度 → 破壊

刺激の強さ →

物理刺激に対する細胞の反応を細胞分裂の活性化で表す

- 関節熱感，関節腫脹，関節痛が著しい RA の活動性が高い炎症関節への物理療法は，微弱刺激から開始する。刺激の感受性は患者ごとに異なる。失敗しないためには関節の炎症状態に併せた微弱刺激より開始し，徐々に中程度の刺激まで漸増するとよい。
- まずは患者の反応を参考にする。さらに臨床的表現であるが，刺激により患者が「心地よい」と感じる程度を弱い刺激，または「少し強いが気持ちがよい」と感じる程度，あるいは治療後に「楽になった」などの即時効果が得られる範囲を中程度の刺激と考え目安にする。

○ RA の物理療法の EBM

- 日本リウマチ財団がまとめた EBM に基づく治療ガイドラインには，温泉療法と低出力レーザーが推奨されている[1]。RA の物理療法に関するメタ・アナリシス[1-8]のシステマテックレビューやガイドラインから EBM のある物理療法をまとめた（表1）。システマティクレビューの共通点は，メタ・アナリシスの対象になる研究論文が少なく，研究方法論がまちまちで症例数が少ないことより科学性が乏しい点を指摘している。

表1 RA の物理療法の EBM

物理療法	日本リウマチ財団	コクランライブラリー	Ottawa Panel
低出力レーザー療法	C	B	A（痛み），C（機能，筋痛，筋力，ROM）
温泉療法	B	B	
温泉泉質	C		
温熱療法		C	
超音波療法		C（水中法）	A（筋痛），C（関節腫脹，朝のこわばり）
寒冷療法		C	
水治療法			
ホットパック			
パラフィン浴と運動			A（手指と手首痛み＋運動），C＋（痛み，ROM，筋力）
渦流浴・気泡浴			
光線療法			
電気刺激		C	
低頻度経皮的電気刺激		C	A（手指と手首痛み），C＋（筋力）
高頻度経皮的電気刺激			C（痛み，関節のこわばり），C＋（RA 病状＋活動性）
徒手療法			

日本リウマチ財団の推奨度

A	治療を強く勧める
B	治療を勧める
C	勧めるだけの根拠がない
D	治療を勧められない
空	科学的根拠の評価がなされていない，または記載なし

コクランライブラリーの推奨度

A	方法論の質が高く EBM あり，強く勧める
B	方法論の質が不十分であるが効果あり，EBM は不明確
C	方法論が不適切，EBM は不明確
D	効果なし勧められない
空	科学的根拠の評価がなされていない，または記載なし

Ottawa Panel の推奨度

A	統計学的に有意差を認める RCT が1つまたはそれ以上あること，臨床的に有効な効果が 15％以上あること
B	統計学的に有意差を認めること，臨床的に有効な効果が 15％以上あること
C	統計学的に有意差を認めないが，臨床的に有効な効果が 15％以上あること
C+	統計学的に有意差を認めず，臨床的に有効性がない結果をもつ
D	統計学的に有意差を認める RCT が1つまたはそれ以上あるが，有効なコントロールがない
空	報告なし

（　）の内容により推奨度が異なる。

◯ 関節痛に対する物理療法の選択

- 物理療法の選択は，医師の処方で決定されるが，物理療法の選択や刺激強度や効果は医師に情報を提供しながら施行する．
- 各関節病期の物理療法の選択肢（図4）のフローチャートを説明する．
- 活動期，安定期（維持期）は，炎症マーカーを参考に決定する．障害期とは，罹病期間の長期化により関節破壊とともに機能障害が生じている時期を意味する．
- 図4の関節熱感は，図1で示した関節熱感の触診方法を参考に熱感を表層部に熱く感じられる場合を（＋＋），深層部に熱く感じられる場合を（＋），表層部が暖かく感じられる場合を（＋－），表層部が不感温か冷たく感じる場合を（－－）で表示している．
- 関節腫脹は，図2①のように著明な場合を（＋＋），それ以下の腫脹を（＋），腫脹がなく皺がみられる場合を（－）として評価する．
- 関節熱感と関節腫脹で該当する組み合わせを選択する．
- 次に安静痛と運動痛の状態で判断し，さらに温熱・寒冷療法のいずれかが選択される．
- 活動期にあり炎症マーカーが高値を示し，関節熱感と腫脹を伴う場合は寒冷療法を選択する．
- 安定期のオーバーユースによる炎症関節で関節熱感が（＋＋）で著明な場合は，寒冷療法に比重を置き，関節熱感（＋）程度であれば温熱療法に比重を置く．
- 軽い関節熱感と痛みを伴う場合は，ホットパック，パラフィン，温浴などの温熱療法が有効である．全身浴となる温泉プールは，運動療法も併用でき有効である．
- 炎症マーカーが1mg/dL以下の低値にある障害期は，長年の関節変形や関節破壊により機能障害を有する場合が多い．安定期や障害期にみる関節熱感（＋＋），関節腫脹（＋＋）は温熱療法優位の選択が望ましい．これは，関節周囲の筋スパズムや結合組織の伸長性を改善しながら痛みを軽減する意図や痛みの閾値を上げる目的がある．
- 選択肢内の最も適した物理療法の選択は，実際に行いながら検討する．患者が感じる効果，改善への微妙な反応を参考に変更を加え決定していく．
- 関節熱感が（＋＋）でも寒冷療法のアイスパックや冷水浴が痛みを増悪することがある．図4の選択肢で寒冷療法が合わない場合は，温熱療法を選択する．
- 選択された物理療法は，症状の悪化がない場合，長期的に行うことで少しずつ痛みの軽減や関節腫脹の改善を伴うのがRAの物理療法効果の特徴である．短期的変化より長期的変化に目を向ける．

図4　各関節病期の物理療法の選択肢

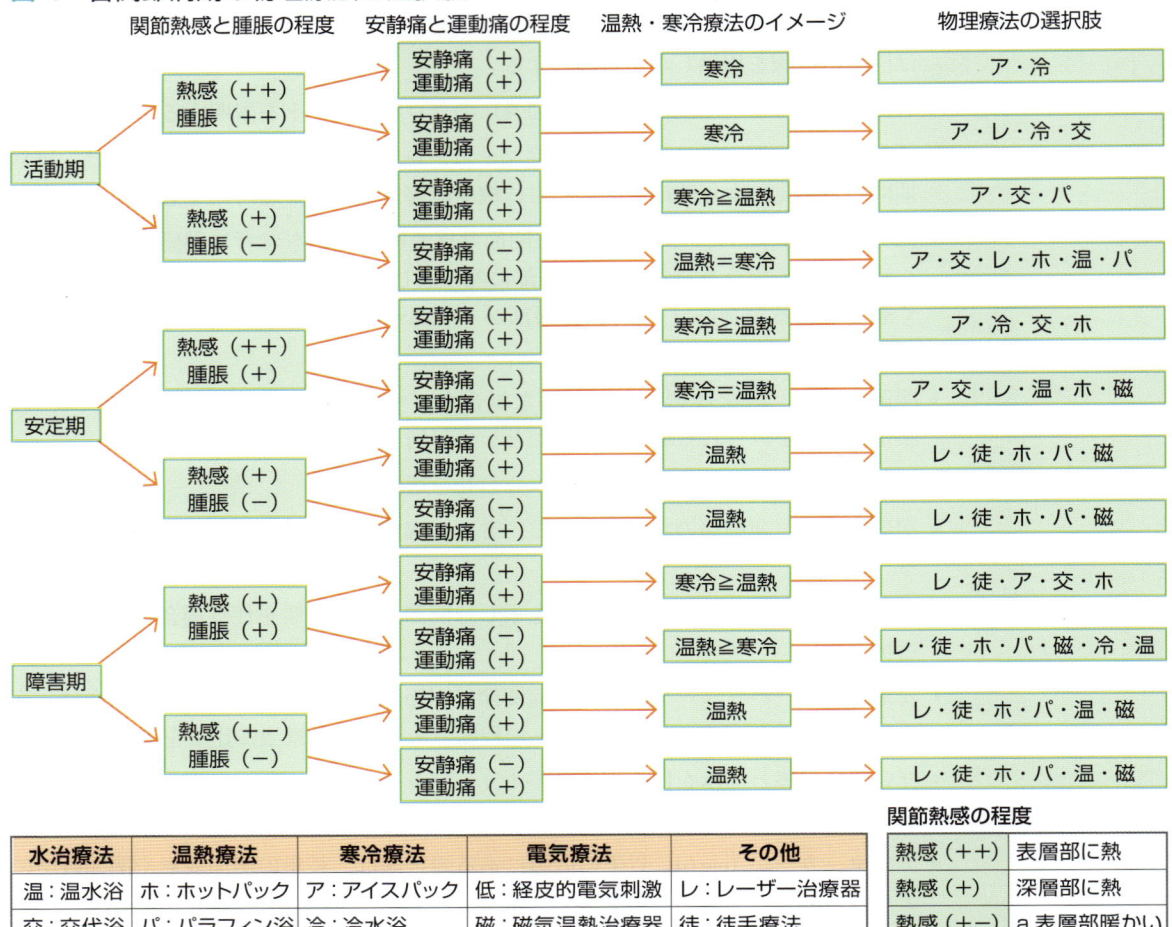

病期	関節熱感と腫脹の程度	安静痛と運動痛の程度	温熱・寒冷療法のイメージ	物理療法の選択肢
活動期	熱感（++）腫脹（++）	安静痛（+）運動痛（+）	寒冷	ア・冷
		安静痛（−）運動痛（+）	寒冷	ア・レ・冷・交
	熱感（+）腫脹（−）	安静痛（+）運動痛（+）	寒冷≧温熱	ア・交・パ
		安静痛（−）運動痛（+）	温熱＝寒冷	ア・交・レ・ホ・温・パ
安定期	熱感（++）腫脹（+）	安静痛（+）運動痛（+）	寒冷≧温熱	ア・冷・交・ホ
		安静痛（−）運動痛（+）	寒冷＝温熱	ア・交・レ・温・ホ・磁
	熱感（+）腫脹（−）	安静痛（+）運動痛（+）	温熱	レ・徒・ホ・パ・磁
		安静痛（−）運動痛（+）	温熱	レ・徒・ホ・パ・磁
障害期	熱感（+）腫脹（+）	安静痛（+）運動痛（+）	寒冷≧温熱	レ・徒・ア・交・ホ
		安静痛（−）運動痛（+）	温熱≧寒冷	レ・徒・ホ・パ・磁・冷・温
	熱感（+−）腫脹（−）	安静痛（+）運動痛（+）	温熱	レ・徒・ホ・パ・温・磁
		安静痛（−）運動痛（+）	温熱	レ・徒・ホ・パ・温・磁

水治療法	温熱療法	寒冷療法	電気療法	その他
温：温水浴	ホ：ホットパック	ア：アイスパック	低：経皮的電気刺激	レ：レーザー治療器
交：交代浴	パ：パラフィン浴	冷：冷水浴	磁：磁気温熱治療器	徒：徒手療法

関節熱感の程度

熱感（++）	表層部に熱
熱感（+）	深層部に熱
熱感（+−）	a 表層部暖かい
熱感（−）	表層部冷たい

3 物理療法の実際

- RA の物理療法の特徴を優先して説明する。適応症状については，図4を参考に選択する。ここでは，方法，ポイント，禁忌などを説明する。

◯ 温熱療法

- 共通ポイント：活動期の関節熱感（++）および関節腫脹（++）は，高温の温熱刺激を関節に直接加えることは火に油を注ぐようなもので好ましくない。刺激場所は関節周囲筋に行う方法が望ましい。
- 患者は活動期の著明な炎症関節を除けば寒冷刺激より温熱刺激を好む。それは単に痛覚閾値が上がるためという説もあるが，患者はリラックスを得られ束の間の安堵の心理状態になる効果が高い。簡易にできる温熱療法は自宅でも勧める。
- 禁忌：細菌感染により炎症が助長された感染性炎症関節や皮膚炎である。

物理療法

○ ホットパック

- 方法：ホットパックをバスタオルで2重に巻くことで熱伝導性が下がり活動期の炎症関節やその関節周囲筋に当てやすくなる（図5a）。パック自体をビニールで巻かない湿性ホットパックはスチーム効果に優れる。熱湯による熱傷や衣服が濡れるなどの安全面からビニールで巻く方法が用いられている。（図5b）。
- 禁忌：活動期の関節熱感（++），関節腫脹（++）の炎症関節部への直接加温は行わない。
- ポイント：関節熱感（++）の場合は，直接関節に当てず関節周囲筋を中心に包む。関節熱感（+）は，関節周囲を含む筋スパズムの高い屈筋群，内転筋群に行う。

図5　ホットパック

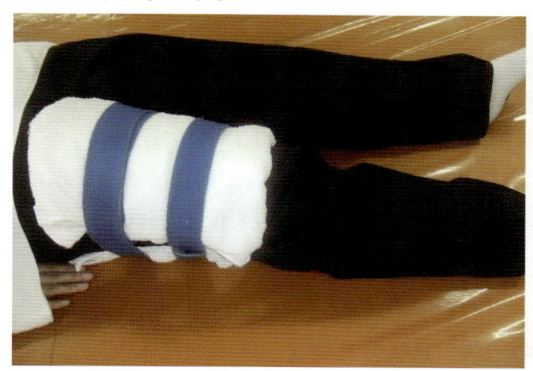

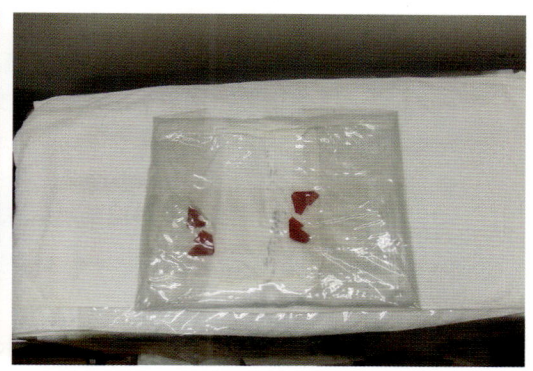

a　膝関節周囲筋への施行例

b　ビニールで巻いたホットパック

○ パラフィン（グローブ法）

- 方法：手関節，指関節の疼痛軽減，関節可動域改善，関節腫脹の改善，前腕部のリンパ浮腫（図6a），手内筋，骨間筋の筋スパズムの軽減，発汗を伴う循環促進を目的とする安定期と障害期の関節熱感（+）や関節腫脹（+）の炎症関節が適する。パラフィン皮膜を破らないよう回数毎により遠位部へと浸けていく。7～8回ほど繰り返し患部を浸してビニール袋で包み，その上からバスタオルで熱が逃げないように巻く。浮腫のある場合は手指から肘近くまで浸すことを勧める（図6b）。パラフィンの温熱とパック効果で皮膚の発汗が生じることが効果の秘訣である。保温性が高まるように十分タオルで包みバンドで止める。保温時間は15～20分間とする。
- 禁忌：レイノー症状を有する患者。皮膚の創傷や感染症による発赤した患部，潰瘍を有する指先，活動期の関節熱感（++），関節腫脹（++）の場合などは行わない。
- ポイント：関節熱感（+）の手関節，指関節に適応で手指にも効果がある。
- 特にRAの前腕から手指にかけて現れるリンパ浮腫への少ない対応策である。リンパ浮腫への効果は，週2回以上を半年かけて根気よく行う。効果は，徐々に現れる。図6cは両側にリンパ浮腫を認めた症例で，パラフィン浴を1年以上行い，浮腫軽減を認めた。

図6 前腕リンパ浮腫

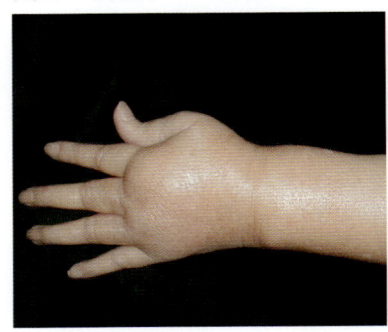

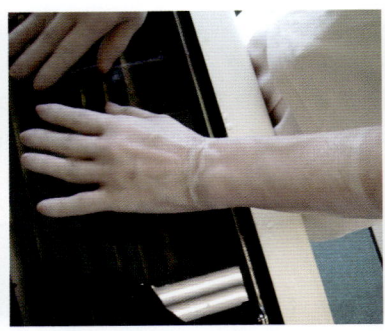

a 手のリンパ浮腫　　b パラフィン浴の正しい例　　c リンパ浮腫改善例

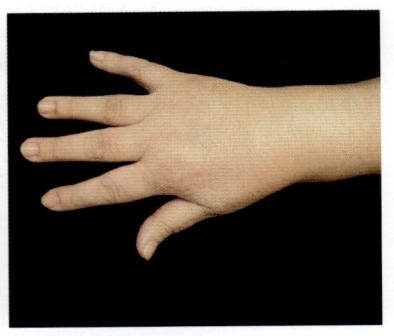

○水治療法

- RAの水治療法には，運動浴，気泡浴，渦流浴，手浴，足浴がある。他に温熱刺激と寒冷刺激交互に加える交代浴がある。温水の部分浴は関節のこわばりを軽減し全身の温熱効果も生じる。運動療法前治療としては簡便な方法である。全身浴に比べ体力消耗や疲労感が少なく自宅でも手軽にできるのが利点である。本項では全身運動療法になる温泉運動浴，温浴（手浴，足浴，炭酸浴），交代浴，冷水浴について説明する。

▶ 温泉運動浴

- 方法：活動期から障害期の全域，易疲労性がなく体調が整えば開始する。温度は，夏は36℃，冬は37〜38℃，入浴時間は患者の易疲労性を考慮して初めは10分間から開始，最大で20分間。運動方法は歩行を中心とする。上肢下肢ともに変形や関節拘縮と逆方向への関節運動，あるいは運動制限を改善する方向への運動を行う。すなわち関節可動域運動を緩やかなリウマチ体操をイメージした運動方法でゆっくりと行う。

- 体力の回復程度に合わせ十分に体が温まるまで歩行や関節運動を行う。運動浴内での運動方法の実際を示す。活動期からの全身調整的な回復には，アルント・シュルツの法則（図3）を参考に心地よい疲労感を与える入浴時間と運動量を調整することが大事である。体が冷えた場合は，入浴後は体を温める必要がある。

- 禁忌：体温37℃以上，CRP2mg/dL以上の炎症度が高く易疲労性の活動期の患者は，医師とよく相談して負担にならないよう観察を怠らないようにする。

- ポイント：活動期からの回復時は，穏やかな温熱効果と浮力を利用した関節運動を行う。水温が高い温泉などは保温効果を利用して体の芯まで温めると筋緊張が和らぎ全身的なリラックス効果が得られる。

▶ 温浴［手浴（図7）・足浴（図8）］

- 方法：40〜42℃の温浴に手指や足部を15〜20分間浸す。患部のみだけではなく全身を温める効果がある。部分浴であるが手浴は前腕部まで温めると全身の温熱効果も持つ。手指のこわばりを改善する。感染症を配慮し利用者ごとに温水を入れ替える。温水を入れ替えられない場合は，消毒液を入れる。気泡浴はレジオネラ菌などの殺菌を十分行う。

- 禁忌：手指，足趾の変形，胼胝（タコ）により感染症を起こし発赤した患部。皮膚の創傷部には行わない。40℃以上の高温浴には，レイノー症状を有する患者，指先の潰瘍，循環障害を有する場合には行わない。
- ポイント：部分浴は40℃の温水で15〜20分間，手指（手浴），前腕，足部（足浴）に行う。気泡発生装置や渦流浴はマッサージ刺激をもたらすのでより循環の促進が行われる。
- 洗面器やバケツを用い手軽に自宅でできる治療法である。家庭でできる関節保護を目的としたプログラムにもなる。実施方法は，十分なオリエンテーションを行う。

図7 手浴

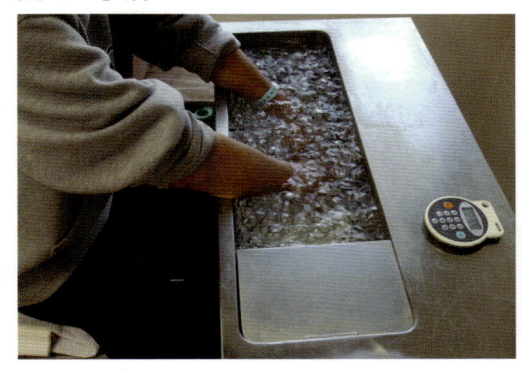

図8 足浴

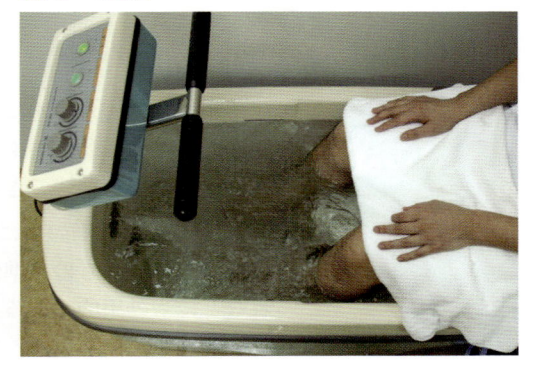

▶ 交代浴（図9）

- 温熱刺激の合間に寒冷刺激を加える治療法で，古くはしもやけ治療として用いられていた。適応疾患にはバージャー病，末梢動脈閉塞疾患，反射性交感神経ジストロフィー（CRPS）などの治療法に用いられている。RAにも関節腫脹や痛みの軽減に適応可能である。
- 方法：温浴と冷水浴を交互に行う部分浴である。方法は，40〜42℃温浴に4分浸した後，15℃の冷水浴に1分浸す。これを3〜4回繰り返し，最後は温浴4分で終わる。全体で20〜25分間行う。痛みの改善が少ない場合は，15℃は寒冷の侵害刺激であり15℃より高い水温18〜20℃で行うと適刺激となる場合がある。
- オリエンテーションを行い実施方法の説明を掲示する。
- 禁忌：手指，足趾の変形，胼胝（タコ）により感染症を起こし発赤した患部，レイノー症状を有する患者や指先の潰瘍，循環障害を有する場合には行わない。
- ポイント：冷水浴の温度は15℃以下に下げないこと。温浴で終わること。
- 実施後の鎮痛効果が持続する。自宅でできるリハビリとして勧められる。

図9　交代浴

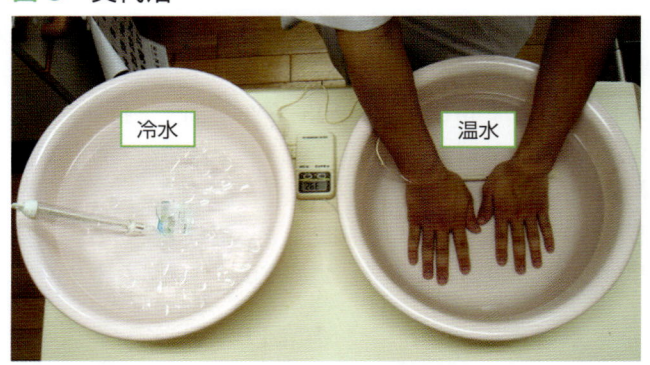

▶ 炭酸浴（図10）

- 炭酸浴は，皮膚から水に溶解した二酸化炭素が吸収され，皮膚の血管を拡張させ血流を改善させる効果がある。血管炎や糖尿病による下腿部の潰瘍や壊疽部の改善を促通する効果が期待できる。
- 方法：37℃の温浴の中に炭酸入浴剤タブレットを1錠入れて入浴する。1日2回洗面器は大きめのものを準備する。治療時間は10〜15分間で手や足趾の潰瘍，肌荒れなどにも効果的である。皮膚に潰瘍がある場合は，潰瘍直下に炭酸入浴剤タブレットを置き，湧き上がる気泡が潰瘍部に当たるようにする。皮膚全体に気泡が付着する状態になる。
- 禁忌：炭酸泉は本来的に副作用が少ない。低血圧によるめまい，立ちくらみなどを起こしやすい人，心疾患患者，気管支炎，肺疾患などは高炭酸血症になりやすいので注意する[10]。

図10　炭酸浴

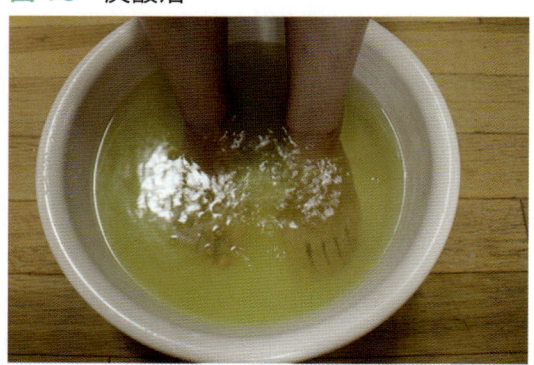

○ 寒冷療法

- 寒冷療法には，持続的冷却装置，冷水浴，アイスパック，クリッカー，アイスマッサージ，極低温治療器などがある。本項目では，普及率が高く安価でRAに一般的と思われる持続的冷却装置，冷水浴について説明する。図4の活動期の関節熱感（＋＋），関節腫脹（＋＋）の症状にある対応策としては寒冷療法が温熱療法よりも好まれ痛みの緩和作用が大きい。

▶ 持続的冷却装置（アイシングシステム）（図11）

- 温度も調節でき冷却時間を長くすることでより深部まで冷却可能である。しかし，手関節，手指，足関節にはパッドが巻きにくく皮膚とパッド表面間に隙間が生じやすい。
- 方法：シグマックス社製のアイシングシステムが使われている。冷却温度は5℃まで下げることが可能であるが慣れるまでは冷えすぎに注意する。設定温度は，通常5℃での設定でいつでも使えるよう電源を入れている。初回は，タオルをかぶせてその上をパッドで包む。慣れるとタオルが取れ，直接皮膚に行う。パッド表面についた結露を拭き取る。患部に適したパッド形状を選択する。実施中は冷えすぎのチェックを行う。時間は15〜20分とする。
- 禁忌：冷却後に患部の痛みが憎悪する例，患部の皮膚に潰瘍や傷がある場合には行わない。
- ポイント：活動期の著明な炎症関節，関節熱感（＋＋），関節腫脹（＋＋）の症状にある関節に特に適する。関節熱感（＋）の関節にも基本的に適応できる。
- 活動期でも実施後，痛みの憎悪を訴える症例もある。この場合は中止する。

図11　膝に対するアイシングシステム施行例

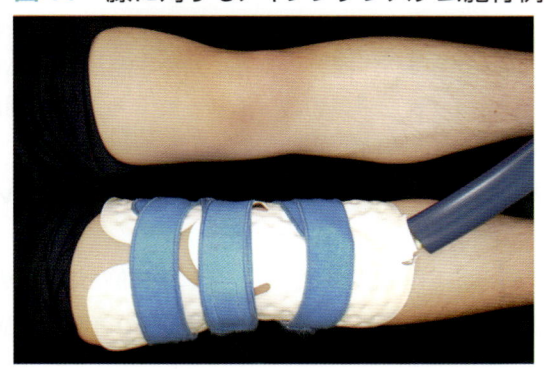

▶ 冷水浴（図 12）

- 方法：10℃〜18℃の冷水を洗面器に準備して活動期にある関節熱感（＋＋），腫脹（＋＋）を伴う手指，肘関節，足関節を5〜10分間浸ける。特に冬場は，体まで冷やめすため免疫力の低下した高齢者は風邪を引かないように注意する。10℃以下の冷水温度は，1分以上浸すと冷感覚は痛覚に変わる。無理のない15℃前後の温度設定が好ましい。
- 禁忌：活動期からの回復にある体力のない高齢者。高血圧症。手指・足趾の変形，胼胝（タコ）により感染症を有する場合，レイノー症状を有する患者や指先の潰瘍，循環障害を有する場合には行わない。
- ポイント：持続的冷却装置（アイシングシステム）に準じる。

図 12　冷水浴

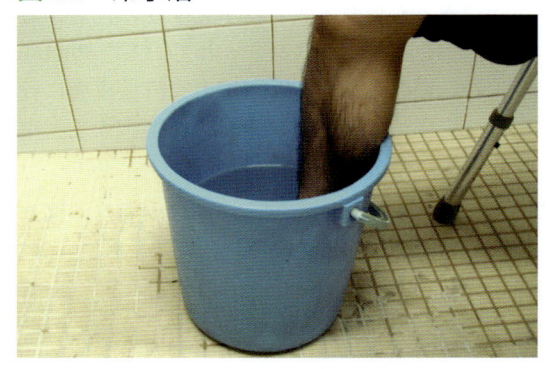

● 電気療法

- 関節痛よりはその周囲の筋スパズムから派生する筋肉痛に適応する。メタ・アナリシスでは，骨間筋の萎縮予防，握力の改善に効果を認めた EBM がある。臨床でも炎症関節自体への疼痛改善効果は希薄である。むしろ，関節周囲筋への疼痛改善，筋スパズム軽減，筋萎縮予防効果が期待できる。

▶ 経皮的電気刺激（transcutaneous electrical nerve stimulation: TENS）

- 方法：目的とする筋肉に電極を貼る（図 13）。特に手内筋と手指の痛み，筋萎縮がある。
- 禁忌：図 4 の関節熱感（＋＋），関節腫脹（＋＋）の著明な炎症関節への直接刺激は避ける。
- ポイント：強度の電気刺激を炎症関節周囲筋に行わない。中等度以下で行う。

図 13　TENS

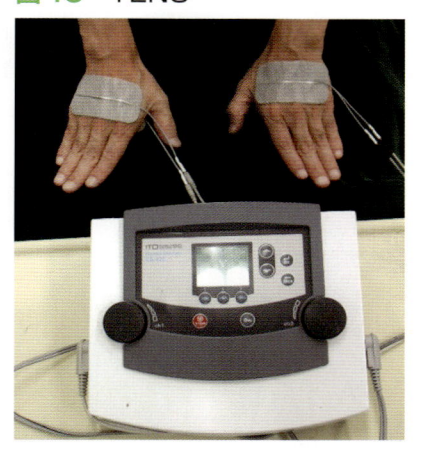

▶ 磁気加振式温熱治療器

- 図14のホットマグナー®（CHUO社製）は，磁気・温熱・振動の3つの刺激があり安定期から障害期の関節痛に効果を示す。
- 方法：導子で患部を包む。
- 禁忌：深達性熱伝導性があるため金属挿入部，人工関節置換部位には行わない。
- ポイント：関節熱感（＋）または（＋−）の関節。肩をかけるときに腰も同時に行う。

図 14　磁器温熱療法（肩）

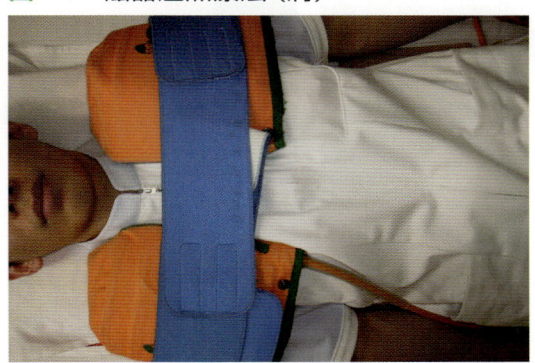

○その他

▶ 近赤外線治療器

- 推奨される治療である。機種はスーパーライザー治療器（図15）がある。
- 方法：活動期から障害期の炎症関節の疼痛部位に実施可能。疼痛部位を的確に探し，その部位の深部に的確にレーザー光を当てる。実施中に患者が動くと照射部がずれる。ずれると効果が出にくい。関節に直接当てても副作用はないが，長時間の照射で火傷を起こすため注意する。
- 禁忌：活動期の著しい体力低下を伴う場合には行わない。

- ポイント：照射部位を的確に探ること。疼痛部に照射すること。膝（図16a，図16b），の各関節裂隙部がポイントになる。照射ポイントは，トリガーポイントや東洋医学のつぼが用いられる場合もあるが，RAでは関節疼痛部に直接照射する方がよい。照射部の決定は関節裂隙部を強めに指先で圧迫を加え，痛みの誘発程度で部位を決める。

図15　スーパーライザー治療器

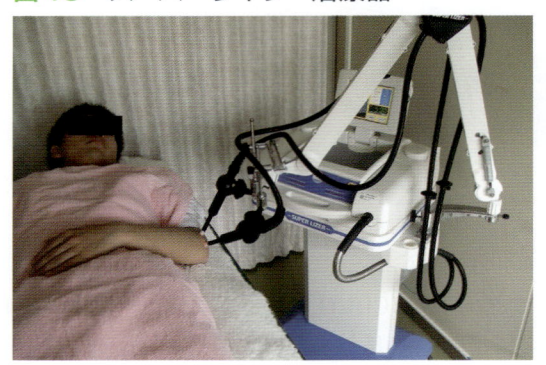

図16　近赤外線治療器の膝関節の照射部位

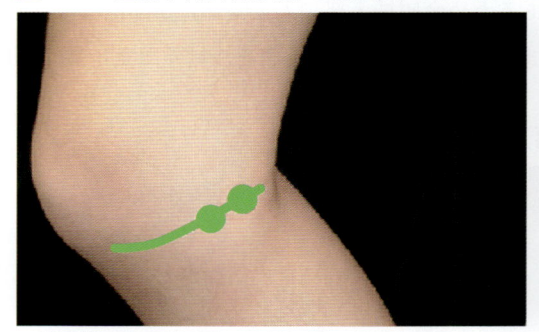

a 膝関節内側関節裂隙の照射部位　　b 膝前額面の照射部位

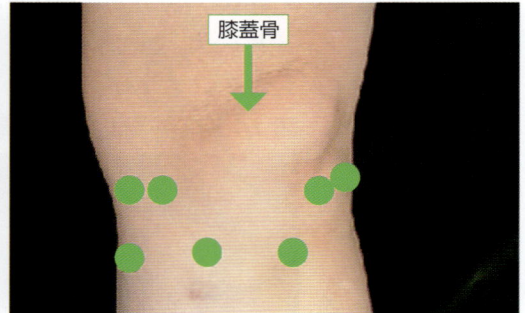

▶ 徒手療法

- RAに対する軟部組織の徒手療法は，運動療法前に行うと痛みや筋緊張が軽減され関節可動域の可動範囲の改善をもたらす。しかし，そのシステマテックレビューは研究報告不足によりEBMは不十分とされている[3]。ここでは，軟部組織の徒手療法として皮膚や筋膜や骨膜の広範囲に存在する侵害受容器，すなわちポリモーダル受容器や高域値機械受容器を徒手的機械的刺激で感作させ，その生理的反応を応用した手技を説明する[11, 13]。

- 徒手による侵害性機械刺激（以下，徒手刺激）の刺激部位は，随意運動筋群と結合組織におよぶオーバーユースにより痛覚過敏化した部，炎症関節がある一肢全体の痛覚過敏部，炎症関節腫脹部位と関節周囲筋群の痛覚過敏部である。各関節病期の物理療法の選択肢（図4）で示した活動期を除く安定期と障害期の熱感（＋＋），腫脹（＋），安静時痛（＋）にある炎症関節を対象とする。以下，膝関節の治療を紹介する。

物理療法

- 方法：痛覚過敏部での徒手刺激のポイントを4つあげる[13]。①表層組織から深層組織に，細胞組織を押し捻りつぶさない深達度の高い徒手的機械的刺激を加える。②刺激強度は痛覚閾値が低い過敏部を痛みで感作できる最低限の刺激量で刺激する。アルント・シュルツの刺激法則に従って中等度の刺激を目安に繰り返し感作を引き起こす。③患者が感じる痛みは，「痛いが心地よい」もしくは「少し痛い」程度を目安に刺激を反復させる。④筋間隙を利用して深層の筋膜や骨膜の結合組織の痛覚過敏部位を刺激する。侵害受容性感作は，指先で触れる，軽く押す程度でも十分引き起こる。徒手刺激は，表層部より深層部に存在する見えないポリモーダル受容器や高域値機械受容器の痛覚過敏部をターゲットにする。一関節の施行時間は5分間程度で，四肢の関節をすべて行なっても20～30分程度で終了する。
- 膝関節の刺激領域（図17a）と刺激の実際（図17b）を示す。図18は生物学的製剤未使用の安定期から不安と歩きすぎにより一転して右膝関節が熱感（++），腫脹（+），安静時痛（+）になった症例の侵害受容性徒手療法による効果を写真で示す。図19はそのシングルケーススタディでの10m歩行時間と痛みの変化（Numeric Rating Scale，NRS）を示す。いずれも即効的改善を認めた。
- 適応：図4の安定期と障害期の関節熱感（+）・（+ー）の炎症関節を有する場合に勧める。
- 禁忌：皮下出血を起こしやすい部位，実施により痛みが増悪を繰り返す場合は中止する。活動期あるいはCRPが高値，全身的に易疲労状態にある場合なども行わない。

図17　炎症性膝関節に対する大腿部の刺激領域と施行例

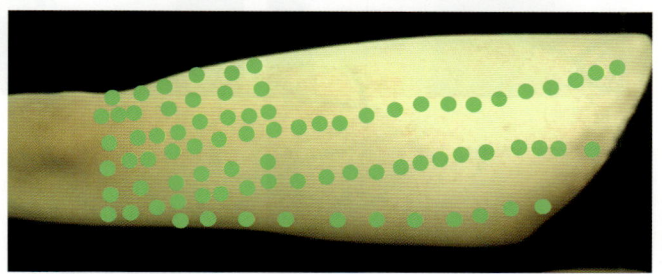

a 膝関節の刺激領域
● 部分が刺激点を表す。

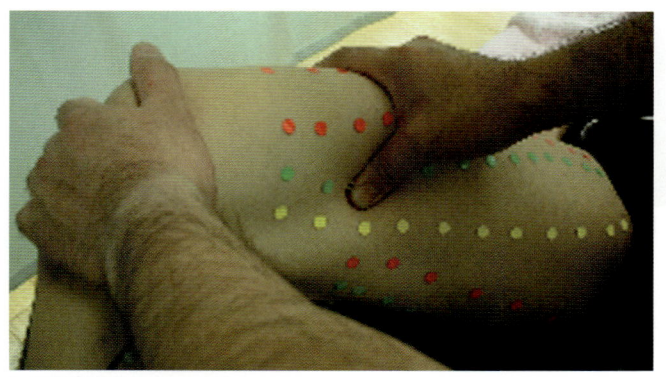

b 膝関節内側刺激の実際

図18 侵害受容性徒手的機械刺激による症例の関節腫脹の変化

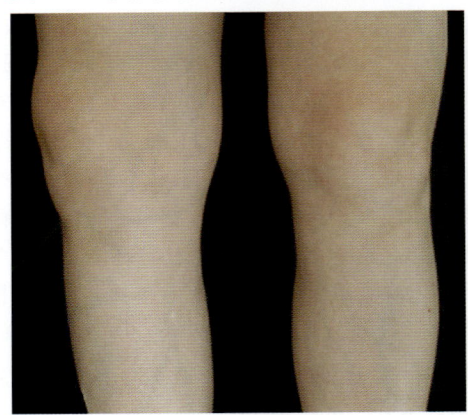

a 開始当初

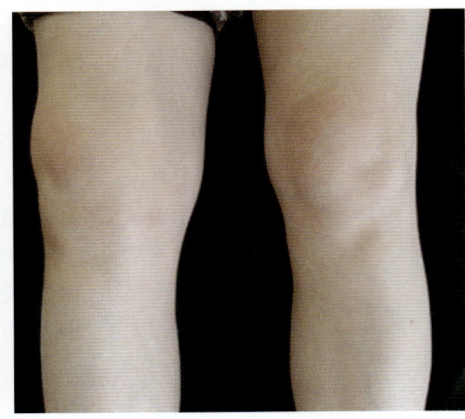

b 3日目

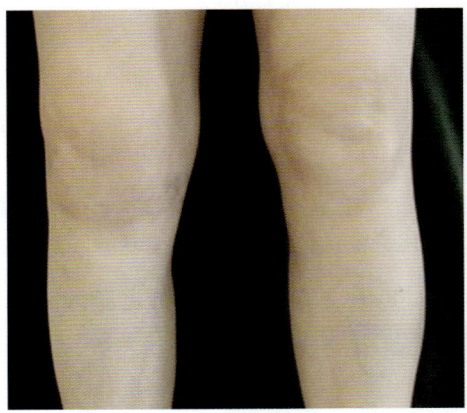

c 14日目（退院時）

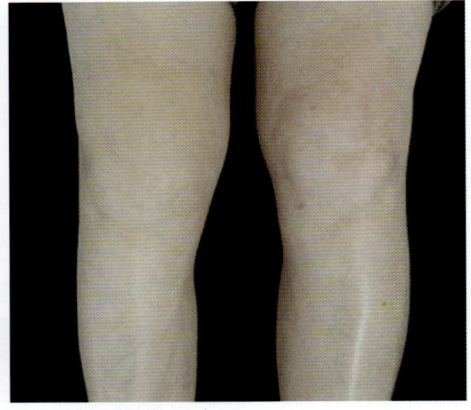

d 65日目（外来リハ）

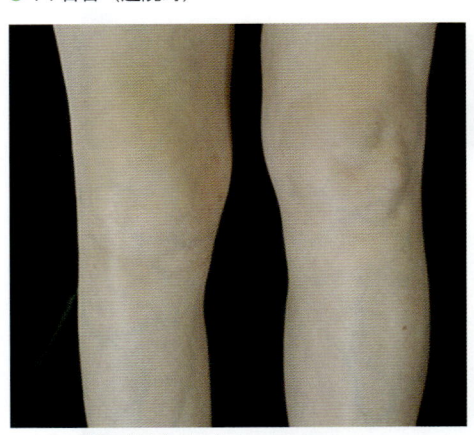

e 125日目（外来リハ）

写真機の位置を固定化し症例の両膝を同時に撮影した。各図は，リハビリ開始時，3日目，14日目（退院時），65日目（外来リハ），125日目（外来リハ）までの関節変化を示している。なお，無変化の左膝関節の大きさで同サイズに調整した。

図19 RA症例の10m歩行所要時間とNRSの変化

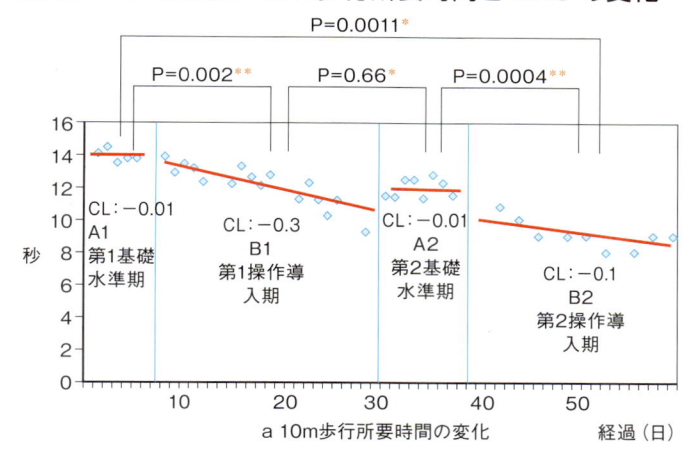

a　10m歩行所要時間の変化

b　NRSの変化

＊P<0.05
＊＊P<0.01

10m歩行所要時と NRS 変化は，シングルケーススタディで行った。第一基礎水準期（入院安静時）をA1期，第一操作導入期（リハ介入から退院までの期間）B1期，第2基礎水準期（退院から外来リハ開始時までの期間）A2期，第2操作導入期（外来リハ開始から2カ月までの期間）B2期としてCLを求め図内に示す。

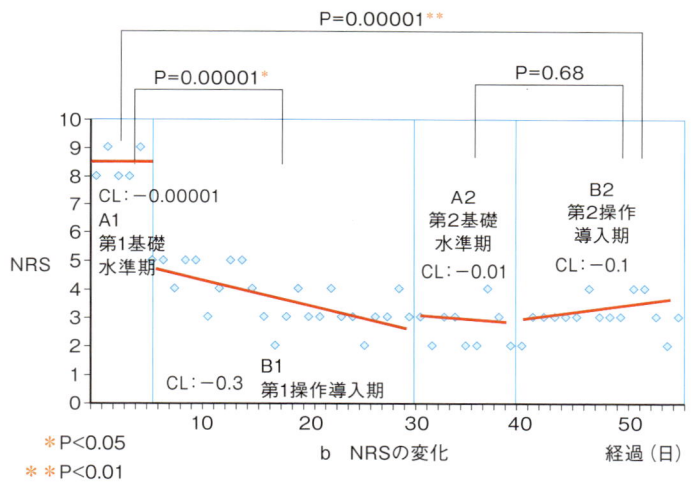

[文献]
1) 越智隆弘，山本一彦監修：改訂版　診断のマニュアルとEBMに基づく治療ガイドライン，p.143-154，財団法人日本リウマチ財団，2004.
2) Ottawa Panel : Ottawa Panel Evidence-Based Clinical Practice Guidelines for Electrotherapy and Thermotherapy Interventions in the Management of Rheumatoid Arthritis in Adults，Physical Therapy84（11）:1016-43，2004.
3) Ottawa Panel : Ottawa Panel Evidence-Based Clinical Practice Guidelines for Therapeutic exercises in the Management of Rheumatoid Arthritis in Adults，Physical Therapy84（10）:934-972，2004.
4) Brosseau L, et al. : Low level laser therapy (Classes I, II and III) for treating rheumatoid arthritis.Cochrane Database Syst Rev（4）: CD002049，2005.
5) Verhagen AP, et al. : Balneotherapy for rheumatoid arthritis.Cochrane Database Syst Rev（4）:CD000518，2003.
6) Casimiro L, et al. : Therapeutic ultrasound for the treatment of rheumatoid arthritis.Cochrane Database Syst Rev（3）:CD003787，2002.
7) Brosseau LU, et al. : Electrical stimulation for the treatment of rheumatoid arthritis.Cochrane Database Syst Rev（2）:CD003687，2002.
8) Robinson V, et al. : Thermotherapy for treating rheumatoid arthritis.Cochrane Database Syst Rev. 2002 :（2）:CD002826. Review.
9) Brosseau L, et al. : Transcutaneous electrical nerve stimulation (TENS) for the treatment of rheumatoid arthritis in the hand. Cochrane Database Syst Rev（3）:CD004377，2003.
10) 入来正躬:（人工）高濃度炭酸泉の基礎と臨床，炭酸泉誌4（1）:39～48，2003.
11) 西山保弘:RAの軟部組織への徒手療法－膝に対する痛覚系末梢受容器刺激法の紹介，日本RAのリハビリ研究会誌4-18:15，2000.
12) 西山保弘:RAの新しい治療戦略におけるリハビリテーションの位置づけ－物理療法-MB Med Reha No.121:54-59，2010.
13) 西山保弘:関節リウマチに対する物理療法の効果と可能性　侵害受容器の治療への応用と侵害受容性アプローチ，理学療法ジャーナル47（3）:209-215，2013.

III 治療の実際

3 装具療法（1）歩行の改善・獲得に有効な下肢装具

高橋康博

- 関節リウマチ（RA）の装具は，早期に処方されることが望まれる。
- RAの下肢装具は，膝・足関節・足底・靴型装具がある。
- 膝装具は不安定性の改善，足関節は関節固定，足底装具は圧力分散，靴型装具は歩行の改善に主に処方される。
- 生物学的製剤が登場しても足部装具，フットケアの重要性は残る。
- RA装具の普及には，制度上の改善も望まれる。

1 RAの下肢装具に求められるもの

- RAの下肢装具に求められるものは，下肢支持性の向上と疼痛の軽減である。RAの治療として生物学的製剤が登場して，関節炎のコントロールが容易になり，骨・軟骨の可逆的変化が可能な間に寛解が得られ，装具を必要とせず経過する例も多くなっている。
- しかし，下肢荷重関節については Larsen grade III を超えると，関節破壊を止められないとの報告もあり[1]，それらの例では，装具を活用して歩行の改善につなげることも大切なことである。股関節，膝関節の人工関節置換術の成績も安定し，補装具を使用する頻度もさらに少なくなっているように思われる。
- そうしたなかで，関節リウマチ（RA）に対する足部の装具はこれまで以上に必要性が高まっているのではないだろうか。本項では足部の装具，ケアを中心に述べてみたい。

2 股関節罹患による歩行障害

- RAの股関節罹患では，装具による歩行の改善は難しい。股関節による歩行障害では，人工関節手術の成績が安定しており，免荷を目的とする保存療法では，RAではT杖よりも軽量なリウマチ杖（図1）が効果的である。
- RAによる上肢関節罹患では，手関節への負担より腋下での荷重がよいと思われる。杖を把持し手関節に荷重負担を負わせることは賢明ではない。また，手指関節炎の手では，杖の把持力も弱く支持性の向上にもつながらない。

図1　アルミ腋下杖

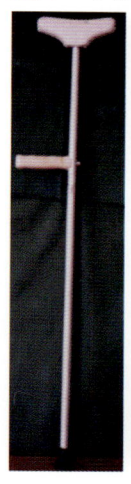

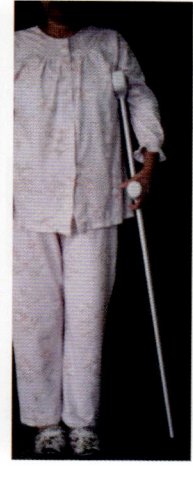

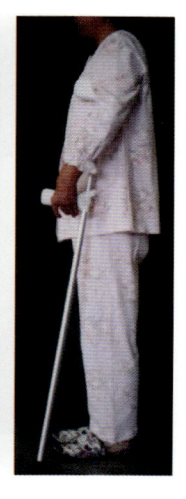

3 膝関節罹患による歩行障害

- 膝関節の装具に対しては，支持性を確保しながら可動性を有するという，一見すると相反する機能を要求される。RAの関節罹患の初期症状は，腫脹（水腫），疼痛，熱感，こわばり感などで，関節のケアが大切になる。その時期での対応として，まず弾性包帯固定を試みることを勧めたい。
- 弾性包帯固定では，巻き方により強さが調整できるため固定力をさまざまに変えて，半固定の効果を推しはかることができる。巻き方は，補強したい部位がクロスになるようにし，内外反，過伸展，軽度屈曲拘縮，膝折れ防止にわずかでも効果があれば硬性装具考慮の参考にできる。
- 非常に多くの軟性膝装具が市販されている。その素材は伸縮性素材で作られていることが多く，装脱着時にかなりのピンチ力が必要になる。RAで罹患した指では，目的とした位置に引き上げることや，端をつまんで引っ張りながら装着し，期待する固定力を得るほどしっかり装着することが難しい。そのため装脱着のためのフックやループなど，市販装具を手直しする必要がある。
- 硬性膝装具には，金属支柱製とプラスチック製があるが，RAの場合，金属支柱の装具は重量の問題や炎症関節の関係からほとんどの場合で適応とならない。プラスチック製装具の特徴はトータルコンタクトで継手をつけ，膝のわずかな動揺を制動することを目的として作製される（図2）。継手で動きが誘導されることで，歩行が楽とか軽く感じるなどの例がある。ただこれらの装具は膝の免荷を目的としたものではなく，RAで軟骨下骨まで骨破壊が進んだ例では効果を期待することが難しい。
- 両膝罹患し歩行困難になった例で，手術前の一時しのぎとして，片側にモールド型の装具を作製して歩行が可能になることがある（図3，4）。膝が屈曲位でも荷重下肢（軸足）を作ることで歩行が可能となり，対側の筋力も向上し，実用的な歩行を獲得できた例を筆者は経験している。それと同時に運動療法を併用して屈曲拘縮の改善を図り，改善に伴いモールド型装具を伸展方向に修正を行うようにしている。

図2 プラスチック膝装具

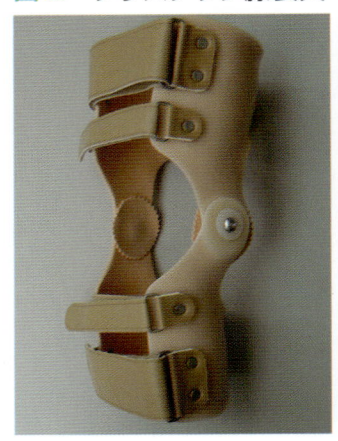

図3 モールド膝装具

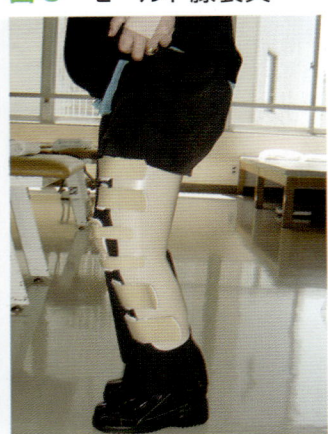

図4 offset 継手の試み

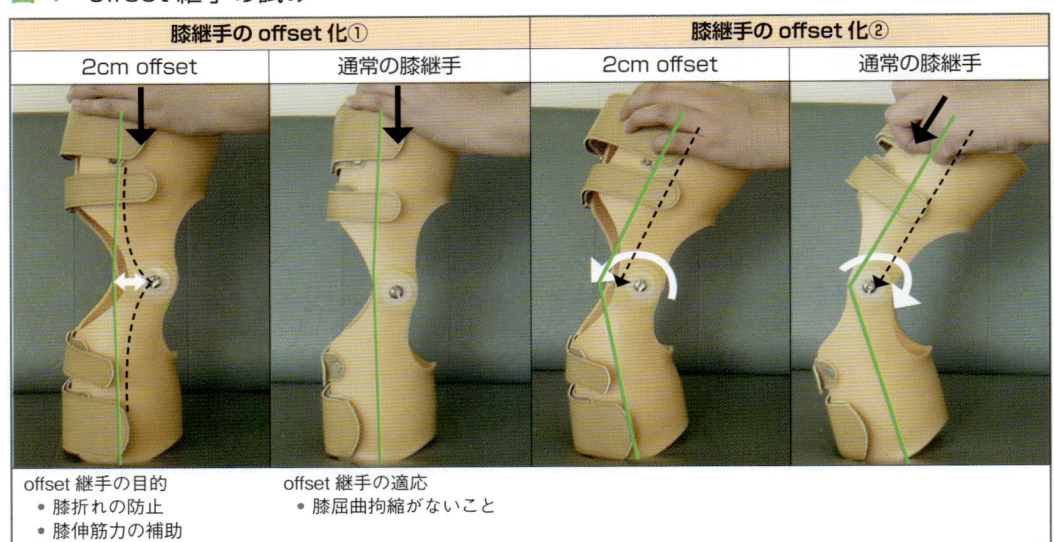

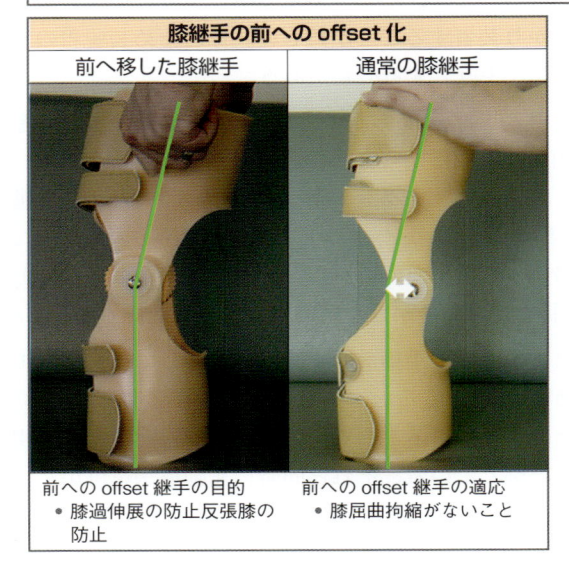

膝継手のoffset化①		膝継手のoffset化②	
2cm offset	通常の膝継手	2cm offset	通常の膝継手

offset 継手の目的
- 膝折れの防止
- 膝伸筋力の補助

offset 継手の適応
- 膝屈曲拘縮がないこと

膝継手の前へのoffset化	
前へ移した膝継手	通常の膝継手

前への offset 継手の目的
- 膝過伸展の防止反張膝の防止

前への offset 継手の適応
- 膝屈曲拘縮がないこと

装具療法（1）歩行の改善・獲得に有効な下肢装具

4　足部罹患による装具対策

- 足部は股関節や膝関節と比べ，下肢関節のなかでも罹患頻度が高く，歩行障害の原因にもなっている[2]。股関節や膝関節と比べ足部関節は，生物学的製剤（抗TNF製剤）を使用してもなお関節炎が残ることが報告[3]されており，比較的早期からのフットケア・装具などが必要である。それにもかかわらず，今まではあまり注意が払われていなかった。今後は足部愁訴の有無にかかわらず医療者の側から積極的に指導・アドバイスをする必要がある。

○ 足部の触知，観察

- 関節の腫れの確認では，後足部の腫れは軟部組織が少なく比較的確認しやすい。内外果周囲，距腿関節前外側面の腫脹が触れやすい。しかし，罹患頻度が高いMTP関節の腫れは，見過ごされやすい。
- MTP関節の腫れの訴えは，初期では「足裏に何かくっついているような感じがする」などで，腫れが確認できても痛みを伴い歩行に障害となると訴えることは少ない。この腫脹は放置されると足趾変形の原因にもなる。したがって，RA治療の原点である「関節腫脹を放置しない」という原則に沿って，RA患者に接するセラピストとして関節を触知して腫れを放置することの弊害を教育し指導することは大切である。MTP関節の腫れのみかた[4]は，以下に示す（図5）。

図5　MTP関節の触診

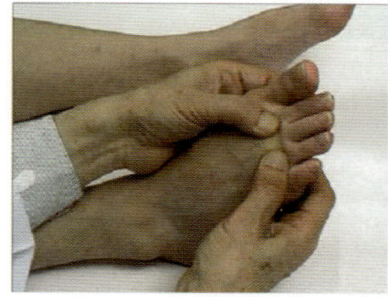

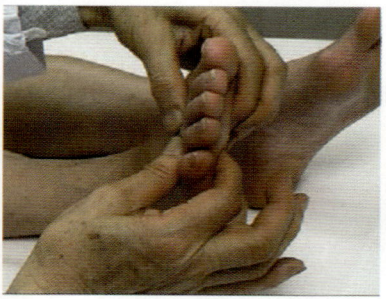

a 前後から挟みこんで疼痛・腫脹の有無をみる。わかりにくい場合は，自分の足と比較する。
b 足趾の開排が出てくると，両側から挟みこむようにすると疼痛が発現する。

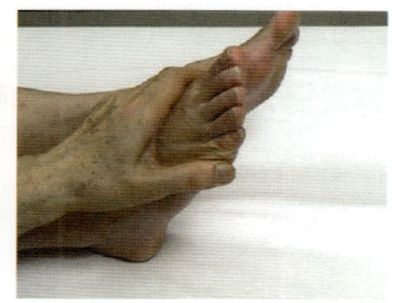

▶ 足部アライメント

- アライメント観察は，どの場合でも非荷重下での観察・触知に加え，座位・立位での観察も併せて行うことが基本である。
- 後足部では踵骨の内外反を確認する。まず非荷重下で徒手による可動性を確認する。踵骨を保持し他動的に内外反させ，踵骨の動きの柔らかさをみる。通常では内反が外反に比べて大きい。他動的にどの程度動くか，動きの柔らかさの程度なども装具作製時の参考になる。
- 次に立位をとらせ，体重が負荷された状態の踵骨の傾きを確認する。内側縦アーチでは載距突起の位置を確認し，足底からの高さ，皮膚の状態を観察する。荷重時の

アーチの状態と歩行時の下腿を含めた足部外反の動きも観察する．載距突起後方に圧痛がみられれば後脛骨筋腱炎が疑われる．

- 前足部横アーチではMTP部の触診と胼胝の有無を確認する．まず第2中足骨頭が要石（キーストーン）であり，足底から中足骨頭を触れ，他趾のMTP関節部より硬く感じられれば，横アーチの低下が始まっていると考えられる．同時に足趾の動きも確認し，自動で足趾の屈伸をしてもらい，次に他動で足趾（MTP・IP関節）の運動を行い，拘縮の程度を知って足底板作製の参考にする．

- 足趾のストレッチ運動として長軸方向の牽引と他動屈曲を行い，足趾の柔軟性を向上させることが大切である．筆者も足趾の拘縮改善の矯正屈曲運動を行っているが，それによる痛みの増加や関節炎の増悪は見受けられない（図6，7）．

図6 足趾の運動療法

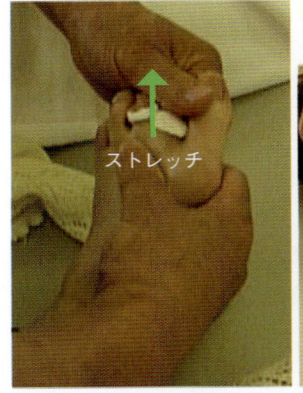

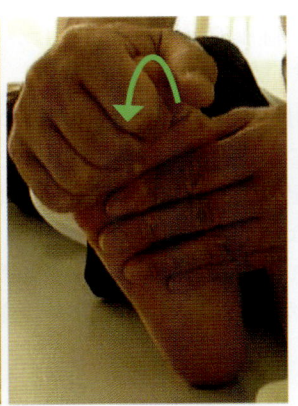

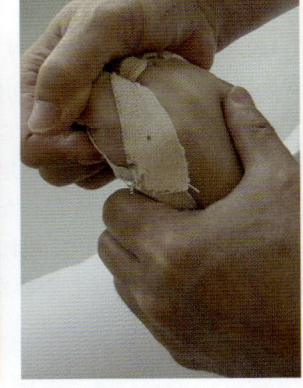

a 足趾矯正・屈曲運動　　　b 足趾矯正・屈曲抵抗運動

図7 足底胼胝

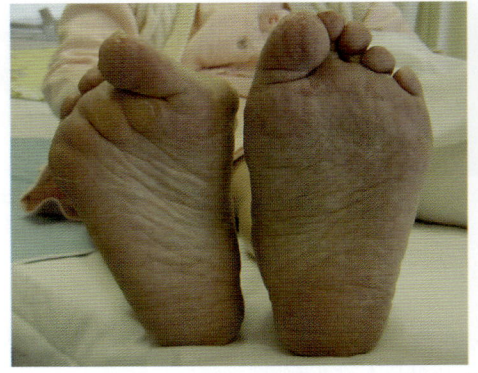

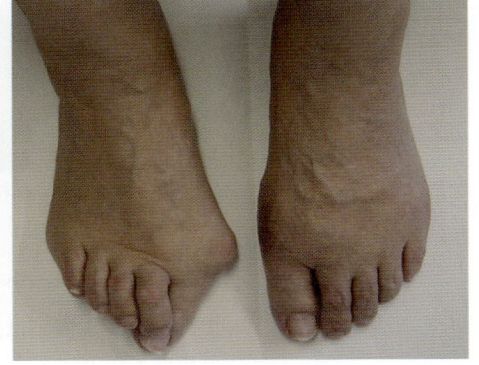

足趾変形がここまで進行すると足底板での対応は困難となる．図は左足趾形成術後，右は術前の足趾．膝の手術と同時に行うため片側ずつ足趾形成術を行った．

装具療法(1) 歩行の改善・獲得に有効な下肢装具

▶ 足関節可動域制限

- 足関節に滑膜炎が起きると早期に背屈制限が現れる。それにより下腿を外旋させ、足長を短くして歩行、あるいは踵歩行をしている例がみられる。これらは痛みを回避するため、極力踏み返しをしないで歩行しようとするためであり、背屈可動域の確保が大切になる。

○フットケア

- 近年、リウマチ足に対してフットケアを行うことが多くなってきている。診療報酬の面でもフットバス35点/月、胼胝鶏眼処置170点/月と認められており、リハでも看護サイドと協力してフットケア[5]が行われている(図7)。
- 人工関節手術を行っている患者においては、清潔保持、爪切り、胼胝・鶏眼処置を行うことが感染予防の観点からも特に大切である。リハにおけるフットケアへの対応は、足部変形の原因究明とともに、簡便な対応として多くの小道具(図8)を用意しておくと便利である。矯正テープ、弾性包帯、種々の素材によるクッションなどを使い、除圧や矯正をその場で行うと喜ばれることが多い。さらに市販のフットケア商品の紹介も指導面で大切である。

図8 看護師によるフットケア表

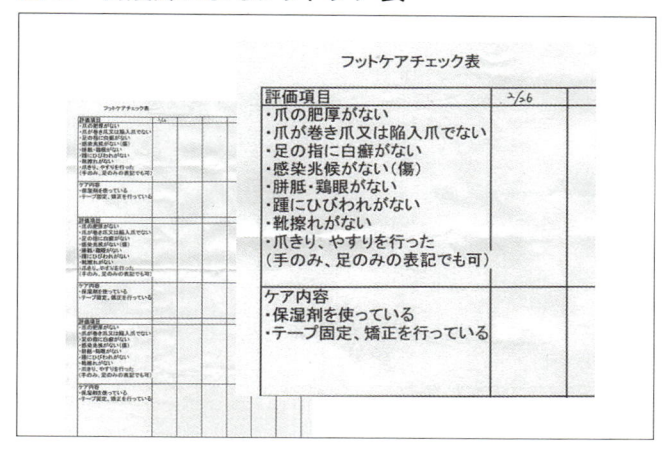

図9 フットケア時に持っていると便利なもの

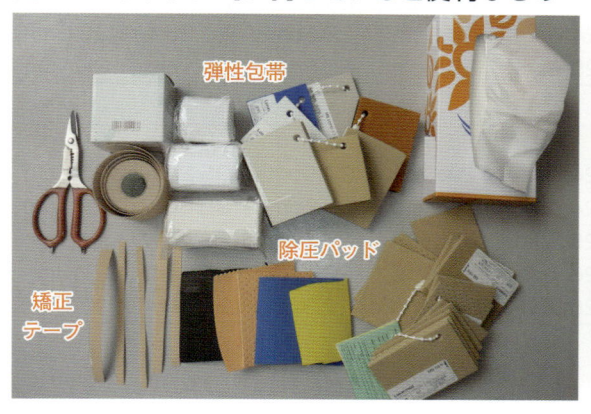

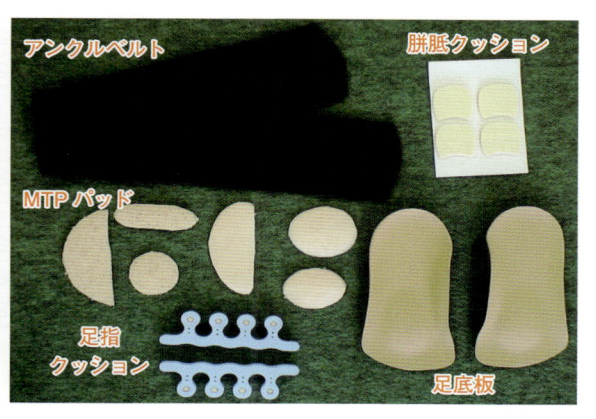

靴の選び方（表1）

- RAにおける足部の罹患頻度は，かなりの割合で関節炎が発生する．したがってRA患者は関節炎・変形の有無にかかわらず，早期からできる限り「よい靴」を選んで履くことが勧められる．

- 既製靴を選ぶ際は，甲革がカウンター（月型）のしっかりした靴で，トゥボックス（つま先）が狭くなく，ヒール（踵）が高くない靴が基本で，ワイズ（足囲）と足長を計測し，自分にあった靴を選択するように指導する（表2）．

- できれば中敷をはずすことができ，自分に合った型で採型された足底板（図10）が挿入できる靴が望ましい．市販の足底挿板であれば，サイズ，厚みが変わらないものを選ぶ必要がある．合わない足底板を入れると，履き口が浅くなり靴が脱げやすく，前滑りしやすくなる．

- ソール（靴底）はつま先が上がったトゥスプリングが付いていて，シャンク（ふまず芯）がしっかりした，荷重しても靴の形状が変形しない靴を選び，ヒールは安定性を得るため後足部変形に応じてウェッジヒールやフレアヒールを考慮する．

表1　靴型装具での対応

足趾変形背側	・トゥボックスを高く ・柔らかく伸縮性のある素材 ・草履タイプでトゥボックスをなくす
足底胼胝	・足底板 ・メタターサルバー・メタターサルパッド
第5中足骨基部胼胝	・足底板除圧 ・アーチサポート ・外側フレア

扁平足・外反足	・内側アーチサポート ・ウェッジヒール ・内側フレアヒール ・内側ウェッジ（矯正可能） ・長いカウンター
鉤足・内反足	・低めの内側アーチサポート ・外側フレアヒール ・外側ウェッジ（矯正可能） ・長いカウンター
足関節痛	・側皮を高く（ハイカット） ・ロッカー底

表2　ワイズ（足囲）（JIS規格　JIS S 5037より抜粋）

女性

足のサイズ		21.5cm	22cm	22.5cm	23cm	23.5cm	24cm	24.5cm	25cm
足囲	E	21.9cm	22.2cm	22.5cm	22.8cm	23.1cm	23.4cm	23.7cm	24cm
	EE	22.5cm	22.8cm	23.1cm	23.4cm	23.7cm	24cm	24.3cm	24.6cm
	EEE	23.1cm	23.4cm	23.7cm	24cm	24.3cm	24.6cm	24.9cm	25.2cm
	EEEE	23.7cm	24cm	24.3cm	24.6cm	24.9cm	25.2cm	25.5cm	25.8cm
	F	24.3cm	24.6cm	24.9cm	25.2cm	25.5cm	25.8cm	26.1cm	26.4cm

男性

足のサイズ		23.5cm	24cm	24.5cm	25cm	25.5cm	26cm	26.5cm	27cm
足囲	E	23.4cm	23.7cm	24cm	24.3cm	24.6cm	24.9cm	25.2cm	25.5cm
	EE	24cm	24.3cm	24.6cm	24.9cm	25.2cm	25.5cm	25.8cm	26.1cm
	EEE	24.6cm	24.9cm	25.2cm	25.5cm	25.8cm	26.1cm	26.4cm	26.7cm
	EEEE	25.2cm	25.5cm	25.8cm	26.1cm	26.4cm	26.7cm	27cm	27.3cm
	F	25.8cm	26.1cm	26.4cm	26.7cm	27cm	27.3cm	27.6cm	27.9cm

装具療法（1）歩行の改善・獲得に有効な下肢装具

- 整形靴（靴型装具）は医師の処方のもと，コンフォートシューズ（健康靴）を修正して作製する方法とオーダーメイドで作製する方法がある。既製靴で対応が難しい胼胝や足趾変形などは足底板を採型して作製し，コンフォート靴に挿入して使用される。さらに中足部，後足部の変形が高度（例えば，載距突起が足底まで落ちている状態）で既製靴では対応できない場合は，ギプス採型しフルオーダーで作製される。

図10　足底板

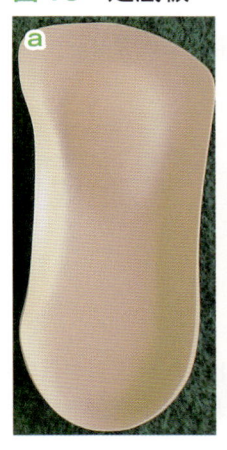

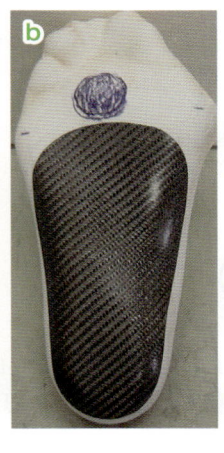

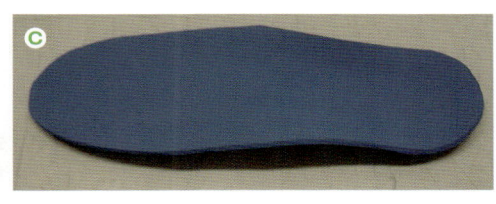

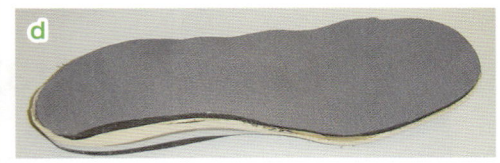

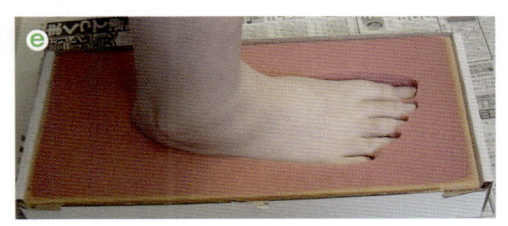

a　市販足底板
b　ハードタイプ足底板
c　ハード足底板にソフトラバー
d　ソフト足底板
e　採型フォーム

▶ 足関節痛

- 筆者は足関節痛，すなわち距腿関節痛を訴える患者に対して，まず弾性包帯固定を試みて，少しでも痛みが軽減するようであれば，しばらく包帯固定を続けて，種々の素材による足関節装具を段階的に検討していくようにしている[6]（図11，12）。足関節に痛みがあるまま歩行を続けると，必ず隣接関節に影響を与えるため，膝・股関節など罹患に繋がるおそれがある。従って，痛みを軽減する装具は大切である。

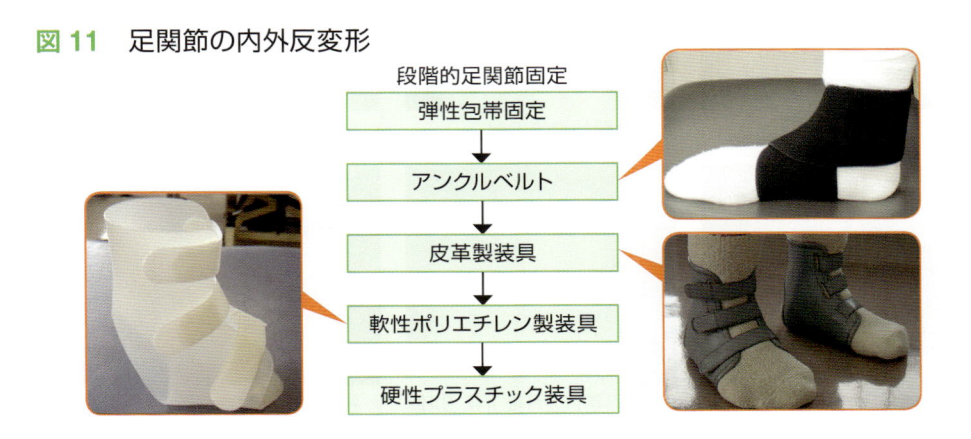

図11　足関節の内外反変形

段階的足関節固定
弾性包帯固定
↓
アンクルベルト
↓
皮革製装具
↓
軟性ポリエチレン製装具
↓
硬性プラスチック装具

図12 踵骨内・外反変形の考え方

距骨下関節（踵骨）の内外反変形の確認は大切で，距骨下関節の内反（回外）は横足根関節と相まって剛性を高め，逆に距骨下関節の外反（回内）は足根間関節の緩みを助長する。特に踵骨内反を呈すると楔状板や装具を用いても矯正が難しく，靴型装具でも対応が困難となる。

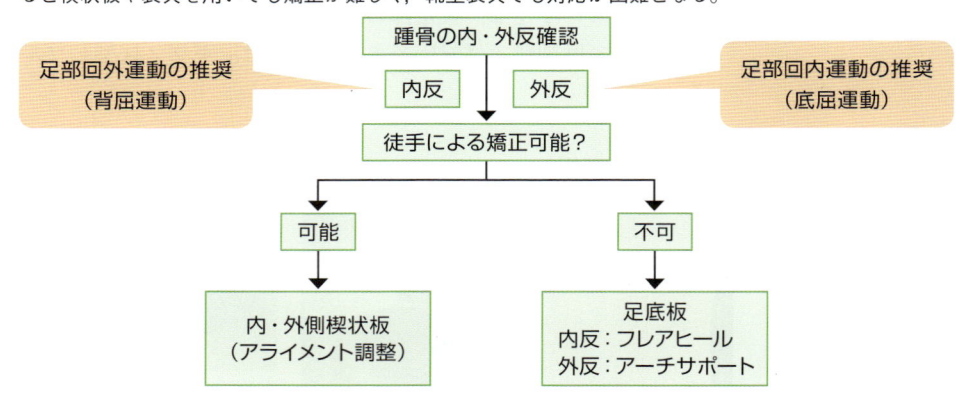

```
                    踵骨の内・外反確認
足部回外運動の推奨                            足部回内運動の推奨
  （背屈運動）    内反  │  外反            （底屈運動）
                        │
                  徒手による矯正可能？
                    │         │
                   可能       不可
                    │         │
          内・外側楔状板    足底板
          （アライメント調整） 内反：フレアヒール
                            外反：アーチサポート
```

5 今後の課題（図13）

- 生物学的製剤の登場でRA治療は大きく変化したが，すでに関節破壊が進んだ足関節に対する対策は定まっていないように思われる。最終的には外科治療もあるが，膝や股関節で行われている治療のような満足度は得られていない。さまざまな素材による足関節装具を試みているが，完全に対処できているとは言い難い。さらに生物学製剤で関節痛が減少したことで，使いすぎによる足関節痛の再発や関節破壊の進行にも問題が残っている。

図13 生物学的製剤（biological agent）を使っても，なお…

筆者が担当していた患者で，BIO投与前は距腿関節の関節面が破壊されていたが，レミケード投与2年目では関節面がスムースになっている。しかし，レミケード4年目くらいから足関節痛が再発した。レミケードに対する不応もみられたため，アクテムラに変更。しかし，現在も足関節痛が持続している。

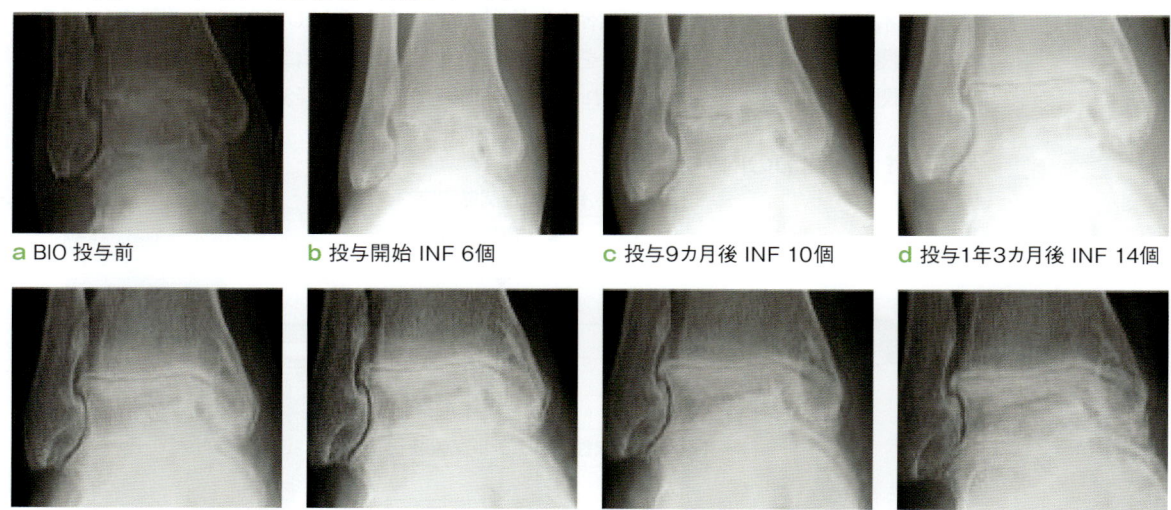

a BIO投与前
b 投与開始 INF 6個
c 投与9カ月後 INF 10個
d 投与1年3カ月後 INF 14個
e 投与1年3カ月後 INF 20個
f 投与3年11カ月後 INF 34個
g 投与7年後 TCZ 7回
h 投与7年8カ月後 TCZ 23回

6 おわりに

- RAに対する下肢装具について述べてきたが，2010年のACR/EULARの分類基準でも大関節よりも小関節の関節炎が重視されており，生物学的製剤を使用しても足部関節の訴えが残ることなど，RA患者のフットケアがより注目されている。
- 歩行の改善・獲得に有効な装具だけでなく，運動も含めた考え方を解説した。若いセラピストの方々には，RA患者の足部にさらなる関心をもってほしい。

[文献]
1) 小島俊久：関節リウマチ治療の最前線　より高い治療目標を目指したタイトコントロールの実践，臨床のあゆみ 81：6-7, 2009.
2) 高杉　潔：関節を触れて診てください，整・災外 52：1189-1193, 2009.
3) Grondal L, et al.: The foot : still the most important reason for walking incapacity in rheumatoid arthritis, Acta Orthopaedica 79 (2)：257-261, 2008.
4) 高杉　潔：関節所見の取り方－リウマチ性疾患へのアプローチ－，リウマチ財団ニュース 70：6, 2005.
5) 久　典子ほか：関節リウマチに対するフットケア，第12回日本フットケア学会学術集会　抄録集：136, 2014.
6) 高橋康博：関節リウマチ患者の足部愁訴におけるリハでの対応，第12回日本フットケア学会学術集会　抄録集：140, 2014.

III 治療の実際

4 装具療法(2) ADLの向上・拡大を図る上肢装具

松尾絹絵

- 関節リウマチ（RA）におけるADLの向上・拡大を図る上肢装具のうちスプリント療法の目的は，①固定・運動制限による安静と外力からの保護，②支持・矯正によるアライメントの保持，③変形の防止がある。
- 患者の主訴，RAの病態，関節の状態と変形のメカニズムを理解したうえでの変形の予測，ADL・IADLや仕事など役割に応じて，適応やスプリントの種類を判断し，装着目的を明確化して患者と共有する必要がある。
- 使用されるスプリントの条件は，①効果があり（有効性），②適合し（フィット感），③外観がよく（ファッション性），④自己着脱が可能であることである。
- RA患者のスプリントのなかで，作業療法士（OT）が作製するスプリントはテーラーメイドである。材料の特徴を理解して目的に合わせて選択し，患者の意見・要望も取り入れる。
- 処方後は，①装着方法，②装着場面（日中・夜間・作業活動時など），③装着期間，④管理・洗濯方法，⑤腫脹変化により適合しなくなった場合の対応，⑥スプリント装着により予測される二次障害とその予防方法（ROM制限，圧迫や合わないスプリント装着で発生する皮膚障害）を十分に説明し，理解を得ることが必要である。
- 装着後は，①患者からの主観的評価，②客観的評価（VAS，ROM，握力など），③ADL・IADLの評価を実施し，スプリントの効果を検討することが必要である。
- RA患者に使用されている上肢スプリントは多種多様であり，そのエビデンスは少ない。生物学的製剤など薬物療法による疾患活動性のコントロールと併せて，スプリントの効果を発揮していくために，種類，材料や機能的・外観的なデザインの探求のみならず，有効性を検証しエビデンスを構築していくことが求められる。

1 母指スプリント

- RAでは母指の罹患頻度は高く，疼痛を伴う変形や不安定性によってつまみ動作が障害される[1]。
- 母指変形の発生メカニズムを理解し，Nalebuffの分類など関節の状態を評価したうえで[2]，適応を判断する。

○CM関節スプリント

- 母指スワンネック変形（Nalebuff分類type Ⅲ）の早期などに適応となる。母指スワンネック変形では，母指手根中手関節（carpometacarpal joint：CM関節）の滑膜炎により，CM関節の橈側亜脱臼と第1中手骨の内転を生じ，把持や，つまみ動作

において中手指節関節（metacarpophalangeal joint：MP 関節）が過伸展となり母指指節間関節（interphalangeal joint：IP 関節）が屈曲位を呈するようになる[1]。

- CM 関節スプリントには，短対立あるいは長対立装具，熱可塑性プラスチックなどの硬性素材，ネオプレンなどの軟性素材があり，さまざまな形状と種類がある[3]（図1）。

図1　母指 CM 関節スプリント

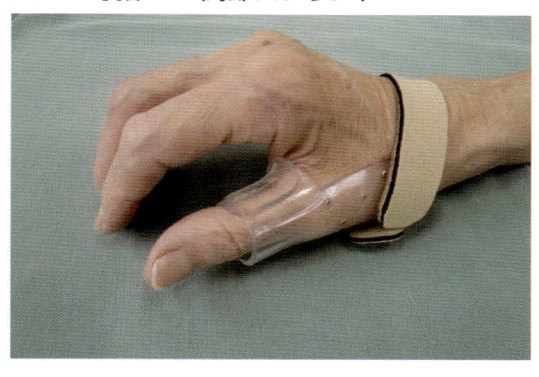

エルコフレックスで作製。
CM 関節の固定性を向上させる場合，CM 関節部のベースを手背・母指球方向に広くかけるように作製する。MP 関節の支持目的としても使用できるデザインである。

- 母指 CM 関節症に対して，CM 関節スプリントは疼痛の軽減には効果がみられたという報告があるが，エビデンスは限定的で，どの種類のスプリントがより効果的かといった結論は得られていないため[4]，患者の日常生活に合わせて装着できるスプリントを選択することが必要である。
- 山岸ら[5]は，RA 患者の母指 CM 関節掌側亜脱臼に対して硬性スプリントを作製し，疼痛は軽減した一方，装着時に握力・ピンチ力が低下したことを報告していることから，RA 患者に対する CM 関節スプリントの効果については今後の検証が必要である。

◯MP 関節スプリント

- MP 関節の滑膜炎が原因で，MP 関節で屈曲，IP 関節で過伸展となる母指ボタンホール変形（Nalebuff 分類 typeⅠ）の変形早期に適応となる。
- MP 関節を伸展させることで，装着下において IP 関節の過伸展を矯正できる場合がある（図2）。図1のスプリントも使用できる。

図2　母指 MP 関節スプリント

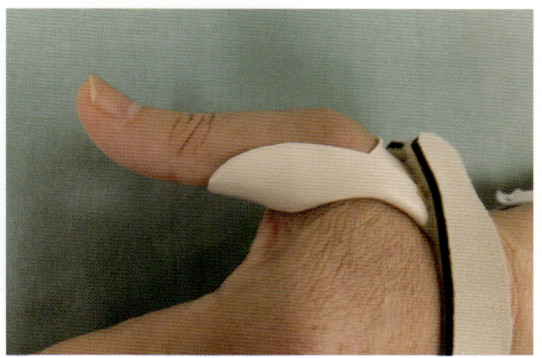

テイラースプリント 2.4mm 穴なしで作製。

◯ リング型スプリント

- IP 関節を固定することで，関節を安定させ，つまみ動作の改善を図る。
- 長期にわたって進行した変形に患者自身が適合している場合もあるが，スプリントでアライメントを整えることで，限定した生活場面で効果を発揮することがあり，生活場面で何に困っているかといった聞き取りが重要である。例えば，針仕事や錠剤の取り出しの際に装具を装着することで巧緻動作が改善する。ただし，薬の取り出しなどは錠剤を取り出す自助具を使用することも方法の1つであり，スプリント療法と併せて自助具の検討も有用である。
- 日常生活上の外力が加わることでも変形を助長させるため，進行防止の目的も含む。
- 熱可塑性プラスチックで作製する場合，筆者はオルフィットソフト 1.6mm（穴なし）［㈱ミナト医科学，㈱パシフィックサプライ］，アクアプラストウォーターカラーズ 1.6mm（穴なし）［㈱酒井医療］をおもに使用している。より固定性を得るためにテイラースプリント 2.4mm（穴なし）［㈱酒井医療］を使用することもある。
- オルフィットソフト，テイラースプリントは，色がベージュで肌に馴染みやすいという利点があり，一方，アクアプラストウォーターカラーズで作製すると，素材にさまざまな色がついているためファッション性が高まるという利点がある。

▶ 母指ボタンホール変形

- Nalebuff 分類 type Ⅰ で，母指変形のタイプのなかで最も多い[1]。つまみ動作で増強し，重度になると IP 関節は過伸展位で固定する（図 3a）。
- 熱可塑性プラスチックで作製する場合，上部バーは爪半月上，中央バーは IP 関節掌側，下部バーは第 1 中手骨頭部にかけて IP 関節を軽度屈曲位で保持する。
- 重度変形の場合，下部バーを第 1 中手骨頭部にかけるとスプリントが浮いて抜けやすくなるため，下部バーは MP 関節と IP 関節の中間に位置させる（図 3b）。

図 3　リング型スプリント（母指ボタンホール変形）
オルフィットソフト 1.6mm で作製。

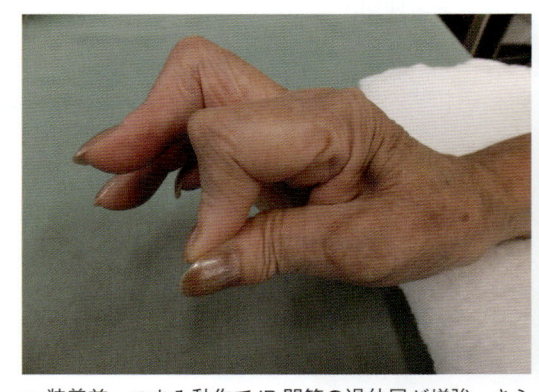

a 装着前：つまみ動作で IP 関節の過伸展が増強，さらに橈屈方向への不安定性もみられる。

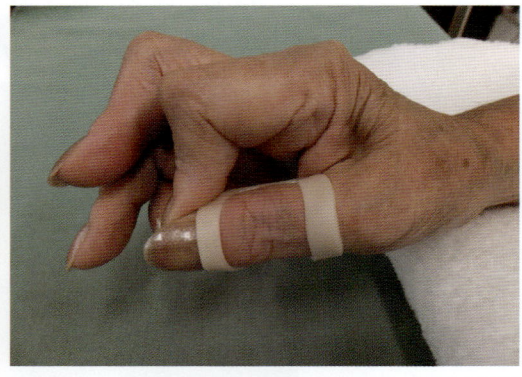

b 装着後：つまみ動作時の IP 関節過伸展・橈屈を抑制できている。

▶ IP関節橈屈変形（図4）

- IP関節の橈側への不安定性が増加し，ADL上での不便さが出現する場合は，スプリントで橈屈を制動することで外力からの保護と変形の進行を防止する[6]。
- 通常のリング型スプリントの形状では橈屈矯正が不十分となりやすいため，筆者は側方タイプを作製している（図4b）。つまみ動作時に橈屈変形を助長させる方向に力が加わるため，装着してアライメントを整えて巧緻動作を改善する。
- 短所として指腹に側部バーがかかるため，箸や鉛筆などの道具使用時は滑りやすい。

図4 リング型側方スプリント（IP関節橈屈変形）
症例は針仕事用のスプリントとして使用。

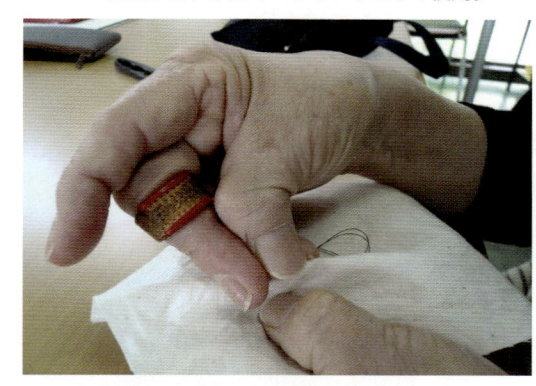

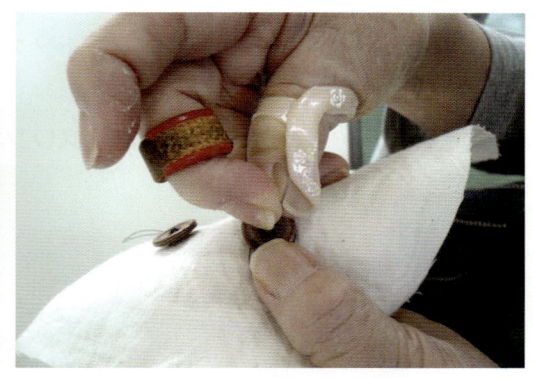

a 装着前：つまみ動作がIP関節の橈屈を助長し，針が把持しにくい状態である。

b 装着後：橈屈を抑制し，母指の安定性が向上したことで示指DIP関節も屈曲でき，針が指尖部で把持できている。

② 手指スプリント

- 国外では，シルバーリングスプリントが一般的に使用されているが，国内で販売されていたリングメイト（京セラ）は販売中止となっている。既製品であれば義肢装具士が取り扱うオーバルエイトがある。
- Zijlstraら[7]は，シルバーリングスプリントを12カ月装着することで，巧緻性が有意に改善したが，疼痛，握力，手・手指機能には有意な変化は認められなかったと報告している。
- OTが作製するリング型スプリントの効果についての報告はきわめて少ない。

○スワンネック変形に対するリング型スプリント（図5）

- MP関節の滑膜炎が原因で生じることが多く，近位指節間関節（proximal interphalangeal joint：PIP関節）が過伸展，遠位指節間関節（distal interphalangeal joint：DIP関節）が過屈曲する変形であり，高頻度にMP関節の掌側亜脱臼，尺側偏位を合併する[8]。
- スワンネック変形は高度になるほどピンチ動作や把持動作が阻害され，日常生活における手の使用に影響を及ぼす。

- 肢位にかかわらずPIP関節の自動屈曲が可能である変形の早期（スワンネック変形のNalebuff分類typeⅠ）に，特にスプリントの適応となり[8]，3点支持によりPIP関節を軽度屈曲位に保持する。
- Giesenらは[9]，可動性を有するスワンネック変形に対して，シルバーリングスプリントとオーバルエイトを比較し，両群ともに4週間の装着で手指巧緻性および巧緻動作に関連した疼痛が改善し，シルバーリングスプリントではPIP関節の他動伸展角度が減少したが，握力，ピンチ力，手・手指機能には有意な変化は認められず，2種類のスプリントにおいて，効果と患者のスプリントに対する受け入れは同程度であった報告している。
- OTは熱可塑性プラスチックで作製することが多く，調整が容易なため腫脹の変化やスプリントが合わない場合に対応できるという長所がある。
- 材料：オルフィットソフト1.6mm（穴なし），アクアプラストウォーターカラーズ1.6mm（穴なし）。

図5　リング型スプリント（スワンネック変形）

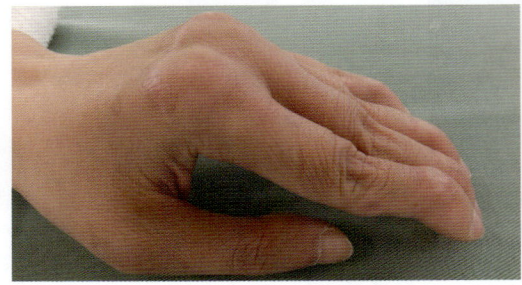

a 装着前 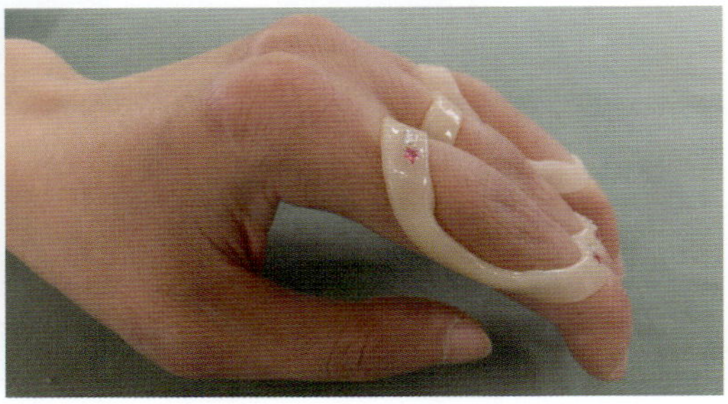　　　　　　　　　　　　　　　b 装着後

▶ 作製のポイント（図6）

- 準備としてクッションなどを利用し，スプリントを装着する側の手を浮かせてリラックスできる状態をつくる。
- スプリント材の縦の長さはDIP関節からMP・PIP関節中央部，横幅は手指全幅から左右に約0.5cm長くカットし，ハトメ抜き（直径7.5mm程度）で2カ所に穴を開けて四隅を丸くカットする。穴の間隔は約1cmとする。

図6　リング型スプリント作製の手順とポイント（スワンネック変形）
オルフィットソフト1.6mmを使用。

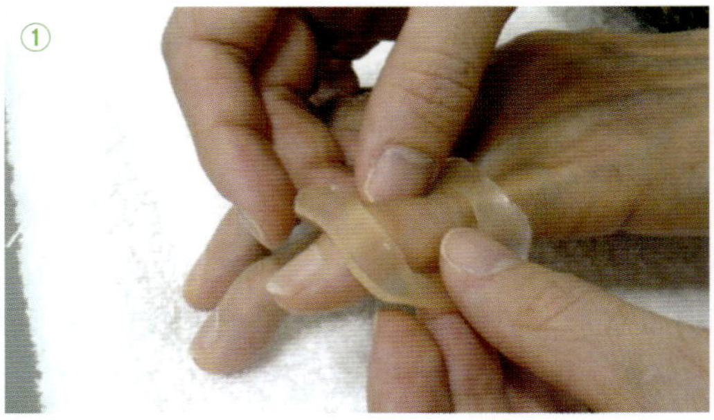

① 中央のバーがまくれないように，軽く横に引っ張りながら少しずつ下方にスライドさせ，PIP関節の下部に中央バーがくるまで差し入れていく。

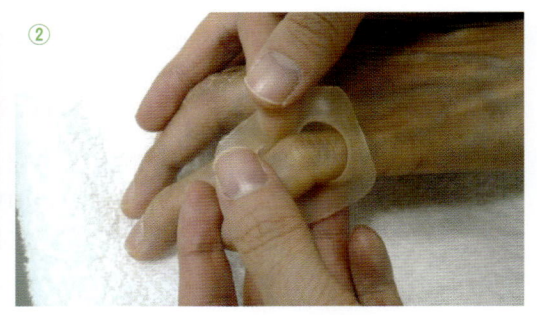

② PIP関節を軽度屈曲させながら，側部バーを軽く持ち上げ外側に折りたたむ。側部バーの持ち上げを少なくすると屈曲方向への矯正力が強くなる。

装具療法（2）ADLの向上・拡大を図る上肢装具

③

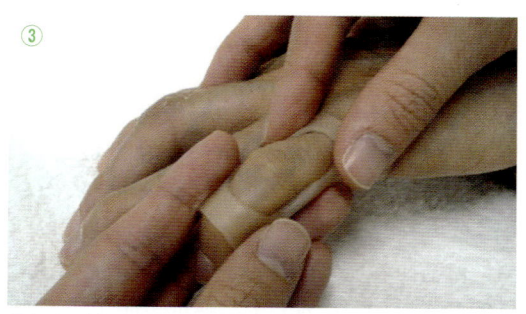

局部を圧迫しないように，PIP関節を屈曲位で保持する。矯正しすぎると装着が困難になる場合もある。
ハサミで形を整え，上部バーはDIP関節にかからない程度にカットする。

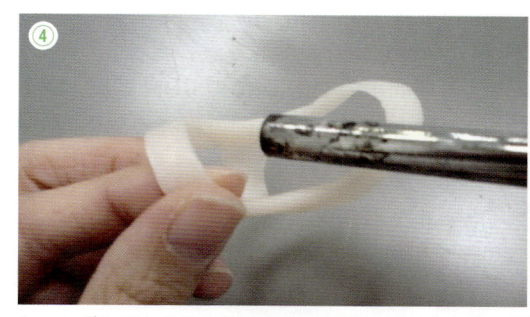

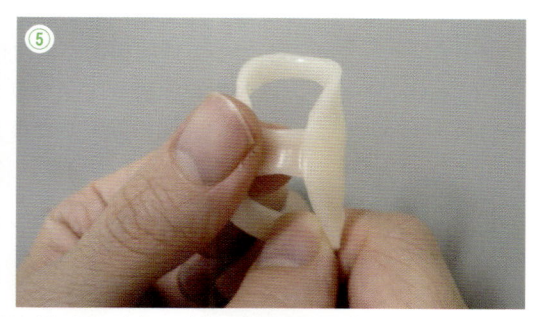

④ ⑤

ヒートガンでハサミの切り口と，圧迫痕ができやすい側部の折り返し内部，手指屈曲時の違和感を軽減するために中央バー掌側の折り返し部を滑らかにすることでフィット感がよくなる。
PIP関節を軽度屈曲させながら装具をはめてもらい，自己着脱が可能か確認する。スプリントが窮屈であると変形を助長させる方向に指を押しこむことがあり，指とスプリントのあいだに若干の遊びが必要である（側部の折り返し内部を滑らかにすることでこの遊びができる）。

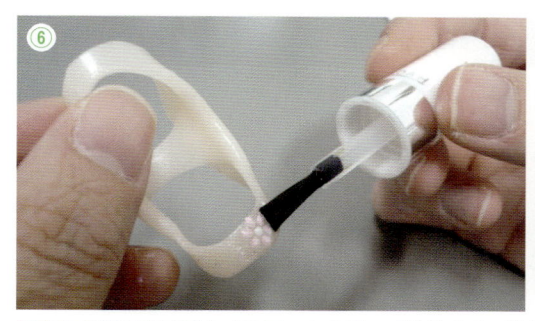

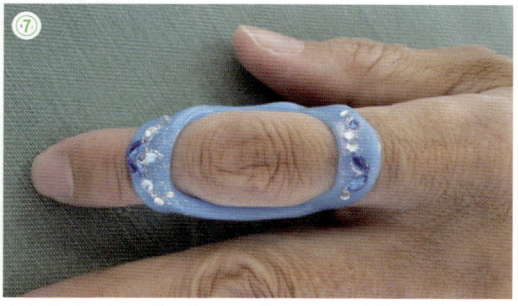

⑥ ⑦

患者の希望に応じてネイルアートを用いて装飾する。装飾を変えることでどの指のスプリントか判別しやすく，上下もわかりやすい。また，外観がよくなるため外出用として使用するなど患者に好評である。
⑦ではアクアプラストウォーターカラーズ1.6mmのブルーを使用して作製した。

○ボタンホール変形に対するリング型スプリント（図7）

- ボタンホール変形は，持続する PIP 関節炎により伸展機構の弛緩と側索の掌側転位が生じ，PIP 関節が過屈曲し DIP 関節が過伸展となる[8]。
- リング型スプリントは，3点支持により PIP 関節を伸展位に保持する。
- Palchik らは[10]，関節保護の指導と背側からの padded gutter スプリントを6週間装着したことで PIP 関節の自動伸展不全が改善したと報告している。また，蓬莱谷らは[11]，若年性特発性関節炎の症例に対して，熱可塑性プラスチックで作製したリングスプリントを3ヵ月装着し，PIP 関節自動伸展，DIP 関節自動屈曲の ROM が改善したと報告している。
- Palchik らの報告によると，スプリント装着期間中に PIP 関節の自動屈曲制限が出現し，除去後に改善していることから[10]，スプリント装着による関節拘縮を予防しつつ，伸展機構の正常化を図りボタンホール変形を改善させるためには，関節保護の指導と併せてスプリント装着期間中の PIP 関節の ROM 運動，さらに PIP 関節を伸展位に固定したうえでの DIP 関節の屈曲運動の指導が効果的であると考えられる[11]。

図7　リング型スプリント（ボタンホール変形）

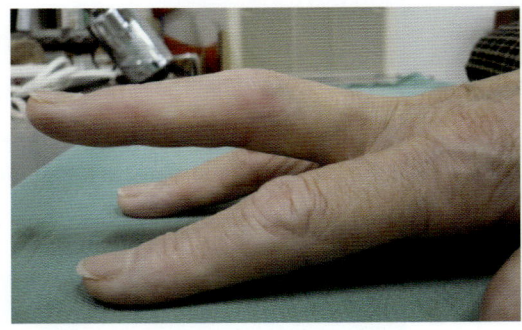

a 装着前　　　b 装着後

3 手関節スプリント

- 静的安静肢位保持スプリントは母指対立位，手指 MP 関節を約60°，PIP 関節を軽度屈曲位の解剖学的良肢位で保持し，急性の手・手指関節炎などの際に安静による疼痛と炎症の軽減を目的として使用される[3, 12]。
- Adams らによると[13]，早期の RA 患者に対して，標準的な作業療法のみの群と，作業療法に併せて静的安静肢位保持スプリントを処方された群で，疼痛，握力，手・手指機能，尺側偏位への影響に有意な差が認められず，Egan らも疼痛，握力，腫脹関節数へのエビデンスが認められないと報告している[14]。
- 手・手指関節炎を呈した症例における静的安静肢位保持スプリントの使用は，装着中のフォローも含めて検討する必要がある。また，生物学的製剤により疾患活動性が良好にコントロールされうる現状では，作業用スプリントの使用が多くなるのではないかと考えられる。

装具療法（2）ADLの向上・拡大を図る上肢装具

- 作業用スプリントとして国外では，Rolyan® D-Ring Wrist Braceなど金属製の掌側ステーにより手関節を10〜15°背屈位に固定する布製装具が主に使用されている[3]。
- 国内では，作業用のスプリントとして軟性のリストサポーターが報告されており[15)〜18)]，女性が多いRA患者においては家事動作などの作業時に上肢機能を妨げずに装着できるため，手関節固定装具より受け入れがよい。

◯ 軟性リストサポーター（図8）

- 松元らは，オペロン素材で遠位橈尺関節（distal radioulnar joint：DRU関節）に巻きつける形状のリストサポーターを装着することで，装着時に握力が改善する傾向がみられたことを報告している[15]。
- 石川らのSenami wrist supporterは[16]，パワーネットを使用し母指にひっかけて手背部から手掌部方向へ手関節部に巻いていく形状であり，DRUJの安定性を図ることで疼痛の軽減と回内外のROM，握力を改善させ，特にLarsen分類grade0〜Ⅱの早期に有効であると報告している。
- 巻きつける形状は，適度な締めつけ調整が可能であり腫脹の変化に対応できることと，着脱のしやすさからRA患者に適応しやすい。

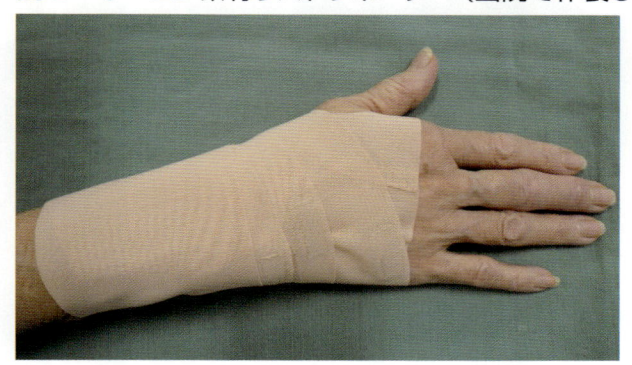

図8 オペロン素材リストサポーター（当院で作製している形状）

◯ ウエットスーツ素材リストサポーター（図10）

- 筆者が2008年に考案した。オペロン生地の短所を補うような素材として，オペロン生地より厚みがあり，ネオプレンのため生地が柔らかく適度な伸縮性があり，患者が好みの色を選択できるウエットスーツ素材でリストサポーターを作製したことが開発の経緯である。
- 長所は，洗濯が容易であり生地が傷みにくく汚れにくい点，短所は蒸れやすい点である。
- 手関節痛を軽減し，装着時に手関節・前腕の自動ROMを制限せずに握力を向上させ，ADL，IADL遂行時の身体的努力やぎこちなさを軽減させるため，手関節痛を有するRA患者が，作業用スプリントとして，ウエットスーツ素材リストサポーターを使用することは有用であると考えられる[17, 18]。
- 材料：両面ジャージーネオプレン生地［㈱扶桑ゴム産業］（厚み約2mm）。

Ⅲ 治療の実際

169

🚩 作製のポイント

- 生地を幅 8cm ×長さ約 75cm に切り出す。
- 手根中央関節・橈骨手根関節・DRU 関節をそれぞれ通るように 3 回巻き，患者の手に合わせてベルクロの位置を決めていく（図 9a，b）。
- ベルクロは，手背部，手掌部，手関節部背側と最後に前腕掌側で留める。
- 手関節部の腫脹の変化に対応し，巻く強さを調節することができるように，ベルクロのメスは横に広くとる。取り外ししやすいようにベルクロのオスは小さくカットする。
- 最後のオスの形状と種類は患者の装着能力に合わせて，自己着脱が可能となるようにアレンジする（図 9a）。装着時に衣服を傷めないよう，ベルクロのオスがメスからはみ出さないように作製する。
- 通気性をよくするためにハトメ抜きで穴を開ける。

図 9 ウエットスーツ素材リストサポーター

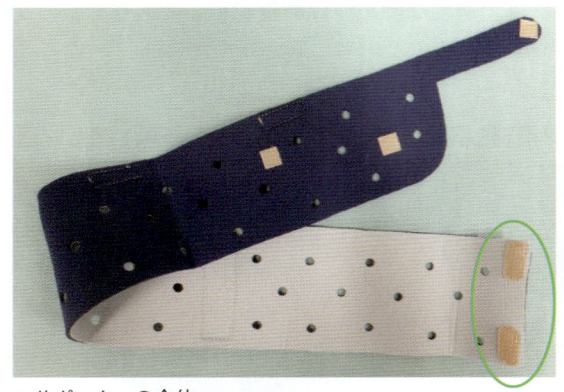

a サポーターの全体
最後のベルクロのオスは細く，間をあけることで指をひっかけてはずしやすくしている（○印）。

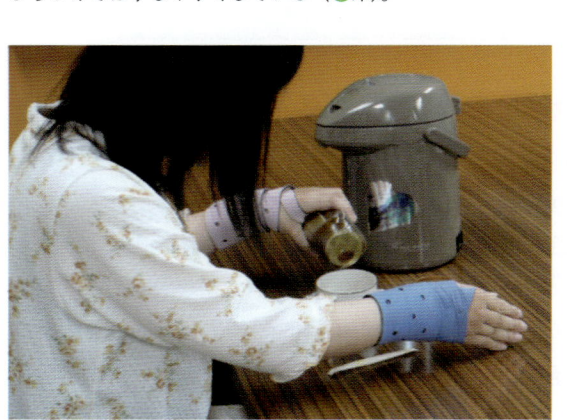

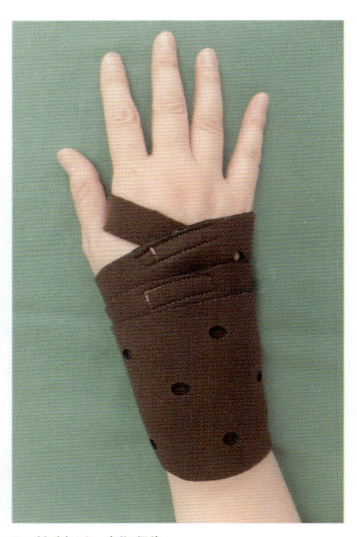

b 装着時（背側）

c ADL での使用場面

装具療法（2）ADL の向上・拡大を図る上肢装具

◯ 手関節固定スプリント

- Ramsey らは[19]，手関節を固定する作業用スプリントは疼痛を軽減させ，装着時に握力を改善させると報告している一方，Egan らは[14]，疼痛，朝のこわばり，ピンチ力，QOL の改善に有効性を認めることができないと報告している。
- 手関節の関節破壊が進行し，手関節の不安定性を有する患者においては，軟性のリストサポーターでは固定性が不十分であるため，手関節固定装具の適応となる（図10a）。
- OT が作製する場合，サンスプリント［㈱酒井医療］，テイラースプリント，オルフィットソフトなどの熱可塑性プラスチックを使用し，手関節を軽度背屈位で採型する。（図10b）変形により軽度背屈位をとれない場合は，患者の手に合わせて機能的に使用できる角度とする。目立ちにくく，通気性があることから，ベージュで穴あきの素材の方が好まれる。素材の厚さは男性か女性かなど患者の手に合わせるが，適切な固定力が得られる 2.0mm 以上を選択するとよい。

図10　手関節固定装具

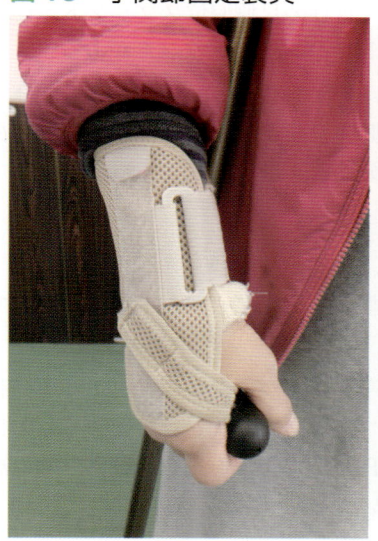

a PO リストサポート 2
　［㈱日本シグマックス］

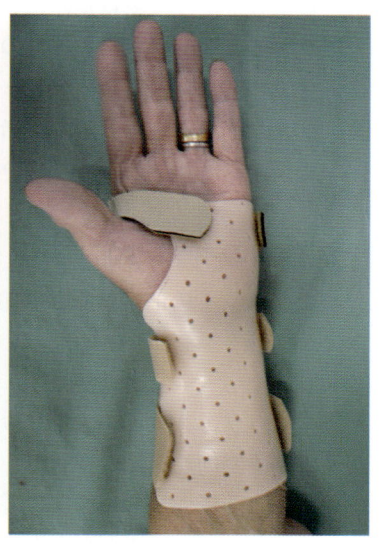

b カックアップスプリント：オルフィットソフト 2.0mm（穴あき中）で作製。

4 尺側偏位矯正スプリント(図11)

- 尺側偏位はMP関節で手指が尺側へ流れる変形である。健常指においても，中手骨頭の形状，橈側側副靱帯の緩みやすさ，屈筋腱の走行，握り動作での第4・5中手骨の掌側沈下など，手指に働く尺屈力の影響に加えて，RAによるMP関節炎により伸筋腱が尺側へ移動し，屈筋腱の滑膜炎や内在筋の拘縮により尺側偏位が進行していく。さらに，示指から小指のMP関節は掌尺側へ亜脱臼する[8]。
- Rennieは[20]，装着下において三指つまみと中・環・小指の尺側偏位角度が改善したが，疼痛，握力，側腹つまみ，手・手指機能には有意な改善が認められなかったと報告している。
- スプリントを除去した状態でのMP関節のアライメントの改善効果，尺側偏位の進行防止に関してはエビデンスがなく[12]，今後の検証が必要である。
- スプリントで矯正することでパソコン操作やピアノを弾くなどの日常生活動作が改善することがあり，また，つまみ動作や把握動作において，MP関節の尺屈力が尺側偏位を助長させる力としても働くことから，筆者は，作業時にも装着できるウエットスーツ素材を使用した軟性の尺側偏位スプリントを作製している。さらにウエットスーツ素材では林のMPハンドスプリントがある[21]。
- MP関節の亜脱臼・脱臼を伴い，軟性素材では矯正力が不十分である場合は硬性スプリントを作製するが，生活動作で手が使用しにくくなるため夜間用とすることが多く，軟性スプリントと使い分ける。

▶ 作製のポイント

- 尺側偏位を矯正した位置で採型し，矯正が必要な手指に合わせてストラップの本数を増減する。
- 手背部でベースを留めるが，手指ストラップの浮き上がりを抑制するために尺側ストラップの上に橈側ストラップを重ねてベルクロで留める。手指ストラップは基節骨部手掌面を斜めに横切り，PIP関節下部を通って橈側方向に矯正しながら手背部のベースにベルクロで留めていく(図11a)。
- 橈側方向への矯正力を向上させるため羽をつけることがある(図11c)。
- スプリントが手指方向へずれる場合は，母指を通す形状にすると，ずれを防止できる(図11d)。

装具療法（2）ADLの向上・拡大を図る上肢装具

図11　尺側偏位矯正スプリント作製のポイント（ウエットスーツ素材：左手用）

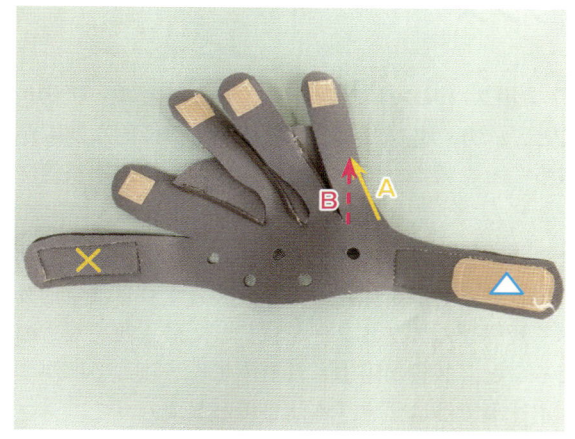

a スプリントの全体（掌側）
基節骨部手掌面を斜めに横切り（A）、ストラップが基節骨部尺側を覆うように（B）作製する。小指の傾斜角度は小さくなる。ベースは尺側ストラップ（✕）の上に橈側ストラップを留める（△）。

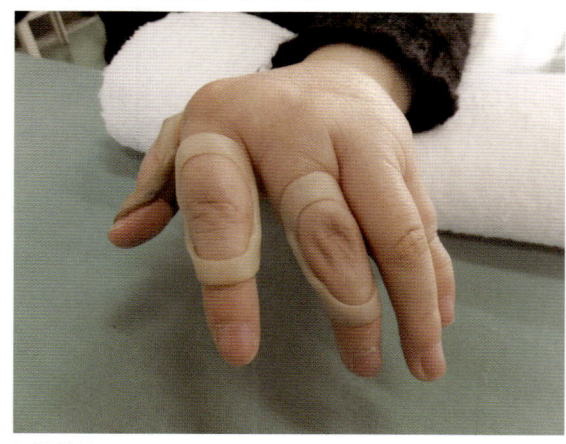

b 装着前

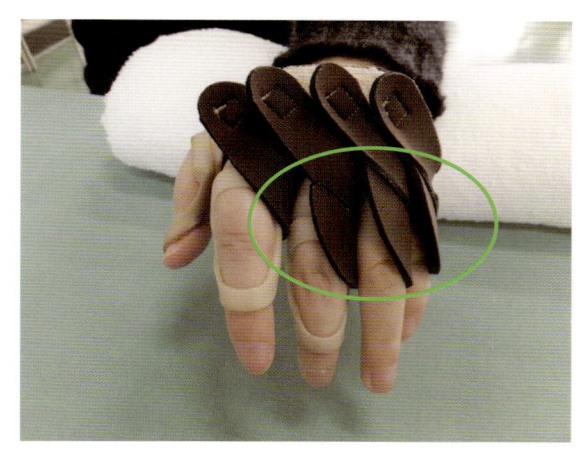

c 装着後
中・環・小指のストラップの羽（○印）

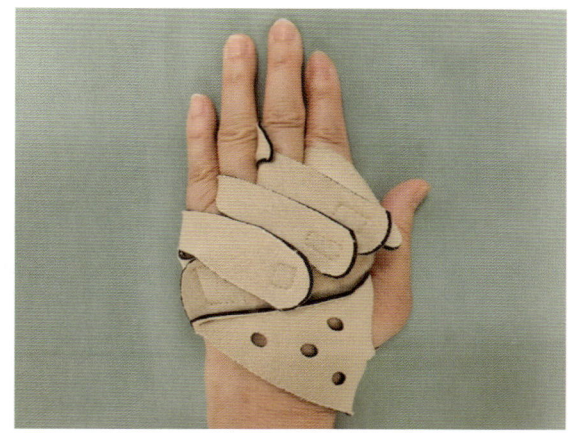

a 母指を通す形状にアレンジしたもの

III 治療の実際

装具療法（2）ADL の向上・拡大を図る上肢装具

5 スプリント装着のアドヒアランス

- Veehof[22]によると，RA 患者が作業用スプリントを装着する主な理由は，症状が軽減するなどの効果を自覚すること，一方，スプリントを使用して機能的な制限が出現することが中止する理由であることを報告している。排泄後の手洗いや茶碗洗いなど水を使う動作や，調理動作などもスプリントをはずす理由になりやすい。

- スプリント装着のアドヒアランスを向上させるには，患者とスプリントの目的を共有すること，使用することでの予測される効果を伝えること，装着する日常生活動作について検討すること，なるべく数種類のスプリントを試して，最も快適なものに決定すること，洗濯方法を伝えること，装着が阻害される因子を予測して解決する方法を提案すること（例えば，水仕事でははずす，水仕事用としてもう1つスプリントを作製する，など），装着することで不便となる動作や装具の欠点などの情報を事前に提供することが大切である[22]。

- スプリントを装着してもらうためには，スプリント処方時に十分な情報提供を行うとともに，処方したスプリントのフォローアップを行うことが重要である。

[文献]
1) 石川 肇：RA 母指の手術－ RA 手指変形の治療，関節外科 27：46-57, 2008.
2) Nalebuff EA : The Rheumatoid thumb, Clin Rheum Dis 10 : 589-607, 1984.
3) Hammond A : Rehabilitation in musculoskeletal diseases, Best Practice& Research Clinical Rheumatology 22 : 435-449, 2008.
4) Egan MY, Brousseau L : Splinting for osteoarthritis of the carpometacarpal joint: A review of the evidence, The American Journal of Occupational Therapy 61 : 70-78, 2007.
5) 山岸 誠ほか：RA 患者の母指 CM 関節亜脱臼に対する機能的硬性スプリントの試み，日本 RA のリハビリ研究会誌 26：55-60, 2012.
6) 関敦仁：RA 手指に必要な機能解剖－ RA 手指変形の治療，関節外科 27：20-27, 2008.
7) Zijlstra TR, et al. : Silver ring splints improve dexterity in patients with rheumatoid arthritis, Arthritis Rheum 51 : 947-951, 2004.
8) 中川夏子：リウマチによる手指の変形（母指を除く）－リウマチ手指診療，MB Orthop 24：53-62, 2011.
9) van der Giesen FJ, et al. : Effectiveness of two finger splints for swan neck deformity in patients with rheumatoid arthritis: A randomized, crossover trial, Arthritis Rheum 61 : 1025-1031, 2009.
10) Palchik NS, et al. : Nonsurgical management of the boutonniere deformity, Arthritis Care& Res 3 : 227-232, 1990.
11) 蓬莱谷耕士ほか：スプリントによりボタンホール変形が改善した若年性特発性関節炎の1症例，日本 RA のリハビリ研究会誌 27：16-19, 2013.
12) Adams J, et al. : Static orthoses in the prevention of hand dysfunction in rheumatoid arthritis: A review of the literature, Musculoskeletal Care 3 : 85-101, 2005.
13) Adams J, et al. : The clinical effectiveness of static resting splints in early rheumatoid arthritis: a randomized controlled trial, Rheumatology 47 : 1548-1553, 2008.
14) Egan M, et al. : Splints and orthosis for treating rheumatoid arthritis, Cochrane Database Syst Rev CD004018 : 2003.
15) 松元義彦ほか：慢性関節リウマチの装具療法－手の装具と材質－，日本義肢装具学会誌 15：146-150, 1999.
16) Ishikawa H, et al. : The senami wrist supporter for patients with rheumatoid arthritis, Mod Rheumatol 10 : 155-159, 2000.
17) 松尾絹絵ほか：ウエットスーツ素材リストサポーターが ADL ／ IADL の向上に有用であった RA の一例，日本 RA のリハビリ研究会誌 26：16-20, 2012.
18) Matsuo K, et al. : Efficacy of neoprene wrist supports for patients with rheumatoid arthritis, Arthritis Rheum 64 (supplement) : S679, 2012.
19) Ramsey L,et al. : The effectiveness of working wrist splints in adults with rheumatoid arthritis: A mixed methods systematic review, J Rehabil Med 46 : 1-12, 2014.
20) Rennie HJ : Evaluation of the effectiveness of a metacarpophalangeal ulnar deviation orthosis, J Hand Ther 9 : 371-377, 1996.
21) 林 正春：関節リウマチにおけるスプリント療法，総合リハ 42：573-582, 2014.
22) Veehof MM, et al. : Determinants of the use of wrist working splints in rheumatoid arthritis Arthritis Rheum 59 : 531-536, 2008.

III 治療の実際

5 各種の術後療法（1） 下肢関節に対する人工関節置換術を中心に

八木範彦

- 人工関節の進歩は目覚ましく，デザインの改良や材質の進歩に加え，手術手技の改善などにより，人工関節の術後成績ならびに耐久性は，以前と比べ大幅に向上している。
- 人工股関節全置換術（total hip arthroplasty：THA）後における注意点は，脱臼の防止である。手術方法によって脱臼肢位が異なるので，事前に手術方法を確認することが重要である。
- 人工股関節の脱臼は，当該関節の「過屈曲」が原因となりやすいので，十分なADL指導が大切である。また，術直後では股関節周囲筋群の筋力低下がみられるため，ベッド上での動作にも留意する。
- 人工膝関節全置換術（total knee arthroplasty：TKA）後の目的は，関節可動域の獲得と改善にある。そのため，術後1週以内に膝屈曲90°の獲得を目指す。
- 近年，高齢社会に対する医療制度の改革が実施され，医療施設の機能分類化が進むなかで，術後クリニカルパスの早期化も強調されるようになった。理学療法士の意識変革が必要であるが，運動療法を実施する際に，患者の運動機能と求められる動作能力のギャップが大きくなっていることにも留意すべきである。

1 人工股関節全置換術

○目的

- 安定した立位・歩行を行うために必要な筋力の再獲得と増強を図り，日常生活活動（ADL）を維持するために必要な関節可動域（ROM）を獲得する。
- 人工関節の脱臼を回避するための姿勢・動作の習得を指導する。
- 人工関節を保護するための生活指導を行う。

○ポイント

- 術前評価（機能，疼痛，ADL）を施行する。
- 担当医から，術中の経過や骨・関節の状態などに関する情報を収集する。
- 筋力増強練習は自動介助運動から開始し，徐々に抵抗量を増加する。
- 早急に端座位を可能にするためのROMの獲得を目指す（車椅子への移乗→トイレ動作の獲得のため）。
- 生活動作の活動量の急激な増加が求められるため，人工関節の脱臼の防止を図るとともに，積極的な患者教育に努める。

◯ 手順

- クリニカルパスに従って運動療法を進める（**表1**）。
- 患肢の運動を開始する前に，患肢以外の四肢や体幹の運動から開始する。上肢では挙上（肩屈曲）をはじめ肘の屈伸運動などを行い，健側下肢では，今後の移乗動作時などの支持性を獲得するために，大腿四頭筋の筋力強化を目的とする下肢伸展挙上（straight-leg raising：SLR）運動を行う。さらに，体幹の捻転を行えば，今後の起き上がり動作の準備として効果的である。
- 患肢に対する運動は，まず，足関節の底・背屈の自動運動から開始する。特に，下腿三頭筋の十分な伸張を指示するとともに，必要ならば，下腿三頭筋の他動的なストレッチを行い，足関節背屈ROMを維持する（**図1**）。
- 次に，大腿四頭筋の等尺性運動を行う。術部周囲筋の収縮を伴うため，運動時の疼痛の憎悪に留意する。ゆっくりとした十分な筋収縮（5秒間）を繰り返し，疼痛への順応性も高める（**図2**）。
- 患側股関節の屈曲伸展，外転運動を行う。各々の運動は，自動介助運動から開始し，順次，自動運動へ移行する。また，動かす範囲は痛みが軽度の範囲から始め，徐々に最終可動域（目標可動域）まで拡大していく（**図3**，**図4**）。

表1　人工股関節全置換術後のクリニカルパス例

	理学療法	安静度・その他
術前	機能評価	—
術当日	—	ギャッジアップ30°，外転枕の使用，フットポンプの装着
術後1日	足関節自動運動，大腿四頭筋等尺性運動，SLR運動，立位練習，車椅子移乗練習	ギャッジアップ自由，車椅子移乗（トイレ動作のみ）
2日	歩行器歩行	フットポンプの除去
3日	—	—
7日	平行棒内歩行	—
2週	杖歩行，階段昇降，椅子からの立ち上がり	—
3週	退院	—

図1　足関節の底・背屈運動

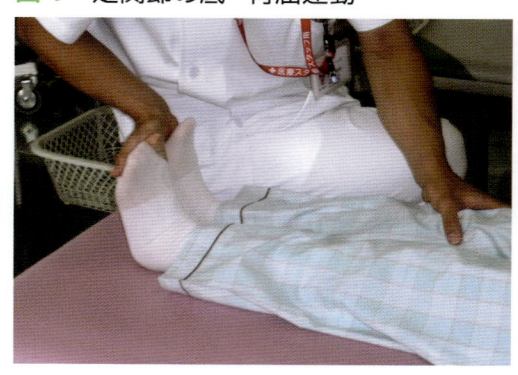

図2　大腿四頭筋の等尺性運動

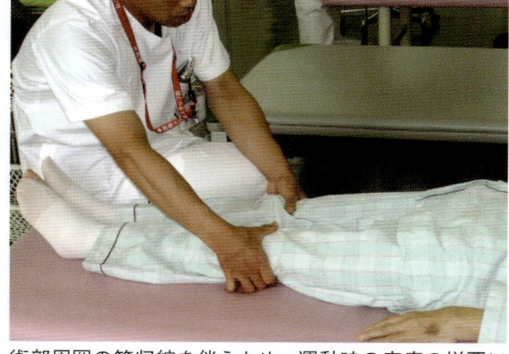

術部周囲の筋収縮を伴うため，運動時の疼痛の憎悪に留意し，ゆっくりとした十分な筋収縮を繰り返す。

各種の術後療法（1）下肢関節に対する人工関節置換術を中心に

- 大殿筋の筋力増強練習を行う。ベッド上で下肢伸展位とし，下肢全体をベッドに押し付ける。または，股関節軽度屈曲位で支持し，下肢全体を下方へ押し下げるように力を入れて，大殿筋の等尺性運動を行う（図5）。
- SLR運動を行う。最初はSLRが獲得できるように，自動介助運動で筋収縮の程度を確認しながら挙上運動を繰り返す。経過とともに，股関節軽度屈曲位（屈曲30°位）を保持できることを確認したら，10秒程度の挙上保持の獲得を目指す。筋力の回復がみられたら，自力でのSLR運動を行う。
- さらに，端座位での大腿四頭筋の筋力増強運動を行う。この場合も，自動運動から開始し，筋力増強とともに抵抗運動に移行する（図6）。重錘ベルトを用いた場合の最終的な抵抗負荷量は，膝関節の状態も考慮して0.5～1kgが適当である。

図3　股関節の屈曲運動

図4　股関節の外転運動

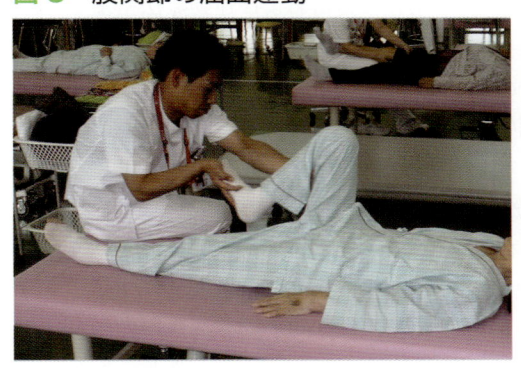

図5　大殿筋の等尺性運動

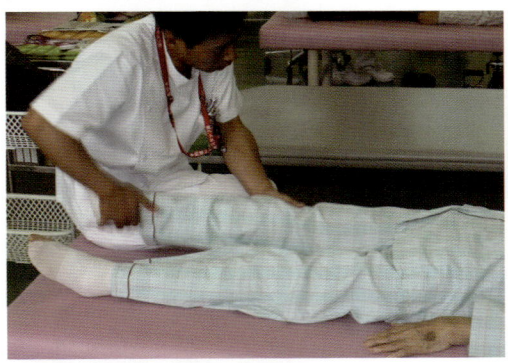

股関節軽度屈曲位で支持し，下肢全体を下方へ押し下げるように力を入れる。

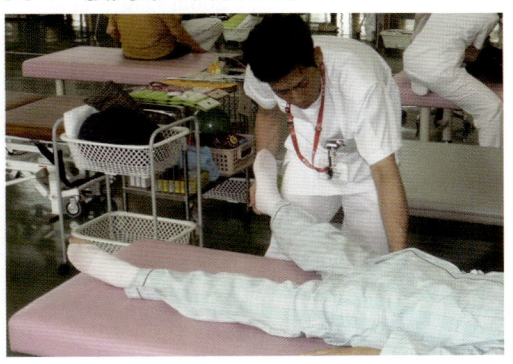

図6　大腿四頭筋の筋力増強練習

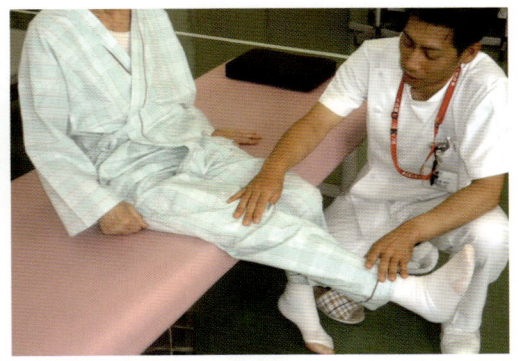

自動運動から開始し，筋力増強とともに抵抗運動に移行する。

- 歩行器を支持して立位保持を行う。最近はクリニカルパスの早期化に伴い，運動療法室でのトレーニング開始前のベッドサイドでのプログラムとなることが考えられる。肘・手関節の破壊や手指の変形などにより上肢での支持性が得られない場合もあるため，前腕支持での安定性を獲得しやすい歩行器を使用して立位を行う。立位保持の目標時間は3分程度とする。
- 歩行器での立位保持が安定してきたら，重心を前後および左右へ動かすことや片脚での立位を追加する。
- 歩行器歩行を行う。立位保持の安定性や持久性が獲得できたら，歩行を開始する。術後1～2日目で行われることから，運動痛の憎悪や股関節周囲筋群の筋力低下による影響に留意する。当初は，多関節疾患であることを考慮して，歩容の改善よりも歩行距離の獲得を目指す。歩行距離は歩行器歩行の自立を獲得するために，最終的に200m程度を目標とする（トイレ動作の獲得および運動療法室までの距離を検討する）。
- 杖歩行を行う。平行棒内での歩行を行い，患肢の支持性や歩容の安定性を確認する。まず，両手支持歩行から開始し，順次，片手支持歩行へ移行する（図7）。片手支持歩行の安定性を確認したのち，杖歩行を開始する（図8）。
- RA患者の場合，杖で十分な支持性を期待できないことが考えられるため，支持なしでの立位バランスの安定性を確認してから施行するのがよい。
- 階段昇降を行う。杖歩行の実用性を確認したうえで開始する。開始時は両手すりを支持して行い，動作の円滑さの向上に伴い，片手支持そして杖支持での動作へ移行する。また，昇降様式は2足1段法から開始し，その後1足1段法へ進める。段差については足関節のROM制限や関節破壊の状態を考慮して，15cm程度にとどめる。

図7　平行棒内歩行

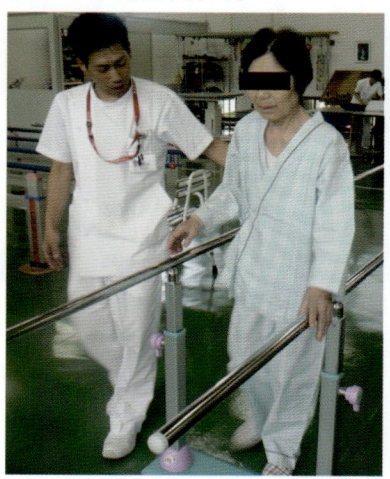

平行棒内での歩行を行い，患肢の支持性や歩容の安定性を確認する。まず，両手支持歩行から開始し，順次片手支持歩行へ移行する。

図8　杖歩行

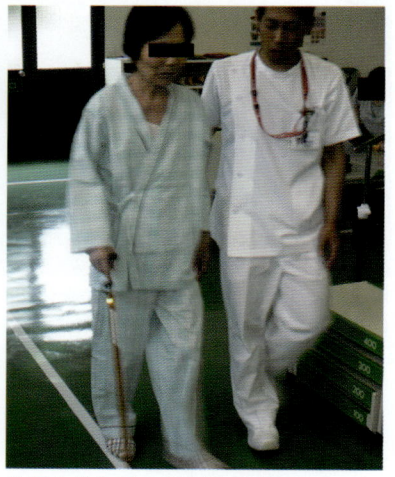

片手支持歩行の安定性を確認したのち，杖歩行を開始する。

各種の術後療法（1）下肢関節に対する人工関節置換術を中心に

- 椅子からの立ち上がりを行う。杖歩行が獲得されると活動量の増加がみられ、人工股関節脱臼の危険性が高まる。この時期の危険肢位は、股関節の過屈曲である。特に、椅子からの立ち上がり時に過屈曲になりやすく、その要因として、大腿四頭筋の筋力低下や足関節の背屈制限、低い椅子などが考えられる（図9）。そのため、要因に応じた対応を指導する必要がある。椅子の高さは42cm（一般的な椅子の高さ）以上のものとする。

図9　椅子からの立ち上がり動作における股関節屈曲の要因

立ち上がり動作練習では、大腿四頭筋の筋力低下や足関節の背屈制限、椅子の高さなどにより動作時の体幹前屈（股関節過屈曲）を強制するため、人工股関節の後方脱臼の危険性を生じるので留意する。

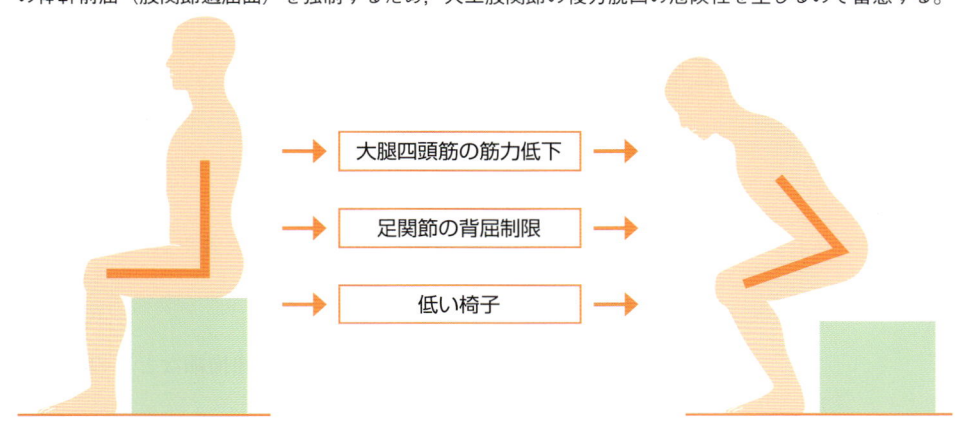

●アドバイス

- 人工関節の進歩や手術手技の改善がみられるものの、特にRA患者におけるクリニカルパスの早期化においては、運動機能の回復レベルと獲得予定の動作能力とのギャップを認識した術後プログラムの遂行を考慮する必要がある。
- 術後1日目には、術部の安静と患側肢の脱臼肢位の防止のため外転枕を使用する。
- 術後3日目まで、深部静脈血栓症予防のため、弾性ストッキングやフットポンプを利用する（図10）。

図10　外転枕およびフットポンプ

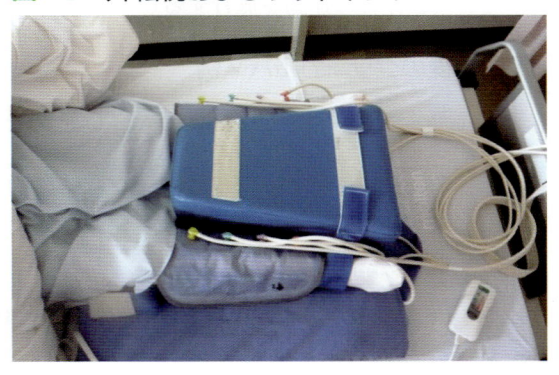

- 術後早期のROM運動は，脱臼肢位（屈曲と内旋，外旋の複合肢位）とならないように留意しながら，運動痛の自制内での他動運動や愛護的な自動運動に準じた方法や負荷を用いて行う．運動痛の自制内での他動運動や愛護的な自動運動に準じた方法や負荷で行う．ただし，術前に重度のROM制限がみられた場合は，短縮筋（特に大殿筋，内転筋群）のストレッチを十分に行う必要がある．
- 各種の運動の反復回数は，およそ20回を目途とし，1日の運動量を十分に確保することに努める．
- 多関節障害を呈する疾患であることから，患肢の負担軽減を図るために非術側肢の機能改善を図る．

2 人工膝関節全置換術

◯目的

- 膝関節の可動域の獲得および改善．
- 膝周囲筋群の筋力増強を図り，歩行機能の改善やADLの拡大を達成する．

◯ポイント

- 術前評価において，ROM制限や変形（屈曲拘縮など）の有無，関節の不安定性，筋萎縮の程度などを把握する．
- 術中所見から，関節の状態（骨萎縮，靱帯など）や術中の経過状況（人工関節の安定性，術創縫合後の関節可動域，アクシデントの有無など）の情報収集を行い，術後プログラムにおける注意点などを主治医に確認する．
- 人工膝関節の獲得目標可動域は，0〜120°とする（人工関節の型式や主治医の考え方によって異なる）．

▶手順

- クリニカルパスに従って運動療法を進める（表2）．
- 術後1日より，術後プログラムを開始する．患肢の運動を開始する前に，THAの場合と同様に，上肢および体幹の運動を施行する．

表2 膝関節全置換術後のクリニカルパス例

	理学療法	安静度・その他
術前	機能評価	—
術当日	—	ギャッジアップ 30°，軟性膝装具の装着
術後1日	足関節自動運動，大腿四頭筋等尺性運動，SLR運動，ROM運動（徒手・CPM），自動介助運動，車椅子移乗練習	荷重可，車椅子移乗
同2日	歩行器歩行	軟性膝装具の除去（屈曲75°）
同7日	平行棒内歩行	
同2週	杖歩行，階段昇降，椅子からの立ち上がり	CPM終了（屈曲125°）
同3週	退院	—

各種の術後療法（1）下肢関節に対する人工関節置換術を中心に

- 次に，筋力トレーニング（足関節の底背屈，大腿四頭筋の等尺性運動，SLRなど）および膝関節の自動介助運動，持続的他動運動（continuous passive motion：CPM）装置を使用したROM運動を行う。さらに，車椅子への移乗も開始する。
- 大腿四頭筋の等尺性運動を行う（図11）。術部周囲筋の収縮を伴うため，運動時の疼痛の憎悪に留意する。ゆっくりとした十分な筋収縮（5秒間）を繰り返し，疼痛への順応性も高める。
- SLR運動を行う。最初は，SLRが獲得できるように，自動介助運動で筋収縮の程度を確認しながら挙上運動を繰り返す（図12）。経過とともに，股関節軽度屈曲位（屈曲30°位）を保持できることを確認したら，10秒程度の挙上保持の獲得を目指す。筋力の回復がみられたら，自力でのSLR運動を行う。
- 自動介助運動にてROM運動を行う。運動はゆっくりと動かし，自制内の運動痛の強度で膝屈伸させる（図13）。始めは，狭い範囲内で動かし，少しずつROMを大きくしていく。最終の数回の運動は，他動的にROMの拡大を図る。最後にROM測定を行い，ROMの改善を確認する。この際，膝関節の回転中心を意識して介助するとよい。
- 端座位にてハムストリングスに対する徒手抵抗運動を行い，同筋群の筋力強化と膝屈曲ROMの拡大を図る（図14）。

図11　大腿四頭筋の等尺性運動

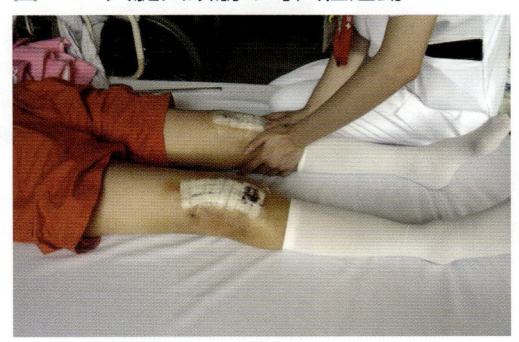

術部周囲筋の疼痛の出現に留意しながら，ゆっくりとした筋収縮（5秒間）を繰り返す。

図12　SLR運動

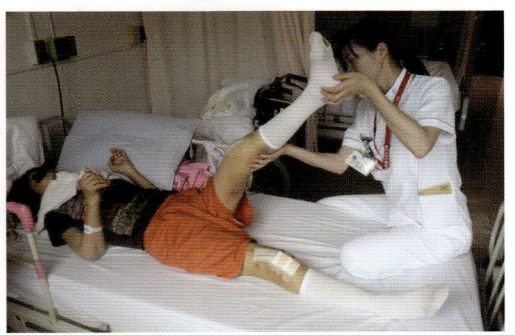

最初は自動介助運動で筋収縮の程度を確認しながら挙上運動を繰り返す。

図13　膝関節のROM運動

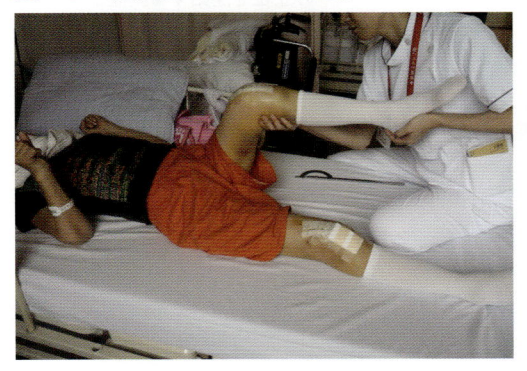

当初は，自動介助運動にて疼痛の自制内で動かす。次第に他動的に膝屈曲を行いROMの拡大を図る。

図14　ハムストリングスの筋力強化

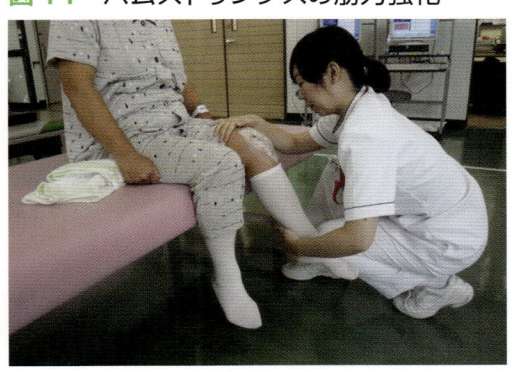

端座位にて膝屈曲に対する徒手抵抗運動を行い，同筋群の筋力強化と膝屈曲ROMの拡大を図る。

III　治療の実際

- また，端座位で大腿四頭筋の筋力増強運動を行う。この場合も，自動運動から開始し，筋力増強とともに抵抗運動に移行する（図15）。重錘ベルトを用いた場合の最終的な抵抗負荷量は，膝関節の状態を考慮して1～1.5kgが適当である。
- 歩行器を支持して立位保持を行う（図16）。最近はクリニカルパスの早期化に伴い，運動療法室でのトレーニング開始前のベッドサイドでのプログラムとなることが考えられる。肘・手関節の破壊や手指の変形などにより上肢での支持性が得られない場合もあるため，前腕支持での安定性を獲得しやすい歩行器を使用する。立位保持の目標時間は3分程度とする。
- 術後，脚長差の出現する場合があり，一般的に脚長差3cm以内は体幹・骨盤などで調整されるため，「補高」などの対応は行わないが，RA患者の場合は調整機能が低下しており，脚長差1cmであっても補高を行うほうがよい。
- 歩行器での立位保持が安定してきたら，重心を前後および左右へ動かすことや片脚での立位を追加する。

図15 大腿四頭筋の筋力増強運動

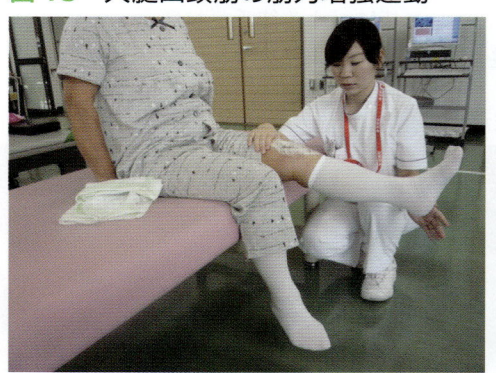

端座位で膝伸展の自動運動から開始し，筋力増強とともに抵抗運動に移行する。

図16 歩行器を支持して立位保持

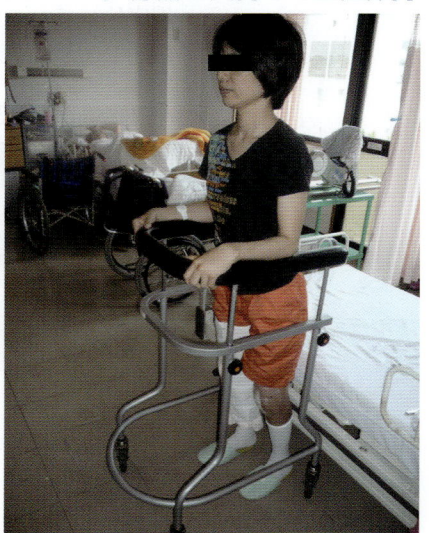

前腕支持にて安定性を獲得しやすい歩行器での立位を開始する。立位保持の目標時間は3分程度を目標とする。

- 歩行器歩行を行う（図17）。立位保持の安定性や持久性が獲得できたら，歩行を開始する。術後1～2日目で行われることから，運動痛の憎悪や膝関節周囲筋群の筋力低下による影響に留意する。当初は，多関節疾患であることを考慮して，歩容の改善よりも歩行距離の獲得を目指す。歩行距離は歩行器歩行の自立を獲得するために，最終的に200m程度を目標とする（トイレ動作の獲得および運動療法室までの距離を検討する）。
- 杖歩行を行う。平行棒内での歩行を行い，患肢の支持性や歩容の安定性を確認する（図18）。まず，両手支持歩行から開始し，順次，片手支持歩行へ移行する。片手支持歩行の安定性を確認したのち，杖歩行を開始する。
- RA患者の場合，杖で十分な支持性を期待できないことが考えられるため，支持なしでの立位バランスの安定性を確認してから施行するのがよい。
- 階段昇降を行う。杖歩行の実用性を確認したうえで開始する。開始時は両手すりを支持して行い，動作の円滑さの向上に伴い片手支持，そして杖支持での動作へ移行する。また，昇降様式は2足1段法から開始し，その後1足1段法へ進める。段差については足関節のROM制限や関節破壊の状態を考慮して，15cm程度にとどめる。

図17　歩行器歩行

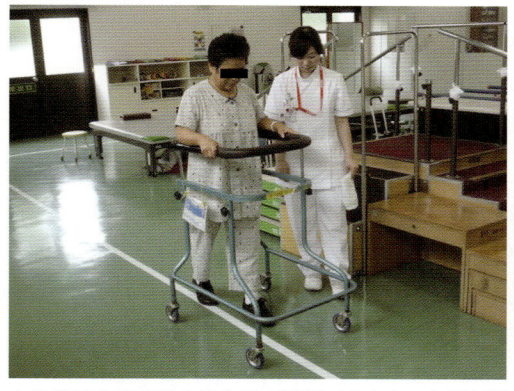

立位保持の安定性や持久性が獲得できたら，歩行を開始する。歩行距離は歩行器歩行の自立を獲得するために，最終的に200m程度を目標とする。

図18　杖歩行へ移行するための平行棒内歩行

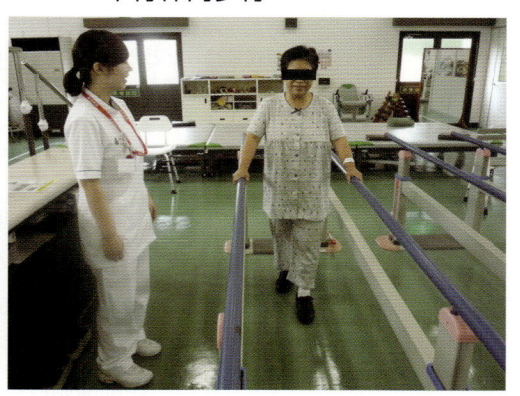

両手支持歩行から開始し，順次片手支持歩行へ移行する。片手支持歩行の安定性を確認したのち，杖歩行を開始する。

各種の術後療法（1）下肢関節に対する人工関節置換術を中心に

- 椅子からの立ち上がりを行う（図19）。大腿四頭筋の筋力強化やADLの改善を目的に行われるが，運動が膝関節に対し過負荷にならないよう，10回程度の反復運動にとどめる。使用する椅子の高さは42cm（一般的な椅子の高さ）以上のものとする。
- CPMによるROM運動を行う。CPMを使用（実施時間1時間）するため，全体のプログラムの終了後，あるいは別時間帯での実施となる。開始時の屈曲角の設定は，徒手によるROM運動後の測定角度が基準となる。運動痛の出現が少ないことや関節の腫脹（血腫）の有無，術創部の修復を考慮して施行する。

図19 椅子からの立ち上がり練習

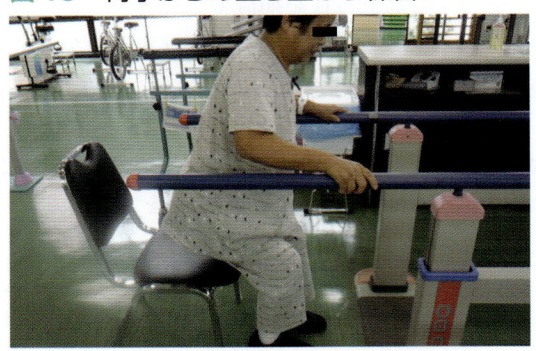

運動が膝関節に対し過負荷にならないよう，10回程度の反復運動にとどめる。使用する椅子の高さは42cm（一般的な椅子の高さ）以上のものとする。

◯アドバイス

- 術前の膝関節の状態が術後成績に大きく影響するため，術前にみられる屈曲拘縮や関節不安定性（内・外反）の有無など，術前評価を十分に行うことが重要である。
- 人工関節の型式にもよるが，ADLを考慮すると膝屈曲110〜120°を獲得する必要がある。
- CPMでの運動開始時の設定角度（屈曲）について，あくまでも徒手的なROM運動で獲得した角度を基準とすべきである（CPMの破損の原因となるため，CPMで矯正的なROM運動は行わない）。
- 通常，術後膝屈曲の獲得が遅延している場合は，その後のROM獲得が困難となるので，早急に主治医に報告し対応を検討する。

[文献]
1) 松野丈夫編：人工股関節置換術［THA］のすべて．メジカルビュー社，2008．
2) 勝呂 徹ほか編：人工膝関節置換術［TKA］のすべて．メジカルビュー社，2007．
3) 島田洋一ほか編：整形外科術後理学療法プログラム，p.140-144, メジカルビュー社，2009．
4) 島田洋一ほか編：整形外科術後理学療法プログラム，p.191-194, メジカルビュー社，2009．

III 治療の実際

6 各種の術後療法 (2) 手指および上肢関節に対する術後療法

蓬莱谷耕士，長尾佳奈，仲野春樹

1 生物学的製剤と上肢手術療法

- 生物学的製剤の導入により関節リウマチ（RA）の治療は大きく変化した。生物学的製剤は，RAによる関節破壊を抑制することが報告[1〜3]され，生物学的製剤導入後のRAに対する手術療法の変化を明らかにする目的で，さまざまな多施設共同研究が実施されている。
- Yasuiら[4]は国内のリウマチ性疾患を対象とした多施設共同データベース（National Database of Rheumatic Diseases by iR-net in Japan：NinJa）に2004〜2007年に登録されたRA患者について後向き調査を行い，生物学的製剤の使用率は上昇しているものの手術件数は変化していないことを報告している。
- Momoharaら[5]は国内6施設共同研究（Conference of Orthopedic Rheumatologists of Excellence：CORE study）で1998〜2008年にかけてのRA患者の手術療法の変化について検討し，エタネルセプトが導入された2005年には一時的に総手術件数が減少するが，その後，手関節形成術や手指の腱再建術の増加とともに総手術件数が増加していることを報告している（図1）。
- 生物学的製剤により滑膜炎が急速かつ良好にコントロールされ，RAによる関節破壊が抑制された結果，手術件数は減少すると思われたが，実際には，身体活動性の増加に伴う過用や誤用による関節，靱帯・腱の損傷が増加し，また，日常生活動作（ADL）の改善のみならず，より高い生活の質（QOL）を求め，患者自身が手術による上肢や手指，あるいは下肢機能の改善を望んでいることが推測される。
- 本項では経験する機会の多い人工肘関節，手指伸筋腱の再建，手指MP関節形成術を中心に手指および上肢関節に対する術後療法について概説する。

図1 CORE studyによる上肢手術の変遷

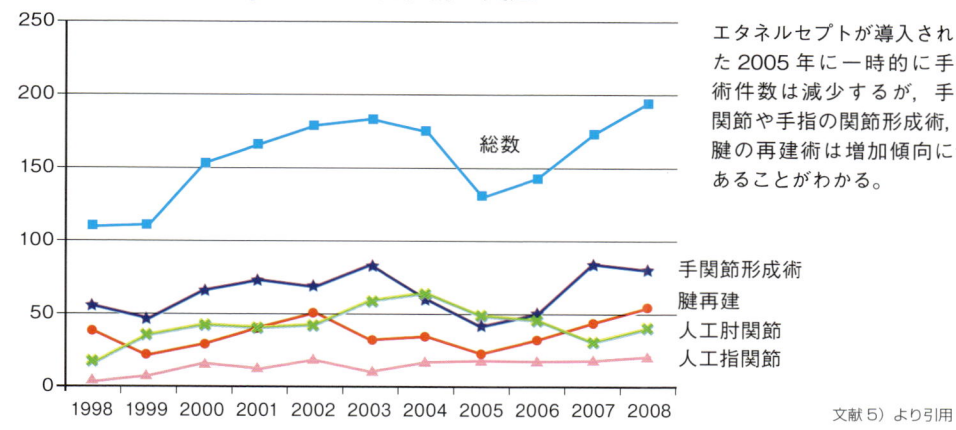

エタネルセプトが導入された2005年に一時的に手術件数は減少するが，手関節や手指の関節形成術，腱の再建術は増加傾向にあることがわかる。

文献5）より引用

2 人工肘関節置換術（total elbow arthroplasty：TEA）

○ 人工肘関節置換術の適応

- Larsen 分類の grade Ⅲ・Ⅳが適応になる。
- 疼痛を伴う①拘縮肘，②不安定肘，③強直肘が適応となる。

○ 人工肘関節の種類

- 連結型と非連結型に大別される。
- 連結型は蝶番に遊びのない拘束型，蝶番構造に遊びをもたせた半拘束型があるが，拘束型の強い拘束性は蝶番構造に応力が集中するため，現在では半拘束型が主流となっている。代表的な連結型の人工肘関節を**表1**に示す。
- 非連結型は関節面のみを置換するもので表面置換型ともよばれ，国内でも多くの人工関節が開発されている（**表1**）。

表1　人工肘関節の種類

連結型（半拘束型）	非連結型（表面置換型）
▶ Coonrad-Morrey ▶ GSB Ⅲ ▶ Discovery	▶ 工藤式（K-Elbow）type-5 ▶ OMC type Ⅱ（大阪医科大学） ▶ DOH（道後温泉病院） ▶ K-NOW（慶應義塾大学） ▶ JACE（岡山大学） ▶ NR型（日本大学） ▶ 大阪大学式 ▶ MNSK型（モジュラー新潟・瀬波・京セラ） ▶ FINE（東邦大学）

文献6）より引用

○ 手術方法

- 国内でも広く使用されている工藤式（K-Elbow）type-5 を用いた TEA を例に概説する。
- 通常の皮膚切開で進入，上腕三頭筋腱膜部をV字状に切開し，橈骨頭を切除する。次に内側側副靱帯を切離した後に肘関節を脱臼させて人工肘関節を設置する。
- 設置後は肘頭内外側の筋膜や筋層の緊張を確認しながら軟部組織を縫合する。特に外側部の縫合が術後の脱臼を予防するうえで重要である。術前に拘縮や強直により可動域制限を認める場合は上腕三頭筋腱膜を V-Y 式に延長する[7]。
- 術中の軟部組織の処置を詳細に把握しておくことは，術後療法を進めるうえで大いに参考となる。

術後療法の目標

- 肘関節の無痛性，安定性，可動性の3要素を可及的に再建することにより，日常生活での上肢の使用制限を取り除くことが治療目標である。
- 無痛性は人工肘関節置換によりおおむね再獲得されるが，可動性を最大限に再獲得するには，術後早期の疼痛コントロールと愛護的な可動域練習が重要である。
- 術後の不用意な可動域練習は不安定性の増大や肘関節脱臼を招く危険性があり，術中に再建した軟部組織の緊張バランスと治癒状況を勘案して可動域練習を進める必要がある。
- 機能的関節可動域とされる伸展-30°から屈曲130°，回内外はそれぞれ50°以上を目標に可動域練習を行うが，最終到達可動域は術中に得られた関節可動域に関係するので，術後に必ず確認することが必要である。
- また，工藤式（K-Elbow）type-5 では関節可動域が最大伸展-20°に制限されているように，構造的に角度制限が設定されている人工肘関節もあるので，当該施設で使用されている人工肘関節の特徴を確認しておくことも必要である。

術後療法の実際（図2）

図2 当院における術後療法スケジュール

	術後7日	術後7〜10日	術後14日	術後21日	術後35カ月	術後3カ月
シーネ固定	終日	セラピィ時のみ除去		夜間のみ装着		
術部以外	ポジショニング・高挙位指導（浮腫軽減までは継続）					
	手指・肩関節の自他動関節可動域練習					
可動域練習		リラクセーション				
		肘関節伸展・前腕回内外の自動介助運動				
		肘関節屈曲の愛護的な自動運動				
			肘関節・前腕の全方向自動・自動介助運動			
					持続伸張	
			ローラーボード			
筋力増強練習			肘関節屈曲の等尺性収縮		筋力増強練習	
リーチ練習				回外位でのリーチ練習	リーチ練習	
物理療法			渦流浴もしくは交代浴			
ADL練習				軽負荷作業から実施	重量物の把持や荷重以外の身辺動作自立　制限なく実施	

（継続の目安）　当院におけるセラピィの流れを示した。可動域練習や筋力練習，ADLへの手の参加については，侵襲組織の治癒に応じて決定している。

可動域練習は，不安定性やインプラントの破損，異所性骨化も懸念されるため，乱暴な矯正は実施しない。可動域練習の終了時期は，術中可動域，定期的な可動域測定をもとに決定している。シーネ固定は，不安定性がある場合は主治医の指示に従い2〜4週間延長することもある。

文献6）より改変引用

▶ 術後翌日〜術後7日

- 外固定期間中であり，術側上肢の浮腫への対応と非固定関節の拘縮予防に努める。
- 浮腫への対応は，臥位での術側上肢の高挙位保持が原則であるが，肩関節に関節可動域制限がある場合には，可及的高挙位とし，手指の自動運動を励行させる。
- 移動時や坐位では肩関節や肩甲骨周囲，頸部の牽引痛などを生じないように，三角巾を用いて患側上肢を懸垂する。

▶ 術後7日〜術後10日

- リハビリテーション時のみ外固定を除去して可動域練習を開始する。
- 浮腫への対応は継続しながら，可動域練習開始前に術後疼痛による防御性収縮に対するリラクセーションを実施する。
- 上腕三頭筋腱膜部を再縫合しているため，縫合部の破断に注意しながら，伸展方向の可動域練習は自動介助運動，屈曲方向は自動運動で行う。回内外方向は上腕三頭筋の再縫合部には影響が少ないため愛護的な他動運動と自動運動を行う。
- 一般に，TEA術後は伸展方向への可動域が再獲得しにくいので，屈曲方向より伸展方向への可動域練習を意識して実施する。

▶ 術後2週〜術後3週

- 関節可動域を徐々に拡大する時期である。
- 創治癒が得られ抜糸後であれば，可動域練習に先立ち渦流浴を行うが，浮腫や熱感を認める場合には交代浴を行う。
- 肘関節屈曲の軽度等尺性収縮を追加し筋の柔軟性の改善を図る。
- 防御性収縮を避けるためにリラクセーションを行いながら，肘関節屈曲方向への軽度等尺性収縮を追加する。
- 肘関節伸展方向への可動域練習は自動介助運動から自動運動へ変更する。また，屈曲方向への可動域練習は上腕三頭筋腱膜部へ過度のストレスが加わらないように自動運動のみを継続する。

▶ 術後3週〜術後5週

- 日中の外固定を除去するが，肘関節の安定性に応じてヒンジ付き肘関節装具の装着を検討する。
- 抗重力位で肘関節の自動伸展運動を行わせても伸展不全がある場合は，他動伸展・自動保持運動から開始する。
- 自動伸展運動としてリーチ練習も行う。前腕回内位でのリーチ練習は肘関節に重力による内反ストレスが生じ，肘関節の不安定性が強まる危険性があるので，前腕回外位でリーチ練習を行う。
- 次に自動屈曲運動として身体各部へのリーチ練習も取り入れ，洗顔，食事，更衣など軽負荷の日常生活動作練習を開始する。この際も日常生活動作で肘関節に内反ストレスが生じないように十分な動作指導を行うことが重要である。

▶ 術後5週〜術後3カ月

- この時期より肘関節伸筋群の筋力増強練習を開始する。
- リーチ練習では肩や手関節，手指との協調した運動を意識させながら，洗髪や背面の洗体などの日常生活動作練習も追加する。

▶ 術後3カ月以降

- 疼痛が生じなければ，肩関節外転位や前腕回内位でのリーチ動作・日常生活動作練習を開始する。
- 包丁動作も開始するが，手関節や手指などの関節機能に応じた包丁持ち手の変更などを検討する。
- TEAでは，人工関節にかかる荷重に制限があるので，2.0kg以上の重量物の運搬や持ち上げは行わないように指導する。
- 強直肘のように，術前に肘関節の伸展の代償として肩甲帯や体幹の運動を用いている場合があるので，動作のなかで獲得した肘関節の運動が行えているかを確認する。

○ TEAのまとめ

- TEAの術後療法では，不用意に関節可動域の拡大を図ろうとすると，人工肘関節に過度の機械的ストレスが生じて緩みや破損につながる危険性が大きい。
- 術後療法終了後も軟部組織や人工肘関節への影響を考慮しながら，無痛性と最大限の安定性，可動性が維持でき，人工肘関節の緩みや破損を生じさせない日常生活動作の指導を行うことが重要である。

3 手指伸筋腱皮下断裂の再建

○ 手指伸筋腱皮下断裂のメカニズム

- RAの手指伸筋腱断裂は，遠位橈尺関節滑膜炎により背側亜脱臼した尺骨頭による伸筋腱の摩耗や血流障害を原因とする手関節部での皮下断裂が多い。また，長母指伸筋は橈骨遠位のLister結節部で腱の走行方向を変えるが，伸筋腱の腱鞘滑膜炎やLister結節との機械的摩擦により，皮下断裂しやすい。
- 一般に小指や環指など尺側の固有小指伸筋腱，総指伸筋腱から断裂し始め，尺骨頭の亜脱臼などを放置すると中指，示指の伸筋腱断裂に至ることも少なくない。

○ 代表的な手術方法

- RAにおける手指伸筋腱皮下断裂に対する手術は，断端の状態や筋の退縮などの問題から端々縫合は不可能であり，腱移行術や腱移植術による指伸展機能の再建が行われる。
- 術式は隣接腱への端側縫合や固有示指伸筋腱（EIP）を用いた腱移行術などが多い。
- 術後療法には固定法と早期運動療法があるが，術式および患者の術後療法に対する理解の程度に応じて選択される。

- これまでは術後3〜4週の外固定を行う固定法が行われていたが，手指の伸展拘縮や伸展不全が生じることが少なくないので，現在では早期運動療法が主流である。

4 代表的な術後療法

手指伸筋腱皮下断裂に対する再建後の早期運動療法

- 早期運動療法には，ダイナミックスプリントを用いた早期運動療法（早期自動屈曲-他動伸展法）と縫合部を減張位に保つように患指と隣接指をテーピングで固定しながら自動運動を行う減張位早期運動療法がある。

ダイナミックスプリントを用いた早期運動療法

- ダイナミックスプリントにより手指を伸展位に保持した肢位から，ゴムバンドに抵抗して手指を自動屈曲，ゴムバンドの張力で他動伸展する方法である。reverse Kleinert 法ともよばれる。
- Evans[8] による MP 関節の屈曲運動を 30°でブロックする方法（図3）と南川ら[9] による手指の完全屈曲を許す方法がある。
- 癒着予防に必要な3〜5mm程度の腱滑走[10] を得るための MP 関節の最小屈曲角度から，Evans ら[8] は MP 関節の運動を 30°屈曲までに制限する flexion block をスプリントに設置し，自動屈曲とゴムによる他動伸展を1時間に10回実施する方法を報告している。
- 南川ら[9] は新鮮屍体を用いた検討から，手関節が 30°以上背屈位であれば，手指の屈曲制限を行わなくても早期運動療法は安全に実施できると結論している。
- われわれは手指伸筋腱皮下断裂の再建術が，通常 zone VI から VII で強固な interlacing suture を用いて行われることから，MP 関節の屈曲運動を制限しない早期運動療法を選択している。

図3 flexion block 付きダイナミックスプリント

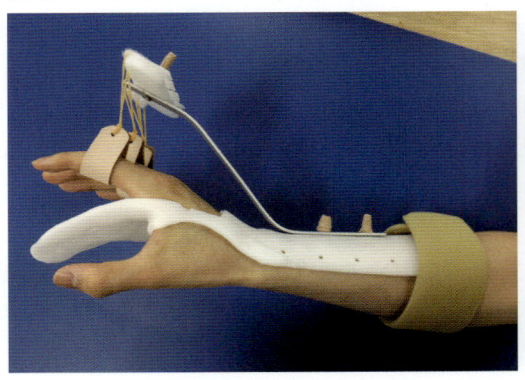

a ゴムバンドの牽引による他動伸展 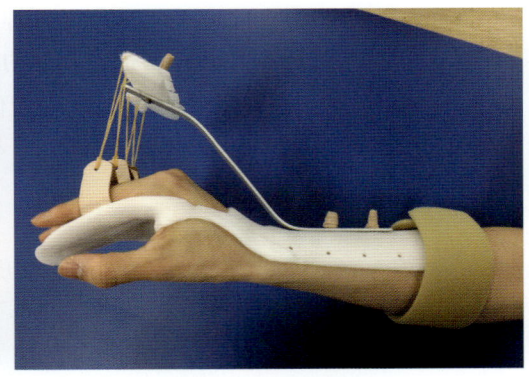　　b flexion block までの MP 関節の屈曲

各種の術後療法（2）手指および上肢関節に対する術後療法

▶ スプリントのデザイン①

- RAにおける手指伸筋腱皮下断裂の再建術では手関節形成術（Sauvé-Kapandji法やDarrach法など）が併用されることが多い。
- 手関節形成術後は手関節がギプス固定されるので，手指の牽引装置はギプス上に設置する。
- 脱力した状態でMP関節が伸展0°となるように手指の上方から牽引する。小指は過牽引（MP関節過伸展）となりやすいので注意が必要である。
- ギプス除去後にダイナミックスプリントを再作製する（図4）。

図4　MP関節屈曲を制限しないダイナミックスプリント

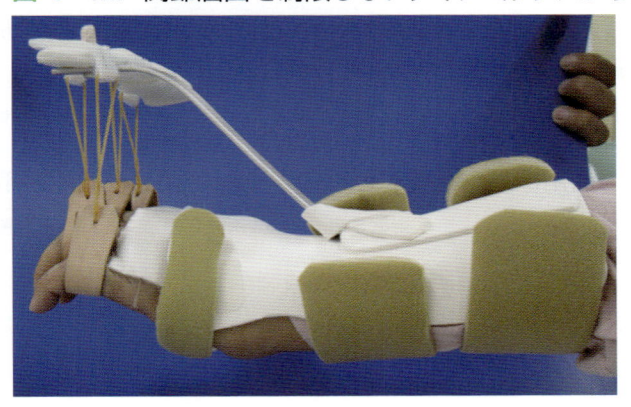

▶ スプリントのデザイン②　夜間スプリント

- ダイナミックスプリントと同様に，ギプスに被せて設置できるように，MP関節からDIP関節まで完全伸展位で作製する。
- ギプス除去後は手関節30°伸展位，MP関節以遠が完全伸展位となるように掌側から支持するスプリントを作製する（図5）。
- 強直などで手関節に可動域制限がある場合は手関節は可及的な伸展位に留める。

図5　夜間スプリント

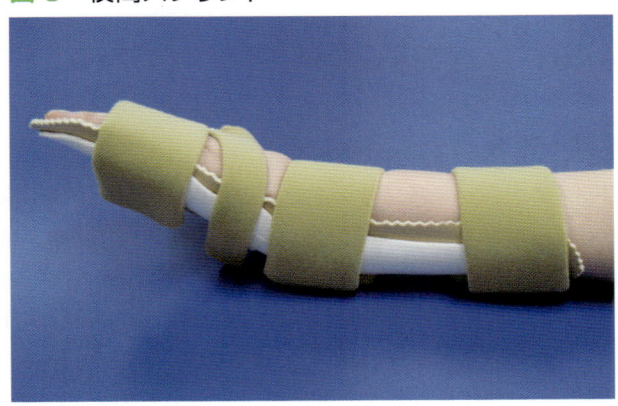

◯ 術後療法の実際（図6）

▶ 術後3日〜術後4週

- 図6に手指伸筋腱皮下断裂に対する再建術後のダイナミックスプリントを用いた術後療法のスケジュールを示す。
- 浮腫に対して高挙位を保持させる。
- 術後3日以内にダイナミックスプリントを作製し，日中はスプリント装着下で自動屈曲，他動伸展運動を1時間に10回の頻度で行わせる。
- MP関節を伸展位に牽引した状態でPIP関節・DIP関節の自・他動運動，PIP関節とDIP関節を伸展位に保持した状態でMP関節の単独自動屈曲運動を行わせる。
- 他動伸展後，その位置を保持させる自動伸展保持運動は自動伸展運動より縫合腱にかかる張力が少なく安全なのでこの時期より開始する。
- 夜間は手指伸展位保持の夜間スプリントを術後6週まで装着させる。

図6 ダイナミックスプリントを用いた術後療法スケジュール（手関節形成術併用）

	術翌日	術後2週	術後4週	術後5週	術後6週	術後7週	術後12週
牽引下での自動屈曲他動伸展運動（ギプス上）（ダイナミックスプリント）	━━━━━▶						
減張位（MP関節伸展位）でのPIP・DIP自他動屈曲	━━━━━▶						
MP関節単独自動屈曲	━━━━━▶						
MP関節自動伸展保持	━━━━━▶						
浮腫対策	━━━━━━━━━━━━━━━━━━━━━━━━━━━━▶						
夜間スプリント装着	━━━━━━━━━━━━━━━▶						
前腕回内外自動運動		━━━━━━━━━━━━━━━━━━━━━━▶					
手指・手関節の自動運動			━━━━━━━━━━━━━━━━━━▶				
愛護的に手関節・手指の他動屈曲運動（単関節）				━━━━━━━▶			
他動屈曲運動※					━━━━━▶		
軽度な握力練習				━━━▶			
積極的な握力練習					━━━━▶		
全関節での他動屈曲・屈曲矯正装具						━━━▶	
軽作業のADL				━━━▶			
中等度のADL					━━▶		
ADLでの制限なし						━━▶	

※手指の他動屈曲は手関節伸展位で行い，手関節の他動屈曲は手指伸展位で行う。

▶ 術後4週〜術後5週

- 術後4週でダイナミックスプリントを除去し自動伸展運動を開始する。
- 自動運動を行う場合，癒着が生じていると手内在筋の作用が優位となり，PIP関節・DIP関節伸展，MP関節屈曲（図7）となるため，MP関節の伸展の程度を確認しながら行う。MP関節の伸展が困難な場合には，PIP関節・DIP関節を屈曲位にしてMP関節の伸展運動を行う（図8）。
- MP関節の屈曲運動は良好だが，伸展不全を認める場合にはダイナミックスプリントの装着を2週間延長する。

各種の術後療法（2）手指および上肢関節に対する術後療法

図7 手内在筋による手指伸展

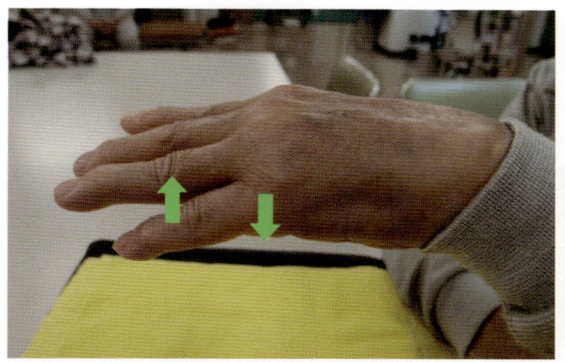

癒着により，抹消関節に伸筋腱の力が伝達せず，手内在筋の作用によりMP関節が屈曲してしまう。

図8 PIP・DIP関節屈曲位でのMP関節伸展運動

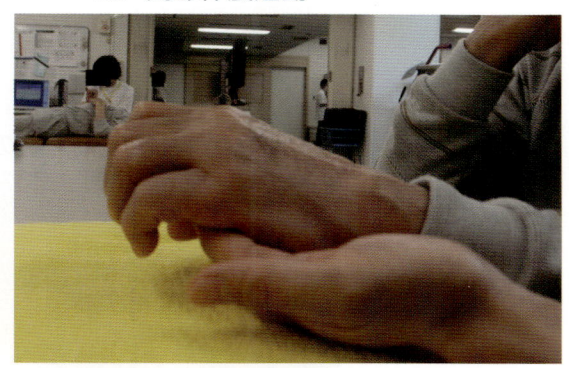

手指伸展の際に，伸展腱の癒着により，手内在筋によるMP関節屈曲がみられる場合は，PIP・DIP関節を屈曲させ，MP関節を伸展させることで伸筋腱の滑走を促す。

▶ 術後5週～術後7週

- 術後5週で愛護的な手関節および手指の他動屈曲運動を開始する。この時期は単関節での他動屈曲運動を行い，術後6週以後段階的に他動運動の負荷を強くする。
- 腱の癒着を認める場合には超音波療法を併用する。
- 軽負荷の握力練習や日常生活での作業練習を開始する。

▶ 術後7週～術後12週

- 術後7週でも伸展拘縮が残存する場合には，持続伸張や拘縮除去を目的にダイナミックスプリント（グローブタイプ）を装着させる。
- 積極的な握力練習を開始し，日常生活での中等度負荷の作業を許可する。

▶ 術後12週以降

- 術後12週を目安に，ADL，APDL場面での手の使用制限を解除する。

◯ 減張位早期運動療法

- 本法は石黒ら[11]によって考案されたユニークな方法である。

▶ 適応

- 本法の適応は，隣接腱への腱移行のみであり，EIPを用いた腱移行や腱移植術は適応とならない。

▶ 方法

- 図9に示すように腱縫合を行った尺側指を，隣接する断裂していない橈側指の背側に重ねてテーピング固定し，縫合部に生じる張力を減じて，術後早期から手指の自動運動を開始する。
- 池上ら[12]は減張位を保持せず術後早期から自動運動を行わせた場合，腱の緩みが生じ，一方，減張位で早期から自動運動を行うことによって，緩みが生じず癒着を最小限にすることができたと報告している。

- 本法では伸縮性テープを使用するが，テープが緩み減張位を保持できなくなること，長期間のテーピングにより皮膚にトラブルが生じる場合があるなどの問題があるので，週に2〜3回巻き直しと縫合腱に張力を加えないようにしながら指間の清拭を実施する。

図9 減張位早期運動療法のテーピング

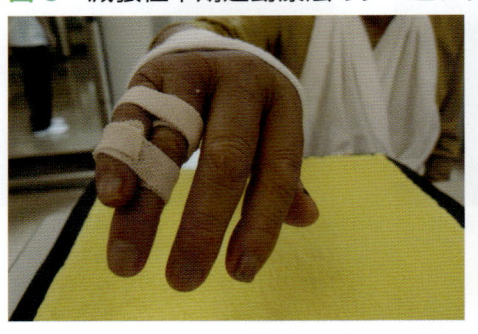

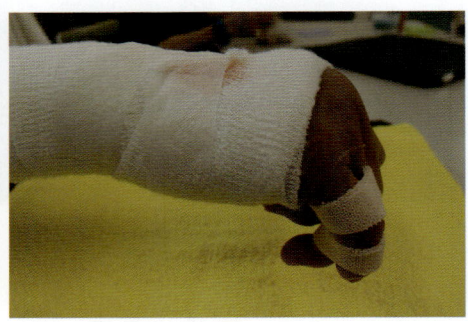

術後療法の実際（図10）

図10 減張位早期運動療法による術後療法スケジュール（手関節形成術併用）

術後1〜3日	術後2週	術後6週	術後8週	術後12週
夜間スプリント装着	→			
	カックアップスプリント装着	→		
テーピング下での自動運動	→			
	手指完全伸展位での愛護的な手関節屈曲運動	→		
		他動屈曲運動 減張位	全関節	→
		超音波		
			ダイナミックスプリント（屈曲矯正）	→

▶ 術後翌日〜術後6週

- 術後翌日よりテーピングし自動運動を開始する。池上ら[13]は夜間伸展位に固定した場合，伸展不足角度が減少したと報告しているので，夜間は伸展位スプリントを装着させる。
- 自動伸展が不十分になるので，意識的に自動伸展を促す。疼痛がある場合には自動伸展保持から開始する。
- 術後2週で手関節形成術によるギプス固定が除去されるが，さらに2週間，カックアップスプリントを装着する。
- 術後療法時のみスプリントをはずし，愛護的に手関節の屈伸運動を開始する。

▶ 術後6週〜術後8週

- テーピングを除去し，単関節ごとの他動運動により残存する拘縮を除去する。

▶ 術後 8 週以降

- 伸展位拘縮が生じている場合にはダイナミックスプリント（グローブタイプ）による屈曲矯正を開始する。
- 本法では隣接腱と縫合が interlacing suture で強固であること，手指の屈伸で縫合された手指伸筋腱に張力がかからないことから，全関節での他動屈曲が可能になる 8 週以降の日常生活での手の使用が許可される。しかし，急激な他動屈曲が強制される可能性のある動作（自転車に乗るなど）は許可しない。

○ 術後療法の留意点

- 伸展機能の再獲得を目標に再建術を行うが，伸展位拘縮が発生すると握力が低下し，術後の ADL 障害が生じる。特に尺側指は握りに重要であり，伸展位拘縮を発生させないように術後療法を進めることが重要である。

5　手指 MP 関節形成術

○ 変形の発生メカニズム（表 2）

- RA における手指 MP 関節の主な変形は，尺側偏位と掌側亜脱臼であり，さまざまな要因が関与して発生する。
- 遷延化する MP 関節の滑膜炎が関節包や靱帯，矢状索などの関節支持組織を脆弱化させる。
- 矢状索は伸筋腱を背側中央に支持しているが，矢状索が弛むことにより伸筋腱が尺側へ偏位する。伸筋腱が MP 関節の屈曲・伸展の回転中心より掌側に移動すると伸筋腱は MP 関節を屈曲させるように働き変形を助長する。
- MP 関節の滑膜炎は手内在筋や小指外転筋の筋スパズムや筋性拘縮を尺側優位に生じさせる。
- その他，手関節の橈屈（手根骨の橈側回転），屈筋腱の走行，MP 関節の生理的な尺屈も手指 MP 関節の変形発生に関与する。

表 2　尺側偏位のメカニズム

関節の弛み	持続的な MP 関節滑膜炎により関節支持組織に弛みが生じる。特に橈側の矢状索や靱帯が弛みやすい
伸筋腱の力	矢状索の弛みにより伸筋腱が尺側に移動し，伸筋腱が回転中心より掌側へ移動すると MP 関節が屈曲するように作用する
第 4・5CM 関節の屈曲	腱間結合による伸筋腱の尺側への牽引
手内在筋拘縮	尺側に強い手内在筋のスパズムや小指外転筋の拘縮
手関節の橈屈	手根骨の橈側回転が尺側偏位を助長する
屈筋腱の力	正常でも尺側に牽引されている屈筋腱の力
MP 関節の生理的な尺屈	正常関節でも MP 関節は生理的な尺屈を有する

◯ MP 関節形成術

- Fearnley 分類[14]（表3）に従い MP 関節形成術の適応を検討する。関節破壊が少なく，他動的に変形の徒手矯正が可能な場合（Fearnley 分類 stage2）は軟部組織制動による再建（soft tissue reconstruction）が行われる。
- 関節破壊が進行して拘縮や変形が完成し他動的な徒手矯正が不可能（Fearnley 分類 stage3）であれば，人工関節もしくは中手骨骨頭を切除し掌側板を用いて関節機能を再建する Tupper 法が選択される。

表3　Fearnley 分類

stage 1	自動矯正可能
stage 2	他動矯正可能
stage 3	他動矯正不能

▶ 軟部組織制動による MP 関節形成術

- 前述のとおり Fearnley 分類[14] の stage2（他動矯正可能）が適応となる。また，正富[15] は，比較的重症例であっても人工関節による関節形成術を行うまでの time saving operation として有用であると述べている。
- 掌側亜脱臼および尺側偏位の発生メカニズムに従い，滑膜切除と橈側の側副靱帯の縫縮，尺側手内在筋の切離（intrinsic release）あるいは尺側手内在筋を切離し隣接指の橈側へ移行する cross intrinsic transfer，伸筋腱の中央化（centralization），関節包の縫縮（Wood 法）が同時に行われる。
- cross intrinsic transfer は切離した尺側手内在筋を隣接指の橈側側索もしくは側副靱帯に移行するが，側索へ移行するとスワンネック変形を助長させることがあるので注意が必要である。
- 伸筋腱の中央化は橈側の矢状索を縫縮する方法や伸筋腱の一部を橈側の側副靱帯に通して伸筋腱に再縫合する方法（Nicolle 法，Feldon 法など），伸筋腱を切離し基節骨に縫着する方法などがある。
- 術後療法の開始前に，変形矯正手術として実施された軟部組織の処置について，術者から十分に情報を収集することが必要である。可能であれば手術に立ち会うことが勧められる。

▶ 人工関節による MP 関節形成術

- 本法は Fearnley 分類[14] の stage3（他動矯正不能）に適応となる。
- 人工指関節には拘束型（constrained type）と非拘束型（表面置換型：non-constrained type），ball&socket 機構を備えた半拘束型（semi-constrained type）がある。拘束型では Swanson implant や Avanta implant，非拘束型では self locking finger joint（SLFJ）が代表的である。
- 人工指関節を用いた関節形成術は，MP 関節背側の横皮切で侵入後，中手骨骨頭を切除し，掌側の軟部組織を十分に剥離する。次に中手骨側，基節骨側の順に髄腔を拡大する。

各種の術後療法（2）手指および上肢関節に対する術後療法

- トライアルを挿入しインプラントのサイズを確認してから，インプラントを挿入する。最後に軟部組織の再建を行うが，橈側の側副靱帯を強固に縫縮することが重要であり，尺側手内在筋に筋性拘縮があれば intrinsic release あるいは cross intrinsic transfer を併用する。

○関節形成術に対する術後療法

- 関節形成術後の術後療法ではダイナミックスプリントを用いる方法[16, 17]が一般的である。

▶ スプリントの目的

- ダイナミックスプリント（図11）は，①掌側の軟部組織の伸張，②手指のリアライメント，③手指の伸展補助を目的に装着する。そのため，牽引方向は橈背側方向で，隣接指の上からの牽引を目安とするが，MP 関節が正中位から軽度橈屈位になっていることを確認する。また，牽引力は，脱力状態で MP 関節が 0°伸展位となるように調整する。

- 夜間用のスタティックスプリント（図12）は，MP 関節から DIP 関節までそれぞれが軽度屈曲位（約30°）になるように作製する。スタティックスプリントを装着した状態で手指が回内，もしくは尺側に位置している場合はテープを用いて回外橈側に保持する。

図11　MP 関節形成術後のダイナミックスプリント

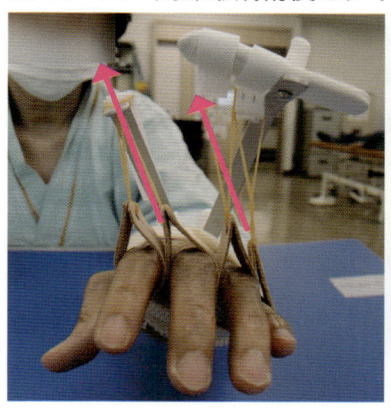

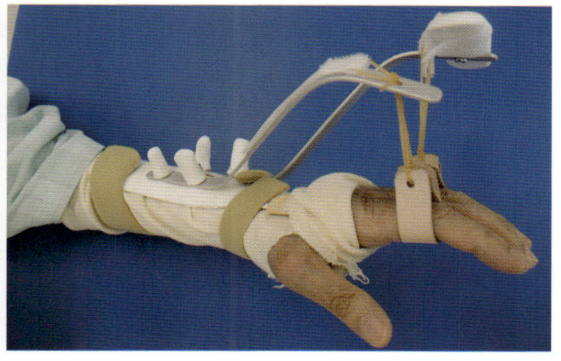

図12　MP 関節形成術後の夜間用スタティックスプリント

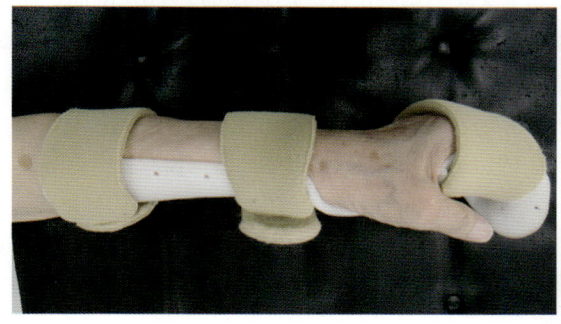

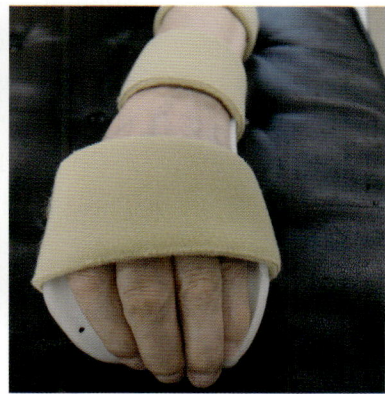

● 術後療法の実際（図 13）

- 人工関節による関節形成術を中心に，軟部組織制動による関節形成術との違いを示す。

図 13　MP 関節形成術（人工関節）の術後療法スケジュール

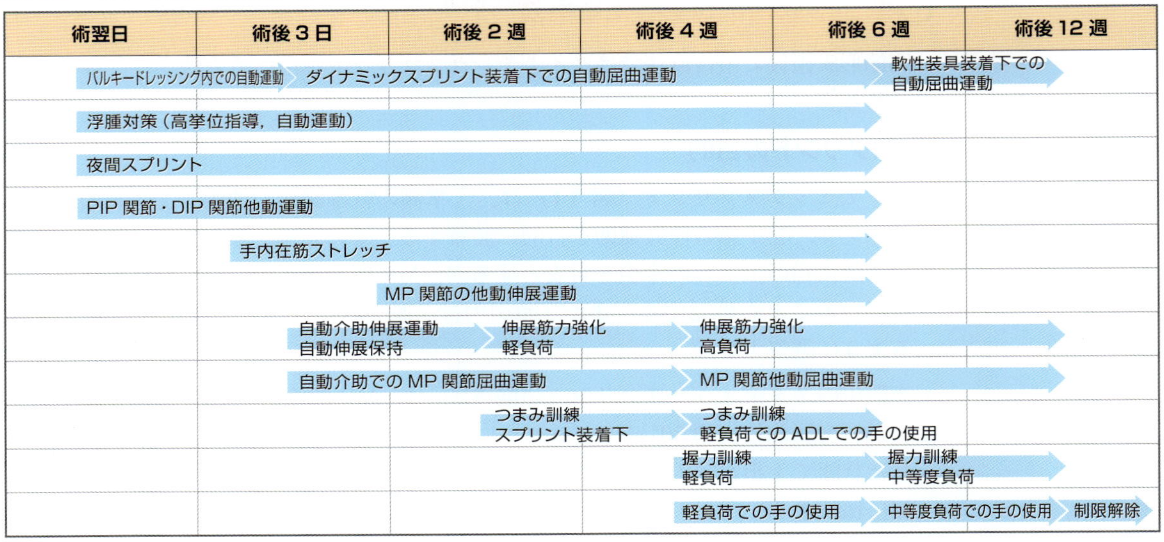

術翌日	術後 3 日	術後 2 週	術後 4 週	術後 6 週	術後 12 週
バルキードレッシング内での自動運動	→ ダイナミックスプリント装着下での自動屈曲運動			軟性装具装着下での自動屈曲運動 →	
浮腫対策（高挙位指導，自動運動） →					
夜間スプリント →					
PIP 関節・DIP 関節他動運動 →					
	手内在筋ストレッチ →				
		MP 関節の他動伸展運動 →			
	自動介助伸展運動 / 自動伸展保持	伸展筋力強化 軽負荷	伸展筋力強化 高負荷 →		
		自動介助での MP 関節屈曲運動	MP 関節他動屈曲運動 →		
		つまみ訓練 スプリント装着下	つまみ訓練 軽負荷での ADL での手の使用 →		
			握力訓練 軽負荷	握力訓練 中等度負荷 →	
			軽負荷での手の使用	中等度負荷での手の使用	制限解除

▶ 手術〜術後 3 日

- 術後はバルキードレッシングで固定される。術後 3 日まではバルキードレッシング内で可及的に PIP・DIP 関節の自動・他動運動を行う。
- 臥位では高挙位保持を十分指導し，浮腫に対応する。
- RA は多関節罹患であるので，関節可動域練習などは非固定関節にも実施する。

▶ 術後 3 日〜術後 2 週

- 術後 3 日目に昼間用のダイナミックスプリントと，夜間用のスタティックスプリントを作製する。
- 昼間はダイナミックスプリントを装着させ，PIP 関節，DIP 関節の自・他動運動および MP 関節単独での自動介助運動と自動屈曲，他動伸展運動を行う。
- 手指全関節の自動屈曲運動も行うが，PIP 関節，DIP 関節の屈曲が良好で，MP 関節が十分に屈曲できない場合には，PIP 関節と DIP 関節を伸展位に固定するスプリントを別途作製し，MP 関節のみの屈曲運動が十分に行われるようにする。
- 術前の MP 関節は屈曲位であり，手指伸筋の筋力低下が生じている。そのため，早期よりダイナミックスプリントを装着した状態で，MP 関節の自動介助での伸展運動も行う。浮腫や疼痛がある場合は自動伸展保持を行う。
- Swanson AB ら[18]は，インプラントの周辺には新しい線維性関節包が形成され，インプラントとともに関節を安定化させる，と述べている。早期の運動療法はこの線維性関節包の形成に重要であり，関節形成術後のリハビリテーションの基本は，関節に適度な張力を加えることにより瘢痕形成をコントロールすることである。

各種の術後療法（2）手指および上肢関節に対する術後療法

- 創部の瘢痕組織のコラーゲン線維の量と径は，3週まで増大するが，その後はコラーゲン組織蓄積の速度が低下するので，早期からの自動介助による屈曲運動が重要である。
- この時期の目標角度について南川は1週以内で45°，2週までに60°と述べているが，われわれもこの角度を目標に術後療法を実施している。
- 指別では，尺側指（環指・小指）の伸展拘縮が残存しやすい。ダイナミックスプリントの牽引力を適宜調整し，夜間スタティックスプリント装着時にMP関節が十分に屈曲可能であることを確認する。

▶ 術後2週～術後4週

- ダイナミックスプリントを装着しながら行う，スポンジなどを用いた軽負荷での握り練習やつまみ練習を導入する。
- つまみ練習の際には，手指に尺側方向への力が生じないように指腹つまみで行うことが重要であり，側腹つまみになっていないか注意する。
- また，治療用粘土やタオルを使用し，手指伸筋の強化も併せて行う。

▶ 術後4週～術後6週

- 術後4週より手指MP関節の他動運動，手指伸筋の筋力増強練習を開始する。
- ダイナミックスプリントを装着し，ADLでの軽負荷の手の使用を許可する。この際も手指に尺側方向への力が生じないように動作指導を徹底する。

▶ 術後6週～術後12週以降

- ダイナミックスプリントから軟性装具（図14）に変更する。
- 関節可動域制限を認める場合には，それまでの術後療法を継続する。
- 治療用粘土による負荷を加えた握力練習やつまみ練習を開始する。この場合も，手指に尺側方向への力が生じないように，指腹つまみで行うことが重要である。
- 軟性装具装着下で，日常生活での手の使用を開始するが，重量物の把持や持ち上げは術後12週以降に開始とする。家事も許可するが，尺側偏位を招くような手の使い方や強い握りは控えさせる。そのために自助具の導入や道具の工夫，作業中の休憩などについての指導が必要である。
- 術後12週以降は装具をすべて除去し，手の使用制限も解除する。ただし，尺側偏位を招くような手の使い方は避けるように指導する。

図14　軟性装具

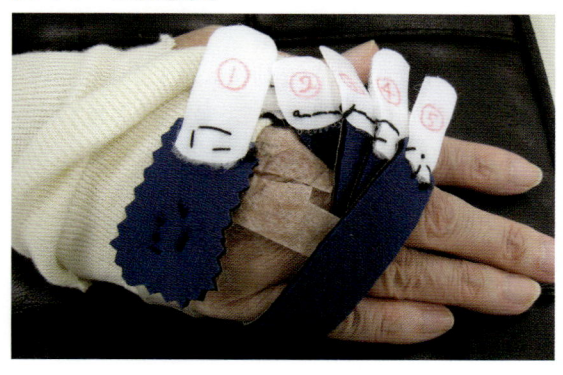

◯ 軟部組織制動による関節形成術との術後療法の差異

- 軟部組織制動による関節形成術は，人工関節を用いた関節形成術とは異なり，関節面を温存し軟部組織のみを再建するため，軟部組織の治癒状況に応じた術後療法が必要である。
- スプリントの種類や形状は人工関節を用いた関節形成術後と同じであるが，ダイナミックスプリントによる橈側からの牽引はより厳密に管理する必要がある。
- 術後3日以降のダイナミックスプリントを用いた屈曲運動は自動運動を中心とし，自動介助運動は控える。ただし，瘢痕が強固になりそう，もしくは目標の角度が得られそうにない場合には自動介助運動を行うこともある。
- 他動運動開始時期は，再建した軟部組織が強固になる術後6週以降とし，人工関節による関節形成術より2週遅らせる。
- 同様に握力練習の開始も2週遅らせて，術後8週から開始する。
- 日常生活における手の使用も2週ずつ遅らせるが，スペーサーの役割を果たす人工関節が挿入されていない分，より厳密な尺側偏位の再発予防が重要である。

◯ 術後療法の留意点

- 術前は大きな屈曲可動域と伸展不全を認めるが，術後は屈曲可動域が減少し，伸展可動域が改善する。そのため，術後に握りにくさを訴える患者も少なくない。ADLやAPDLで手の使用困難感を訴える場合には，自助具の紹介や日常で使用する道具の工夫などの対処が必要である。
- 術後療法終了後もMP関節の変形再発を予防するためには，適宜，継続的につまみ動作や道具使用時，把持時に手の誤った使い方をしていないかどうかを確認し，不適切であれば動作指導やADL練習を行い，是正する必要がある。

6 まとめ

- 臨床で遭遇する機会の多い，RAの上肢障害に対する手術とその術後療法を詳述した。
- 機能再建，変形矯正術後は手術により得られる予定の最大限の機能再獲得を目標に術後療法を実施し，あわせて，術後療法中・後ともに変形再発予防のための動作指導を行うことが重要である。
- 動作指導は関節保護に準じて基本的な動作に対する動作指導を実施すると同時に，患者が「行う必要のある動作」や「行うことが期待されている動作」についても患者自身から聴取し，動作確認と必要に応じた変形再発予防のための動作指導を行うことが重要である。

各種の術後療法（2）手指および上肢関節に対する術後療法

[文献]

1) Lipsky PE, et al. : INFLIXIMAB AND METHOTREXATE IN THE TREATMENT OF RHEUMATOID ARTHRITIS. N Engl J Med 343 : 1594-602, 2000.
2) Klareskog L, et al. : Therapeutic effect of the combination of etanercept and methotrexate compared with each treatment alone in patients with rheumatoid arthritis, double-blind randomised controlled trial. Lancet363 : 675-81, 2004.
3) Takeuchi T, et al. : Adalimumab, a human anti-TNF monoclonal antibody, outcome study for the prevention of joint damage in Japanese patients with early rheumatoid arthritis: the HOPEFUL 1 study. Ann Rheum Dis73 : 536-543, 2014.
4) Yasui T, et al. : Impact of biologics on the prevalence of orthopedic surgery in National Database of Rheumatic Diseases in Japan. Mod Rheumatol 20 : 233-237, 2010.
5) Momohara S, et al. : Recent trends in orthopedox surgery performed in Japan for rheumatoid arthritis. Mod Rheumatol 21 : 337-342, 2011.
6) 齋藤慶一郎　編：リハ実践テクニック ハンドセラピィ，p. 87-100．メジカルビュー社，2014.
7) 工藤洋：K-Elbow " type5" POROUS 手術手技書．BIOMET.
8) Evans RB, et al: A study of the dynamic anatomy of extensor tendons and implications for treatment. J Hand Surg 11 : 774-779, 1986.
9) 南川義隆ほか：手関節背屈位と指伸筋腱の活動距離の関係について．日手会誌 8 : 435-437, 1991.
10) Duran RJ, et al: Controlled passive motion following flexor tendon repair in zone Ⅱ and Ⅲ. In American Academy of orthopaedic surgeons : Symposium on tendon surgery pf the hand,St. Louis, 1975,The CV Mosby Co.
11) 石黒隆ほか：手指伸筋腱皮下断裂に対する再建法 - 減張位早期運動療法について．日手会誌 6 : 509-512,1989.
12) 池上博泰：指伸筋腱の修復と滑走に関する実験的研究 - 減張位早期運動療法の影響について．日整会誌 69 : 493-505, 1995.
13) 池上博泰：RAによる手関節部伸筋腱皮下断裂の修復法と後療法．関節外科 29 : 957-964, 2010.
14) Fearnley GR : Ulnar deviation of fingers. Ann Rheum Dis10 : 126-136, 1951.
15) 正富　隆：RA手指に対する再建術．整・災外 47 : 725-732, 2004.
16) GribbenMV, et al. : Metacarpophalangeak Arthroplasty.phys ther61, p. 206-209, 1981.
17) Ring D, et al. : Continuous passive motion following metacarpophalangeal joint arthroplasty. JHS23 : 505-511, 1998.
18) Swanson Ab, et al, 津山直一ほか監訳：ハンター新しい手の外科．p. 1081-1099．協同医書出版社，1994.

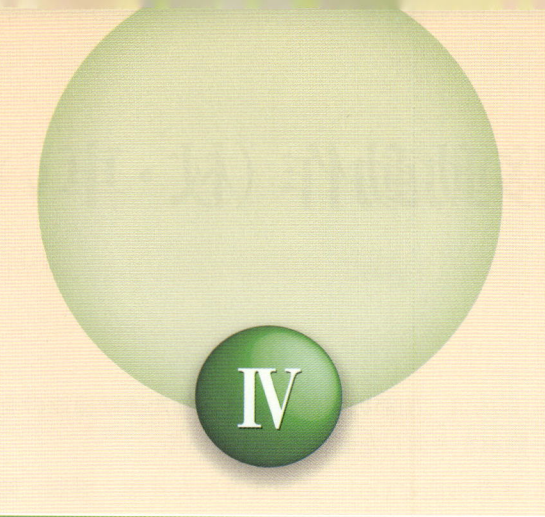

ADL 指導

IV ADL指導

1 起居・移動動作（杖・車いすを含む）

定松修一

- 基本動作における指導の目的は，関節の保護，障害された運動機能の有効な活用，転倒予防を含めた安全性，エネルギー効率を考慮した動作の獲得である。
- 動作指導を実施する前に運動機能として，頸椎を含めた疼痛・腫脹・関節可動域・筋力・X線像などの評価を行う。
- 病歴が長い患者は骨粗鬆症を合併していることが多いため，動作および動作介助は常に骨折に注意する必要がある。
- 患者の病態（増悪期，進行期，寛解期など）を全身所見より把握する。
- 関節リウマチ（RA）患者は徐々に機能が低下するため，種々の動作において自分自身が工夫し行っている。まず種々の動作において，関節変形・破壊を助長していないかを重点に動作分析と評価を行う。
- 起居・移動動作は，毎日何回も行う動作であるため，RA患者個々の機能および病態にあった動作指導を行う。
- 近年の薬物療法の進歩により，早期に疼痛・腫脹の軽減が図られるが，日常生活においてはオーバーユース（overuse）の傾向にある。関節運動を伴った反復動作は，腱断裂・炎症の再燃のおそれがある。

1 背臥位・側臥位

- RA患者の最も重篤な合併症である頸髄神経症状を予防するため，頸椎への負担をかけない枕を使用する必要がある。
- 過度な前屈および頭部の不安定性は，頸椎の脱臼を引き起こす可能性がある。
- 枕は，頸椎前彎と頸部から両肩関節の筋肉量を考え，高さ5cm程度の低反発枕の使用が望ましい（図1）。RA頸椎病変のなかで最も頻度が高い環軸関節亜脱臼は，歯突起を環椎中で固定している横靱帯と翼状靱帯が滑膜炎により弛緩しており，頸椎前屈位にて歯突起と環椎後方で脊髄が圧迫されるため，過度の前屈にならないようなポジショニングが必要である[1]。
- タオルなどで数mm高さを変えることで筋緊張のバランスを調整することができるので，楽なポジショニングが可能である（図2）。
- 膝関節に自発痛のある患者は，下肢（膝窩部）への枕により軽度屈曲位にて関節への負担を軽減する。

起居・移動動作

- しかし，このような楽な肢位が習慣となれば，股・膝関節の不可逆性の拘縮を起こす可能性が高いので，定期的な体位変換，大腿四頭筋セッティングなどの運動を行う必要がある。
- 膝関節軽度屈曲位のポジションは，浮腫などの予防改善のための挙上も含め，下腿を全体的に挙上する。そのとき膝窩部まで枕を入れるのでなく，腓骨神経障害の予防のため，少し遠位部に設置する必要がある（図3）。

背臥位から側臥位の介助

- まず反対側の下肢を屈曲し，股関節を伸展している側の下肢へ誘導しながら骨盤帯・肩甲帯を介助誘導し行う（図4）。

図1　低反発枕を使用

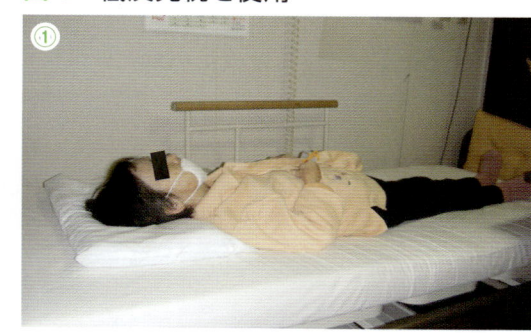

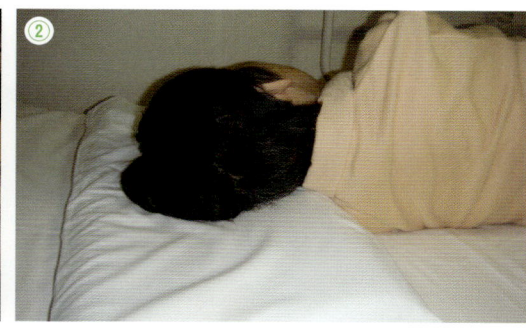

背臥位　　　側臥位

図2　タオルを使用

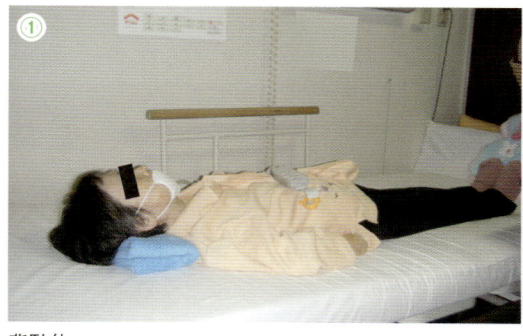

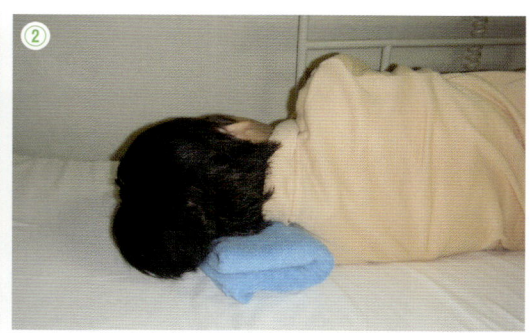

背臥位　　　側臥位

図3　下肢挙上のポジショニング

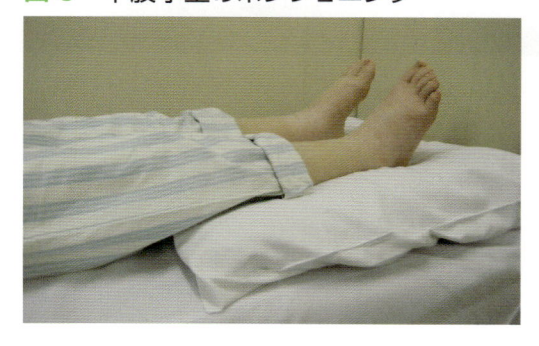

図4　背臥位から側臥位の介助

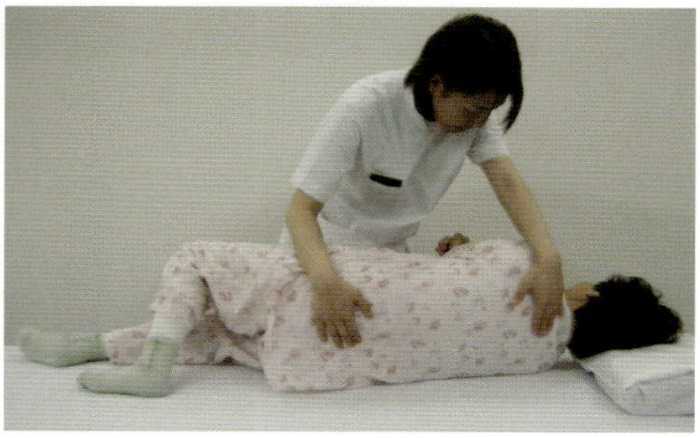

2 背臥位から端座位

○ 電動ベッドを使用する場合

- 頸椎および上肢にRAの病変を認める患者は、電動ベッドの使用が望ましい。
- on elbowからon handは、関節への負担が大きい。特に手関節背屈が困難な患者においては、手指で体重を支持するため関節変形を助長するおそれがある（図5）。
- 操作パネルボタンを押すことが困難な患者は、手指への負担を軽減するために、まず一方の指をボタンに添え、その上からもう一方の手掌で押す（図6）。
- 体幹筋力で起き上がれる角度まで上げ、運動方向の臀部または肘関節に重心を移動し、下肢をベッド横に体幹と平行に移動する（図7）。

図5　on handの好ましくない例

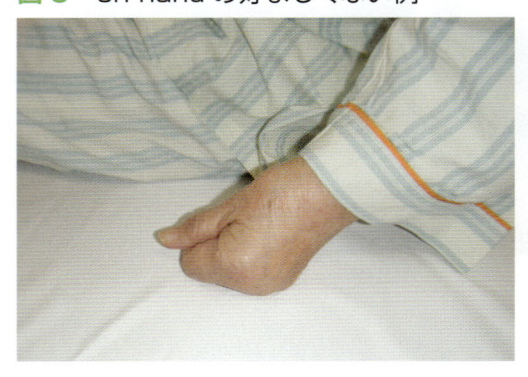

図6　操作パネルの押し方

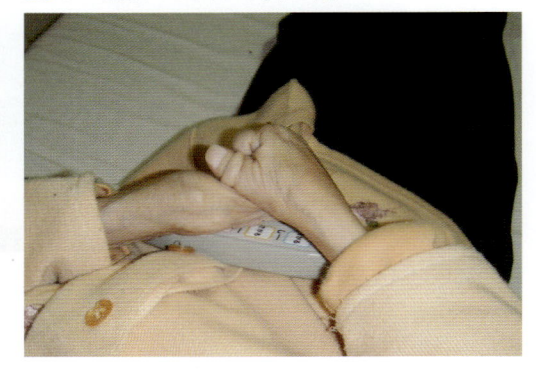

図7　ギャッジアップから端座位

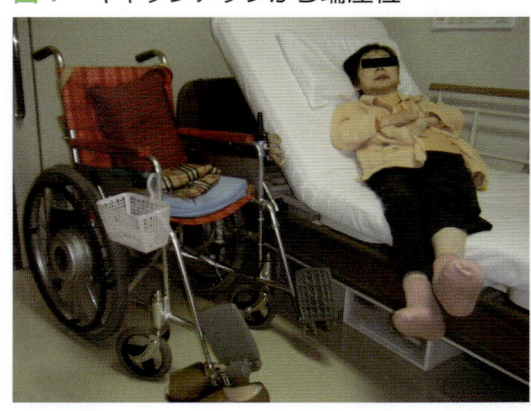

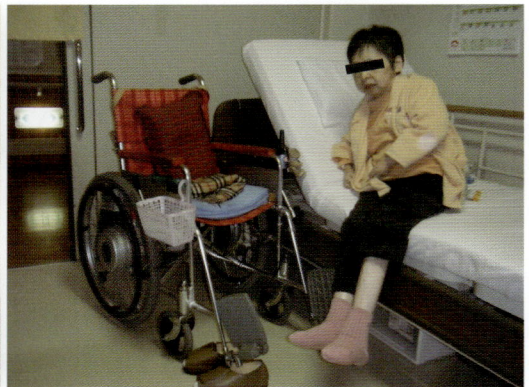

起居・移動動作

○ 電動ベッドを使用しない場合

- 側臥位になり一側上肢で起き上がる動作は，過度の負荷が上肢各関節にかかるため，半側臥位で腹筋を利用した動作を指導する（図8）。
- 起き上がりは，過度な頸椎前屈を行わないよう指導し，下肢の反動，足部の重り（布団の重さ）などの利用は，個々の患者の筋力に合わせて指導する（下肢の反動は，頸椎にRA病変のない患者に指導する。またその際には，頸椎中間位で保持して動作評価を十分に行う）（図9）。
- 手掌はベッド側壁を保持し，下肢の移動に合わせon handとなる（図10）。

▶ 背臥位から端座位の介助

- 患者の頭部体幹の安定性を得るため，頸部から肩甲帯と骨盤帯を保持しセラピスト側に患者の重心を移動しながら，最終的に骨盤へ重心を移動させる（図11）。

図8　仰臥位からon elbow

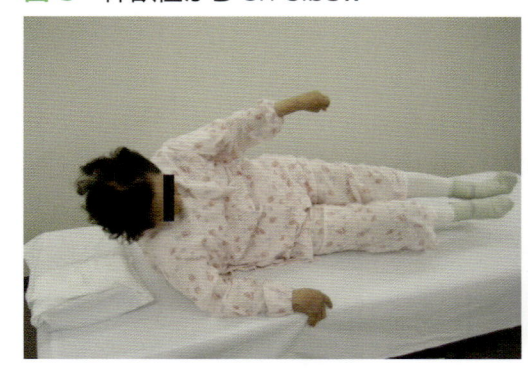

図9　下肢の反動を利用した起き上がり

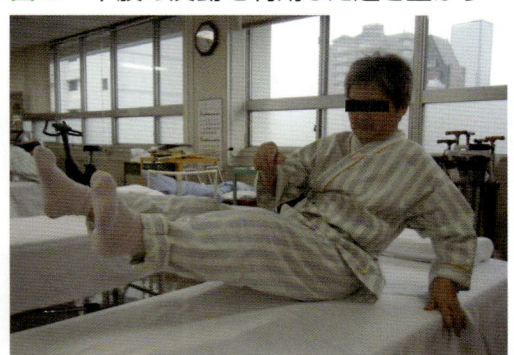

頸部の急激な前後屈は避ける。

図10　on elbowからon hand

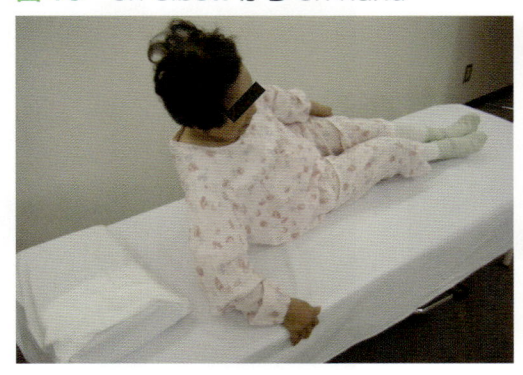

図11　背臥位から端座位の介助

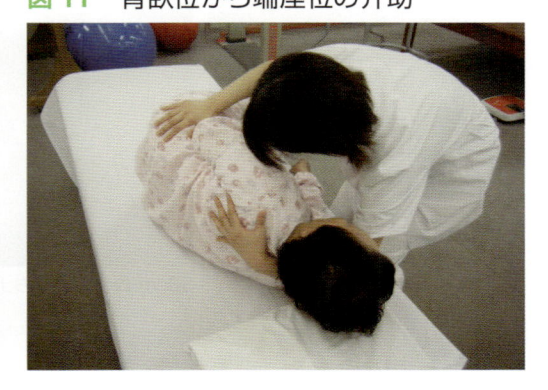

3 端座位から立位（立ち上がり）

- 体幹および下肢における各関節の疼痛（前足部も含む），可動域・筋力の評価を行う。
- 筋力の低下とともに股関節屈曲・体幹前屈角度が増加することにより，重心がより前方へ移動するため，膝および足関節への負担は増加する。そのため関節破壊を助長しない方法・いすの高さの選択を行う必要がある（図12）。
- 前足部への重心移動は，RA罹患の多い足部の小関節への負担が大きく，疼痛を認めない程度の負荷とする。
- 生活場面では，肘掛け・手すりなどを保持し，立ち上がり動作を行う。
- 交互に臀部一方に重心を移動し，前方へ移動する。
- 上肢支持が可能であれば下肢への負担の軽減やバランス能力の向上のため，大腿部またはベッドでの支持を行う。
- 体幹前屈・股関節屈曲し，足部中央に十分体重が移動した時点で，体幹・股関節・膝関節を伸展させる。
- 立位において矢状面・前額面・水平面のアライメント評価を行う。
- 座る動作においては，ゆっくり座れる高さのいす（ベッド）を使用する。ドスンと座る動作は，胸腰椎の圧迫骨折・骨盤骨折を起こすおそれがある（図13）。

図12　立ち上がり動作

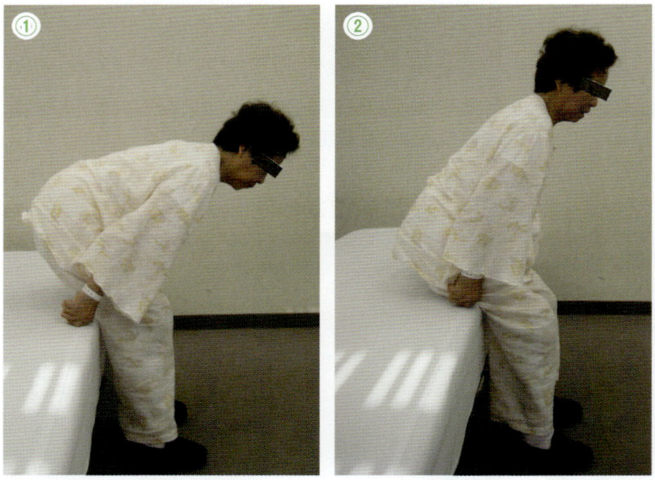

① 40cm台からの立ち上がり　② 50cm台からの立ち上がり

図13　移乗

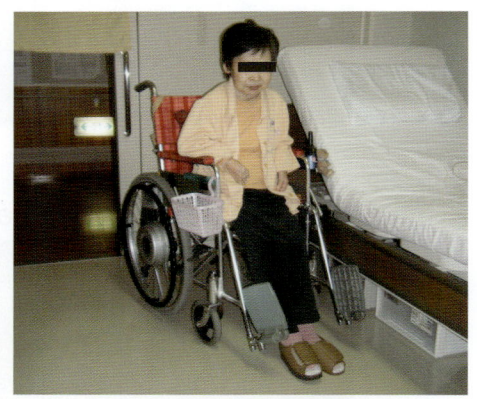

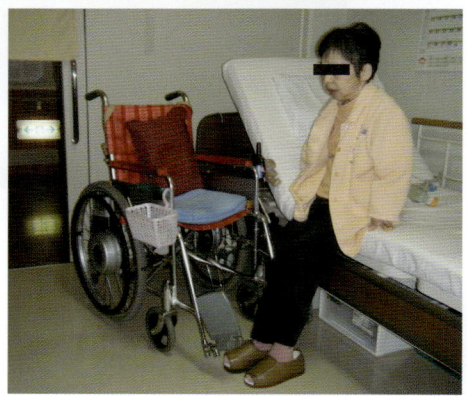

起居・移動動作

4 歩行

- 体幹および上下肢の筋力低下また下肢の各関節の疼痛・変形によりさまざまな歩容を呈する。
- 歩行分析においては，まず立脚期から遊脚期の矢状面・前額面・水平面からの全体的観察（評価）を行う。
- 次に歩行周期ごとの上肢を含めた各関節の局所的観察（評価）を行う。
- 歩行時痛・歩行時間・ステップ数・耐久性の歩行能力評価も，日常生活での歩行指導を行ううえで必要な要素となる。

○RA 患者の異常歩行

- 推進力の減少：体幹下肢の筋力および可動域の低下のため，股関節の伸展が不十分となり推進力の低下が起こる。加えて足関節の底屈域の減少，足趾の疼痛などを認める場合は，スムーズにトウ・オフが行えないため推進力が低下する（図14）。
- 有痛性跛行（逃避性歩行）：一側下肢に歩行時痛があると，立脚期の短縮を認める。
- 不安定歩行：対称性疾患であるため，体幹・両側下肢の筋力の低下を認める場合は，左右の立脚期に同側への体幹動揺が起こる。片側罹患の場合は，罹患側のみに起こる。
- トレンデレンブルグ歩行：股関節に疼痛または筋力低下を認める場合，立脚期において反対側の骨盤の低下が起こりそれを補うために患側方向に体幹の側屈が起こる。
- すり足歩行：足関節の背屈制限または体幹・下肢筋力低下によりスムーズにヒール・コンタクトが行えない。
- 膝の不安定性：膝関節の骨破壊が進行すると，立脚期に膝関節の内・外反方向への動揺が起こる。この場合は，装具または人工膝関節の適応となる（図15）。

図14 足趾変形（足底の胼胝）

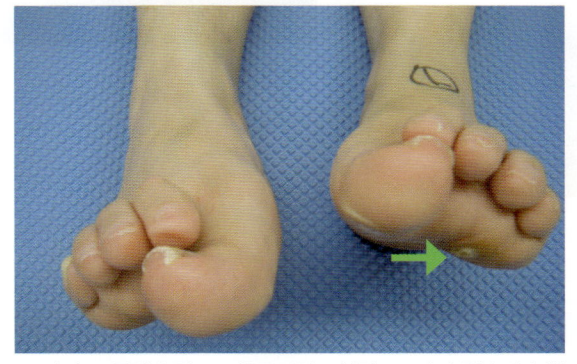

RA 患者の足趾変形は，外反母趾・槌趾・三角変形など多様であり，足底には胼胝が形成されトウ・オフ時に疼痛を伴い，歩行困難となる。

図15 立脚期における膝の内反動揺

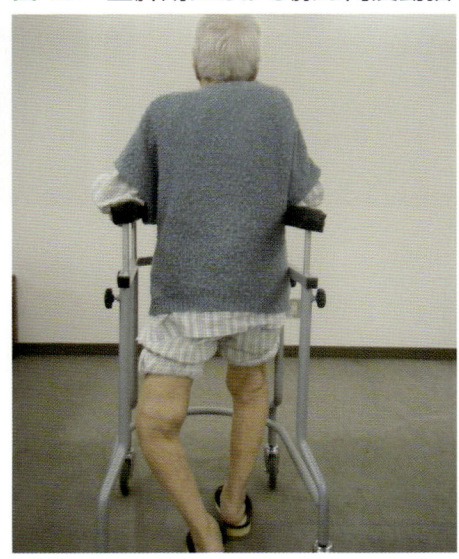

⚪ アルミ製軽量杖（日赤リウマチ杖）を使用した歩行

▶ 日赤リウマチ杖の紹介（図16）

- 支柱・腋窩受け・握り・杖先ゴムの4つのパーツよりなっており，重量は標準的サイズで450gである。
- 杖の長さ：上肢に変形のない患者は，一般の松葉杖の計測に準じる。肘関節に屈曲拘縮のある患者は，握りの位置を上方へ移動し，調節する。
- 座屈荷重は静的圧縮試験で2598.7N（265kgf）である[2]。
- 支柱は，直径19mm（内径17mm），厚さ1mmのアルミ製（A5052TD）である。
- 腋窩受けは，ウレタン製スポンジの2重構造となっており，その上より合皮によりカバーしている。
- 握りは，すべりにくい塩化ビニールを使用し，太さ標準サイズ30mm（手指の変形により把持の困難な患者に対しては25mm，20mm，15mm）である。
- それぞれのパーツをステンレスのボルトにて接続し，十分な強度をもたせている。
- 重心が高い位置に設定されており，また握りの位置が前方にあるため，引き上げる動作と同時に振り出しを行うことが可能である。

図16　日赤リウマチ杖を使用した歩行

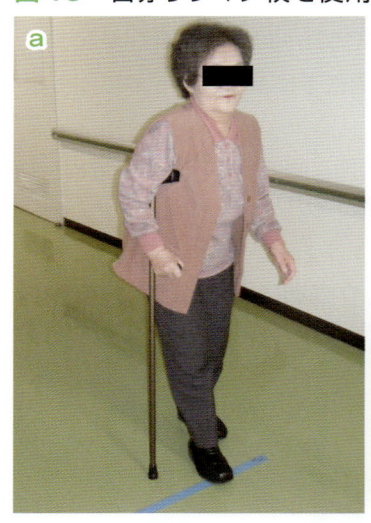

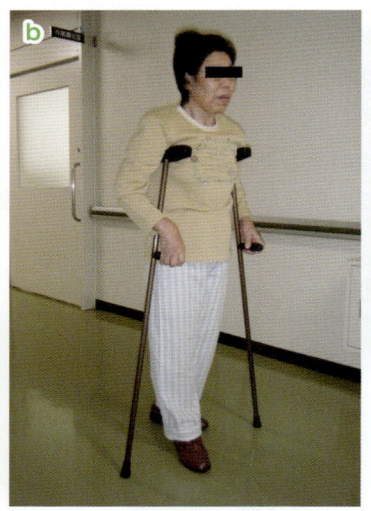

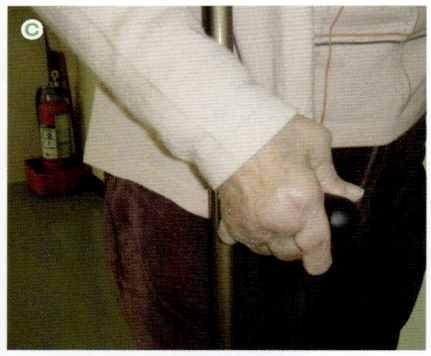

5 階段昇降

- 階段昇降は，下肢各関節への負担が大きいので，必要最小限の実施に止める。1日3回昇降していた患者に対しては，1回または2回で済むよう生活指導を行う。
- 昇降中の転倒は，骨折の可能性が大きいので，最も安全性の高い方法を指導する必要がある。

▶ 方法

- 各患者の機能に準じてT字杖・リウマチ杖・手すりを早期より使用するよう指導する（図17）。
- 最初は，二足で一段を昇降する方法より行い，安定すれば一足で一段を昇降する方法を指導する。
- 降り時に前方が困難な患者は，斜め・側方または後方での方法を指導する。

図17　階段降り時の動作（斜め）

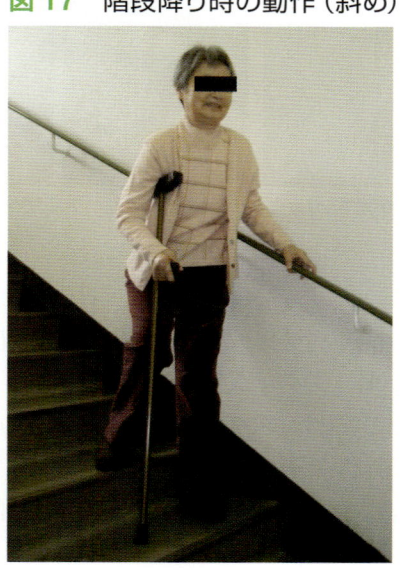

6 車いす・電動車いす

- 一般の上肢駆動型の標準車いすは，上肢の関節破壊を助長するおそれがある。
- 特に小関節である手・手指関節の尺側偏位などの変形を起こす可能性が高いため使用しないよう指導する（実際入院生活で指導しているにもかかわらず，「平地で少しの距離だから」と使用し，翌日，関節の腫脹・疼痛を認める患者を何人も経験している）。
- このような車いすを使用しなければならない場合は，標準型車いす，または介助用車いすを処方する。素材はアルミ・チタンといった軽量のものを選択する。駆動は手掌・下肢または両方を使用して，個々の関節への負担を軽減する（図18）。

図18　標準型車いす駆動

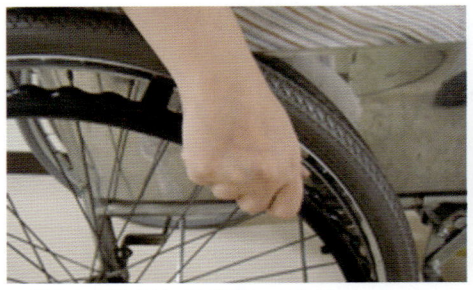

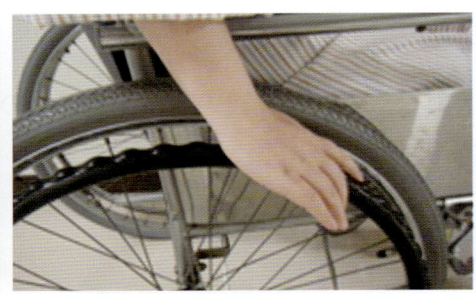

a 従来の駆動方法（小関節への負担が大きい）　　b 手掌での駆動（小関節への負担が少ない）

○ 簡易式電動車いす

- 普段患者が使用している手動の車いすに，電動補助装置を取り付け，一般の電動車いすの操作により走行する（図19）。
- この車いす（YAMAHA社製　JW1）は，総重量22kgで折りたたみが可能であるため，車などで移動する場合には有用である。
- しかしバッテリー容量が小さく，またキャスターが細いので，自宅・施設・病院などの屋内での使用に限るのが無難である。

図19　簡易式電動車いす（手動切替式）

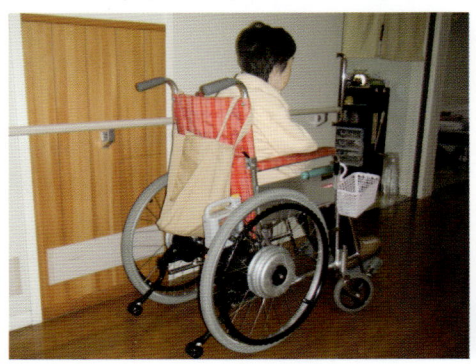

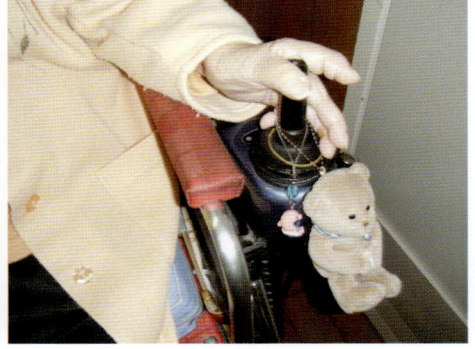

起居・移動動作

● ハンドル型電動車いす（図20）

- RA患者にとって最も支援を必要とする動作は，買い物・通院などの長距離歩行である．
- RAは女性患者が多く，買い物などへの外出を制限されるとストレスとなり病態的にも悪化させる要因となるおそれがある．
- 自分のリズムで外出するためには，近年一般公道で安定して走行可能となってきているハンドル式電動車いすが有用である．
- この車いす［㈱アテックス製　マイピア］の走行距離は20km～25km程度可能で，走行時間は5時間程度可能である．
- 速度は，6.0km/hと従来の電動車いすより2.0km/h程度アップされている．
- 安定性は4輪の方が優れているが，最小回転半径の点では3輪の方が小回りが効く．体型・環境・使用方法によって選択が必要である．
- しかし重量が重く整備された公道でなければ脱輪・転倒など生命にかかわる問題が発生するため，環境などを含めた検討を慎重に行う．
- 介護保険でのレンタル料は，一般的なもので月額2,000円程度である．ライフスタイルによりレンタルするか購入するかを検討する必要がある．
- またレンタル・購入する場合には，業者を交え操作・トラブル時の対応など指導を十分に行う必要がある．
- 都道府県によっては，電動車いす安全登録制度を設けており，安全運転の充実を図っている．

図20　ハンドル型電動車いす

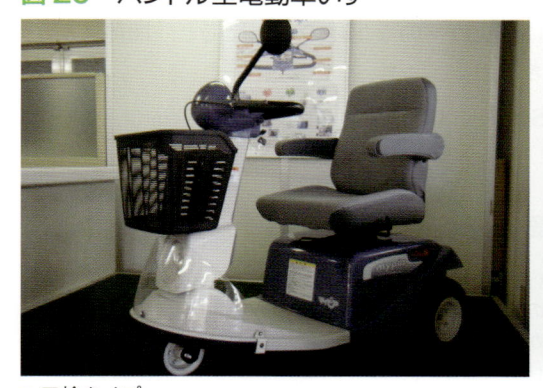

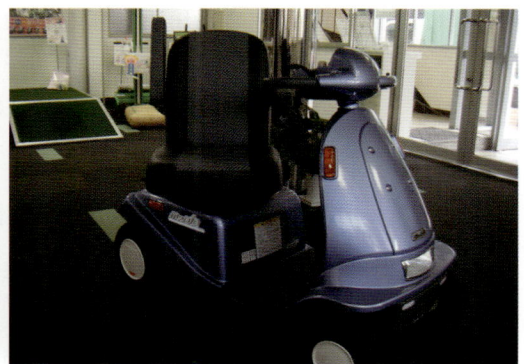

a 三輪タイプ　　　　　　　　　　　b 四輪タイプ

［文献］
1）山本純己編：テキストRAのマネジメント　改訂版，メディカルレビュー社，2001．
2）得丸敬三：慢性関節リウマチ患者用軽量杖，日本義肢装具学会誌13（3），1997．

IV ADL指導

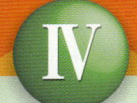

2 関節保護

村川美幸,高木理彰

- 現在,関節リウマチ(RA)の薬物治療に生物学的製剤が導入され,早期治療によって寛解が得られるようになり,関節破壊を伴う関節変形,機能障害を呈する患者数が昔と比べて減少することが期待されている[1〜6]。しかし,RA患者の3割程度は薬剤抵抗性であり,また,従来の治療しか適応されてこなかった患者には,既存の関節障害や新たな障害の発生・進行があるため,RA患者に対して日常生活動作(ADL)指導をする際の関節保護の知識は不可欠である。
- 予想される変形を予防するために,関節に無理のない動作やその方法を指導する。
- 関節保護は,関節破壊を引き起こす前にできる限り早期から導入することが望ましい。
- 対象者の生活について,社会的背景や環境を含めた広い範囲の情報を統合し,具体的な指導を行うことが必要である。
- 関節保護の指導,生活指導のエビデンスは,患者への病態説明などを含めた患者教育プログラムとして,Hammond[7,8]らなどの有効性を検証した報告が多い。
- ユニバーサルデザイン製品やアイデア商品の普及により自助具の種類も増加している。

1 関節保護の基本

- 関節の炎症や変形,破壊には免疫学的な生体の炎症反応と,関節にかかる物理的な刺激(力)が加わって起きている。
- 関節保護の原則として,Swezeyは4項目(表1)[9],Melvinは10項目(表2)[10]を挙げている。

表1 Swezeyの関節保護原則[9]

1. 保護される関節は変形を避ける肢位に保つ
2. 関節保護・エネルギー保存のための動作は習熟するまで指導する
3. 最も強い関節を使うよう心がける
4. 長時間あるいは過度の関節使用を避け,関節負荷を軽減するために活動計画を立て,時間配分をする

表2 Melvinの関節保護原則[10]

1. 痛みを患者自身が自己評価できる
2. 休息と作業のバランスをとる
3. 筋力と関節の可動性を維持する
4. 作業を簡略化し関節の負担を軽減する
5. 変形を生ずる肢位を避ける
6. より強力な大関節を利用する
7. 関節を最も安定した解剖学的位置で使用する
8. 一定の姿勢を続けない
9. 中断できないような作業や動作は避ける
10. 装具や自助具を利用する

○関節保護の基本

- 関節保護の基本は，下記の5点である．
  ①関節は変形を避ける解剖学的に安定した肢位に保ち，変形しやすい方向へのストレスを避ける
  ②小関節の過負荷を避け大関節を利用する
  ③休息をとり，長時間の関節負荷を避ける
  ④装具や自助具を有効に利用する
  ⑤作業環境を整え作業を簡略化する
- 罹患関節への負担を最小限にして日常生活を行うことで，痛みの軽減，関節構造の保護，エネルギーの保存が期待できる．
- 指導は，「してはいけない」という動作の抑制を主体とするのでなく，具体的な代替動作（方法，手段）を指導する[11]ことで，患者自身の自立心を損なわずにQOLの低下を予防することができる．

2 関節保護の方法とコツ

- 関節保護の導入は，関節破壊を引き起こす前から実施することが望ましく，機能障害の予防・改善や，予想される変形の予防など，できる限り発病早期から指導する方が効果的である．
- 発生しやすい形態的・機能的変化を患者自身がよく理解し，変形の誘発や強制するような動作を避けるようにするための動作を考え，患者自身が方法を獲得する．
- 最近は薬物の効果もあり，「活動しながらうまく身体をコントロールする方法」を身につけることがポイントである．状態に合った関節や筋の活動を指導することを考える必要がある[12]．
- 1人ひとりの生活様式，症状，機能，能力に合わせて，心理的側面に十分配慮しながら，具体的に指導を進めることが必要である．その際，家族にも適切な援助をしてもらえるよう働きかけることが重要である[13]．
- 住環境整備においても関節保護の原則を応用する．

3 関節保護の実際

○ 姿勢・肢位

- RA患者に多くみられる姿勢は，頸部の前屈，肩甲帯の挙上，上腕骨内転，内旋位で，この姿勢を長時間続けると肩関節の機能低下につながる可能性がある。RA患者に共通する屈曲位姿勢は，関節内圧を軽減し，痛みから逃れようとする自己防衛的反応であるといわれている[14]。
- 高い枕の使用や，膝下に枕を入れたままでの就寝も注意が必要である。
- 作業するための台の高さ（調理台など）も，低すぎると前かがみの姿勢になり，頸部の前屈が助長されてしまう可能性があるため，配慮が必要である。

○ 起居・移動

- 足を振り下ろす反動で起き上がると，頸部が過屈曲し，起き上がった後に過伸展するため頸椎にかかる負担が大きくなる。そういった動作の代わりに，電動ベッドの利用や，下肢の状態によってはベッド脇に足をかけて起き上がるようにする。
- いすから立ち上がる際，手指の中手指節間関節(metacarpophalangeal joint：MP関節)を押し付けて体重を支持することで，手指関節の破壊を引き起こすため，前腕で体重が支持できるような方法を検討する（図1）。
- 車いす駆動は，尺側偏位を増悪させることもあるため，上肢を使用せず両足で駆動する方法に変える（図2）。

図1　立ち上がりの際の注意

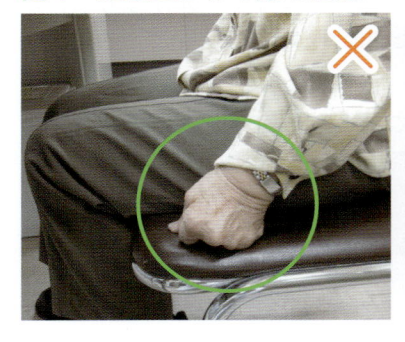

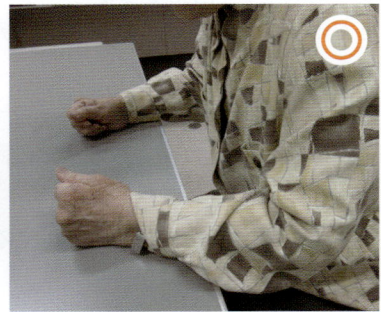

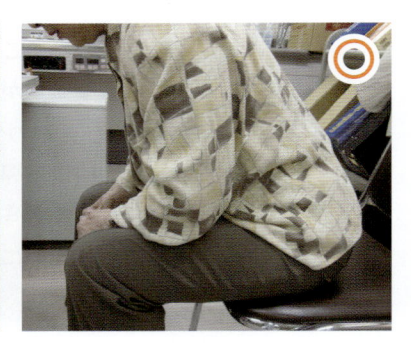

図2　車いす駆動

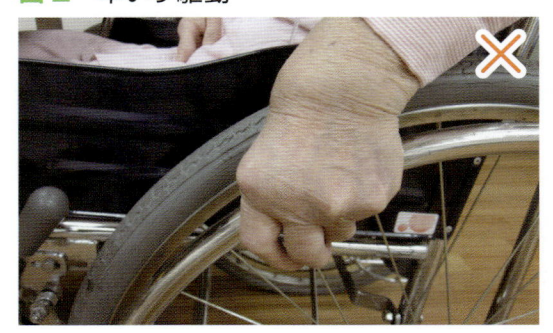

〇 セルフケア

▶ 食事

- マグカップや湯のみ茶碗は両手で持つ。片手で持つと手指や手関節の尺側方向に力がかかり負担となる[15]。下から支え，手指にかかる負担を軽減させる（図3）。

▶ 更衣

- ボタンかけは，ボタンエイドの利用や，市販のシーソー型ボタンを使用することで手指の負担が軽減する（図4）。

図3　マグカップ，湯のみ茶碗の持ち方

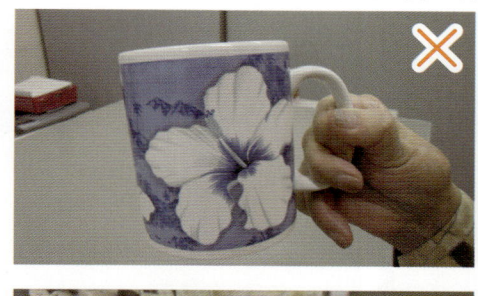

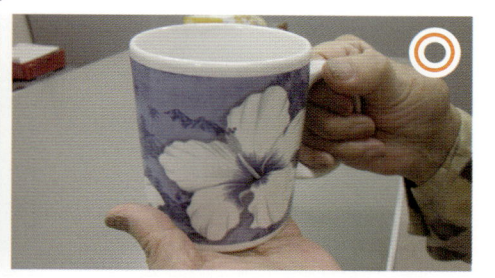

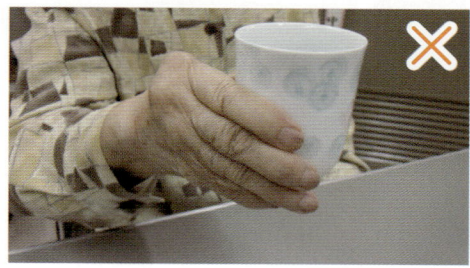

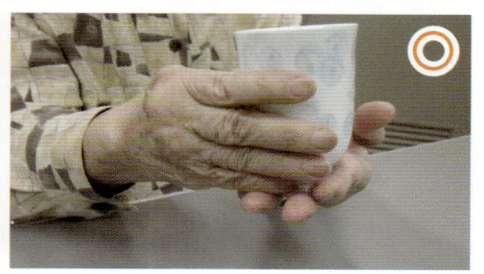

図4　シーソー型ボタン

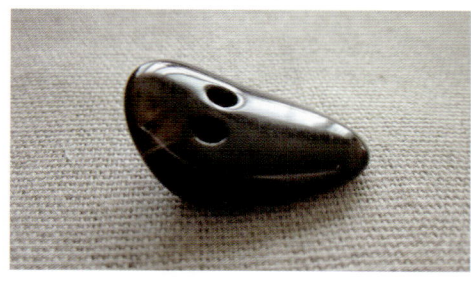

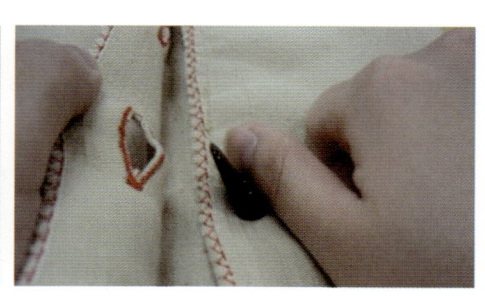

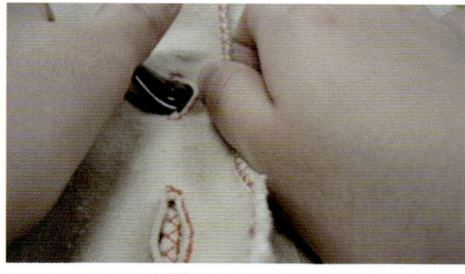

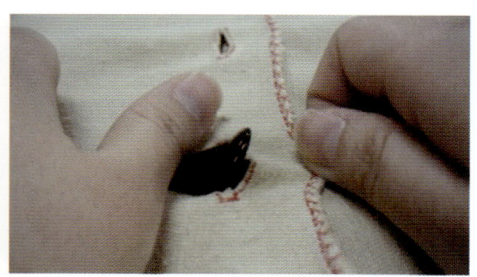

シーソーのような形のため，つまみ部分を押すと，ボタンの先端が持ち上がり，ボタンホールを通る。

▶ 整容

- 長柄のブラシや，軽量の電動歯ブラシを使用することで，肩関節，手関節，手指の負担軽減を図る。

▶ 入浴

- 洗体では，ループ付きタオルを使用することで，手指の握りを回避できる（図5）。
- タオルを絞るときは，水道栓に引っ掛けて両手でねじるようにして絞ると関節への負担が少ない。

図5　ループ付きタオル

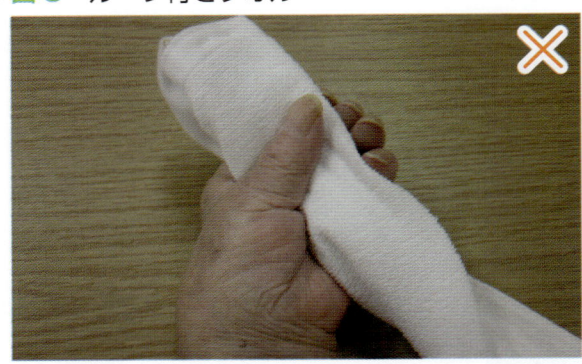

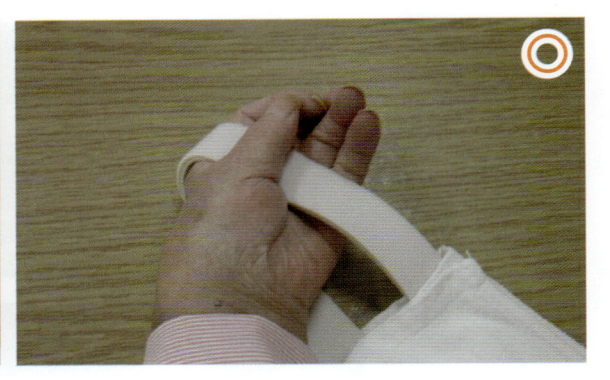

● 家事動作

- 片手鍋は手指や手関節にかかる負担が大きいため，両手鍋を利用したほうがよい。フライパンや両手鍋などは，鍋つかみを利用し，手掌基部で保持する（図6）。
- やかんを持つ，ビンの栓を抜く場合は，逆手で握ることにより肘の屈曲を使用することが可能である。
- ペットボトルの蓋やプルトップは，市販のオープナーを利用し，手掌基部を使用し開ける（図7）。
- ビンの蓋の開閉は，市販の滑り止めを利用し手掌基部で開ける。
- 材料のカットは，電子レンジの利用で材料を切りやすく柔らかくしたり，フードプロセッサーを利用する[15]。

関節保護

図6 鍋，フライパンの持ち方

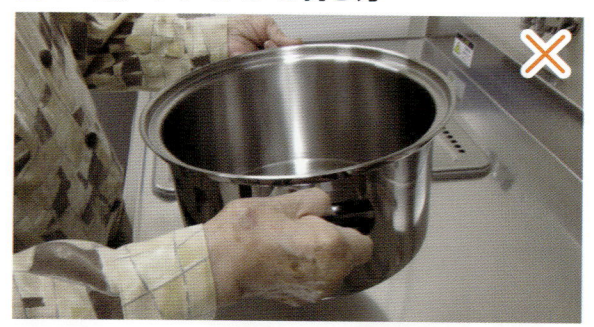

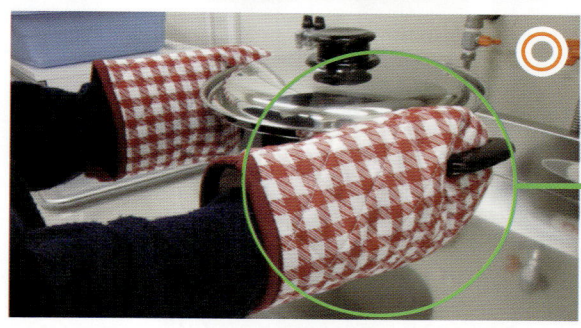

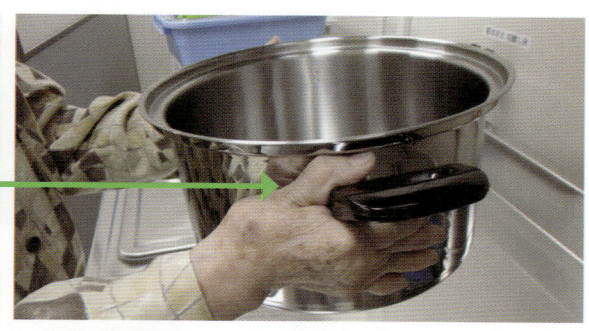

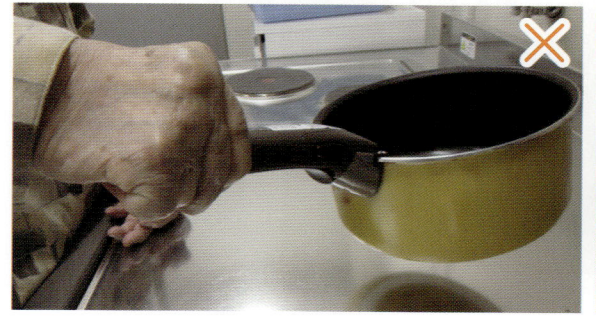

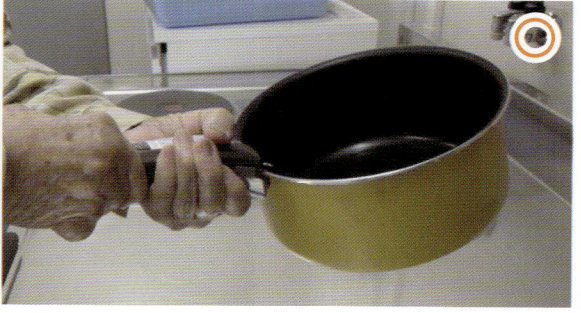

図7 市販のペットボトルオープナー

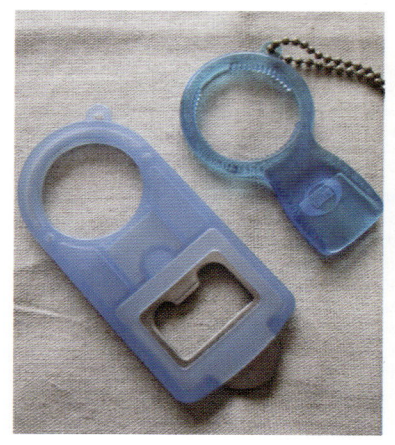

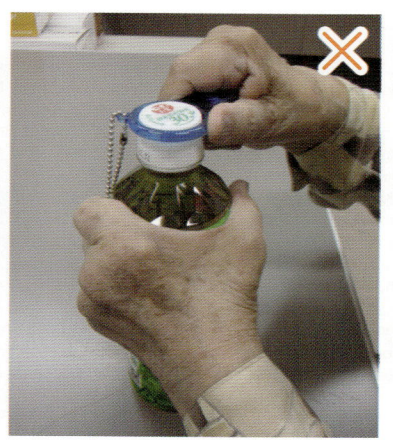

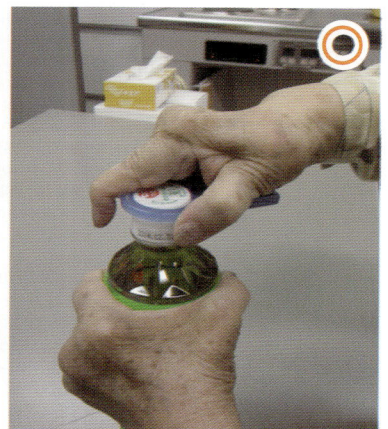

- 雑巾がけは，左右に動かすことで手関節や手指に負担がかかるため，手関節を中間位とし，手掌基部で前後に動かし負荷を軽減させる（図8）。
- 買い物の際は，店内にあるカートを利用したり，配達サービスを利用する。荷物やカバンは，手指で握らず，前腕あるいは肩にかけることによって関節の負担を軽減できる（図9）。

図8　テーブル拭き

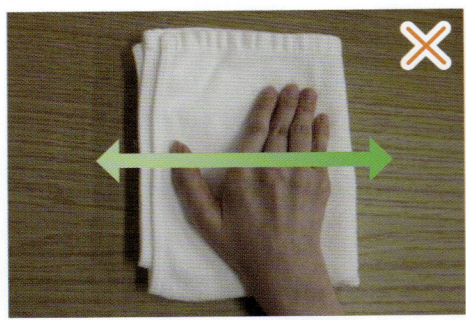

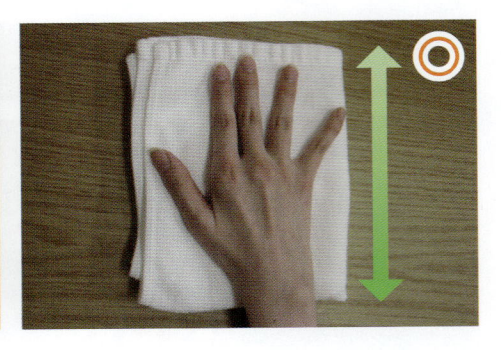

図9　カバンの持ち方

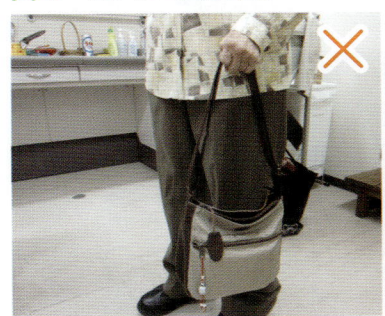

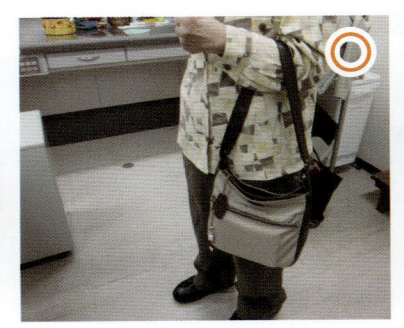

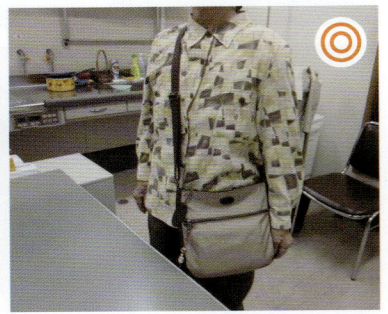

[文献]

1) Goekoop-Ruiterman, Y.P, et, al. : Clinical and radiographic outcomes of four different treatment strategies in patients with early rheumatoid arthritis (the BeSt study): a randomized, controlled trial. Arthritis Rheum. 52:3381-3390, 2005.
2) Lipsky PE, et, al. : Infliximab and methotrexate in the treatment of rheumatoid arthritis. Anti-tumor necrosis factor trial in rheumatoid arthritis with concomitant therapy study group. N. Engl. J. Med., 30: 1594-1602, 2000.
3) Quinn MA, et, al. : Prognostic factors in a large cohort of patients with early undifferentiated inflammatory arthritis after application of a structured management protocol. Arthritis. Rheum 48: 3039-3045, 2003.
4) 村澤　章ほか：最近リウマチ治療　生物学的製剤時代における関節リウマチリハビリテーションの動向（解説），The Japanese Jounal of Rehabilitation Medicine 49：699-703，2012.
5) 村澤　章ほか：骨関節疾患リハビリテーション　Up to date 関節リウマチの新しい治療体系におけるリハビリテーションの意義（解説），The Japanese Jounal of Rehabilitation Medicine 47：271-275，2010.
6) 竹内　勤ほか：日本の関節リウマチ診療における Treat to Target 実践の現状と課題，新薬と臨牀 62：1324-1333，2013.
7) Hammond A, et, al. : One year outcomes of randomized controlled trial of an educational behavioral joint protection programme for the people with rheumatoid arthritis.Rheumatology,40：1044-1051，2001.
8) Hammond A, et, al. : Thelong term outcomes from a randomized controlled trial of an educational-behavioral joint protection programme for people with rheumatoid arthritis.Clin Rehabil 18:520-528, 2004.
9) Swezey RL : Essential Therapies for Joint,Soft Tissue,and Disorders.Hanley & Belfus,1998.
10) Melvin JR : Rheumatic Disease in the Adult and Child:Occupational Therapy and Rehabilitation 3rd ed,FA Davis Company,1992.
11) 岩崎テル子：標準作業療法学　身体機能作業療法学，p.305-331，医学書院，2011.
12) 菅原洋子：作業療法学全書　身体障害，p.185-210，協同医書出版社，2008.
13) 伊藤利之ほか編：ADLとその周辺，p.144-162，医学書院，2008.
14) 鶴見隆正編：標準理学療法学　日常生活動作学・生活環境学，p.158-165，医学書院，2005.
15) 八木範彦ほか編：リハ実践テクニック　関節リウマチ，p.130-137，メジカルビュー社，2009.

IV ADL指導

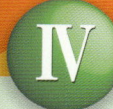

3 自助具

林 正春

- 自助具はRA患者の「生活行為を自立させたい気持ちを実現できる希望のツール」である。
- 自助具は単なる道具ではなく，医学的根拠（EBM），関節保護・疼痛軽減・変形予防等に基づいた設計が求められる治療用生活動作改善器具ともいえる。
- 自助具は対象者個々の導入時期および使用方法や使用頻度に注目することがポイントである。
- 導入後の使用状況確認など，フォローやメンテナンスが重要である。
- RAの作業療法において自助具開発は作業療法の価値を高め，発展させるための重要な取り組みである。
- 自助具は必ずしも，手間暇かけて作製するだけではなく，対象者の状態によっては既製品の導入，別の目的で開発された商品を自助具として代用する方法もある。
- 臨床では生物学的製剤（Bio）の効果により，痛みのコントロールと変形が抑制され関節可動域が保たれるようになり，自助具作製数が減少している。自助具の活用は，今後介護保険対象者が中心となっていくと考える。

1 自助具導入ポイント（動作分析とEBMに基づく設計）（表1，2）

表1 自助具の適合判断

- ユーザーの自立心
- ユーザーのニーズの把握と理解
- ユーザーのライフスタイル，自助具の理解度，価値観
- 生活環境の把握
- 病期の把握（RAの活動性，発症からの経緯）
- 病態の把握（全身，局部-関節可動域，筋の状態，疼痛，変形の評価）
- 精神機能の把握
- 導入および使用時期のプランニング
- デザインの決定（長さ，重さ，操作性）
- フォローアップ

表2 手づくり自助具作製指針

- 能力障害から運動学・運動力学的観点からの分析による長さ，太さ，重さの決定
- すでに発表されている自助具や既製品の情報を確認
- 作業療法士の創造性・発想（アイデア）を発揮し設計
- 材料・市販品・加工器具などの情報を多くもつ
- 素材の特徴を理解する
- 加工方法の理解する
- 変化に合わせたメンテナンス

2 食事動作で役立つ自助具

- 変形や筋力低下で手指の巧緻性が低下すると箸動作が困難になる。食事動作で役立つ自助具として,「手製ピンセット風箸」(図1)を作製する,または「箸ぞうくんⅡ」(有限会社ウインド製)など(図2)を導入する。
- 重度な手指の変形で箸動作(握りや口までのリーチ)が困難な場合は,発泡プラスチック系断熱材を用いたオリジナル軽量スプーン・フォーク(図3)を作製する,または既成品の「曲げ曲げハンドル(斉藤工業製)」など(図4)を適応する。
- 各種自助食器(図5)を導入することでより安定した動作となる。

図1 手製ピンセット風箸

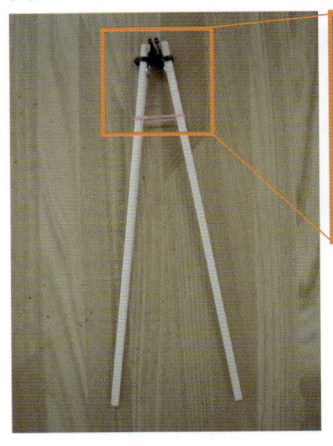

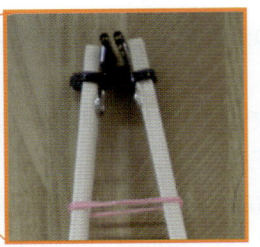

図2 箸蔵くんⅡほか

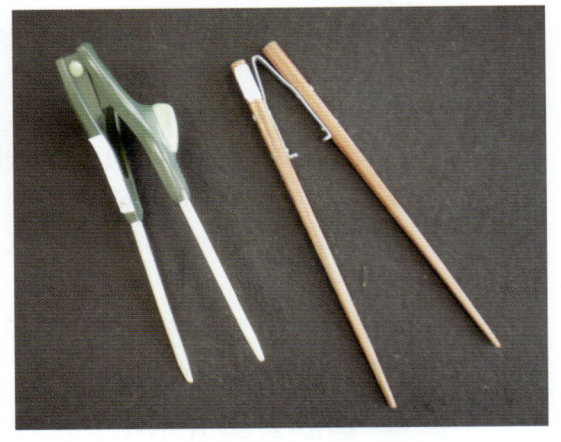

図3 発泡プラスチック系断熱材製太柄のスプーン

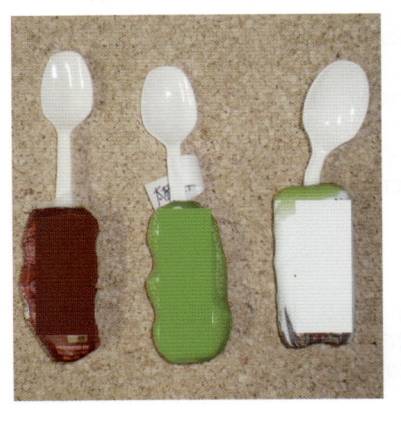

図4 曲げ曲げハンドルほか

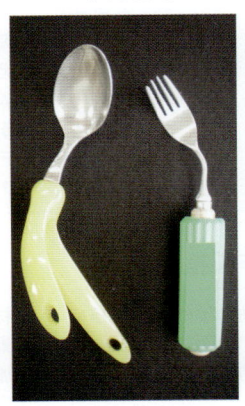

図5 各種自助食器

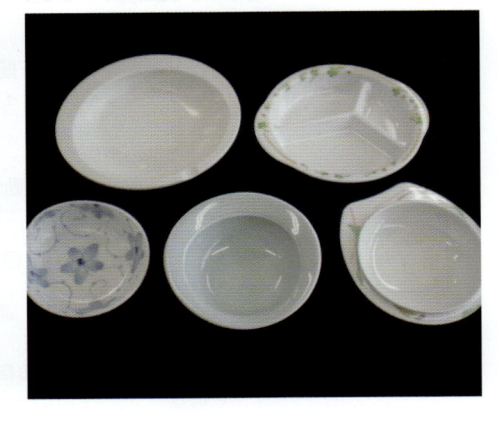

▶ 手製ピンセット風箸の作製手順（図1）

材料：割り箸，ダブルクリップ（SSサイズ）1個，結束バンド（Sサイズ）2本，輪ゴム1本

①割り箸を左右均等に割る。
②ダブルクリップを物が挟める状態にする。
③結束バンドで割り箸をダブルクリップに固定する。
④輪ゴムを適当な位置に巻きつける（3重程度）。

▶ 発泡プラスチック系断熱材製太柄のスプーンの作製手順（図3）

材料：発泡プラスチック系断熱材（ホームセンターで購入），プラスチックスプーン（コンビニなどで入手），ペットボトルのフィルム

①発泡プラスチック系断熱材を，対象者が握りやすい大きさに切りだす（柄の作製）。
②カッターナイフ等で①の形を整える。
③スプーンを挿入できる穴を開け，挿入する。
④ペットボトルからフィルムを取る。このとき，フィルムを破かないように丁寧に取り外す。
⑤柄にフィルムを挿入する。
⑥ヒートガンでフィルムを炙り，発泡プラスチック系断熱材に密着させる。

3 更衣動作で役立つ自助具

- RA患者の更衣動作は朝のこわばり，上肢の疼痛，骨破壊による上肢の関節可動域制限などにより制限（リーチ範囲縮小）されることが多い。

- 更衣動作は，病態・病期あるいは日々の状態の変化など，患者個々によって異なり，動作内容もさまざまである。従って，患者個々における状態把握・動作分析が必要である。衣類の素材やデザインを検討する。衣類の改良もしくは自助具の適応をマネージメントする。

- 着脱しやすいものを優先するだけでなく，好みの服が着られるようにマネージメントする気配りも大切である。

- リーチ制限により衣服の着脱が困難な場合，孫の手，リーチャーを活用する。図6は当院で作製している，のれん棒を用いた「ドレッシングエイド」である。

- 手指の変形，巧緻性の低下，ピンチ力低下でボタン止めが困難な場合は，「ボタンエイド」を活用する。図7は，のれん棒と針金を用いたボタンエイドで，必要な長さに作製できることが利点である。

- 靴下を履く動作は，リーチ制限・ピンチ力低下・股関節，膝関節のROM制限により困難となる。その際，「ソックスエイド」を活用する。

- ソックスエイドの素材は，①ソックスを挿入しやすくするためにたたみやすく柔らかいこと，②足が直接接触する表面が滑りやすいこと，③裏面はソックスが引っかかりやすく下腿部までしっかり挿入できるよう摩擦抵抗が高いこと，という相反する要素が求められる。そこで注目したのがマウスパッドである。

- 筆者は，マウスパッドを図8のように手指の機能が低下していてもたたみやすくするため山型にデザインしたものを考案した．
- そのほかに，足趾変形が進行するまえに，5本指ソックスや「外反母趾対策靴下（株式会社コーポレーションパールスター製）」などを導入し予防することも重要である．

図6　ドレッシングエイド

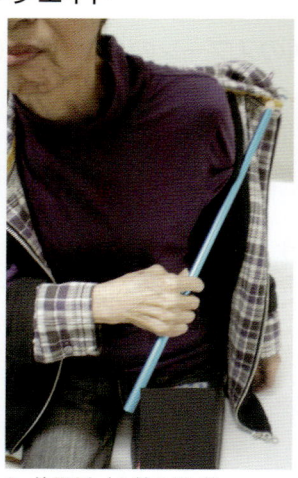

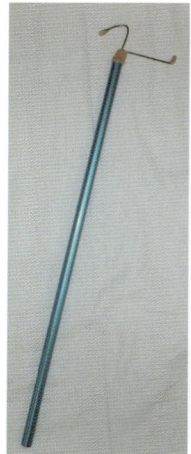

a のれん棒とピアノ線で作製したドレッシングエイド

b 使用例（上着を脱ぐ）

図7　ボタンエイド

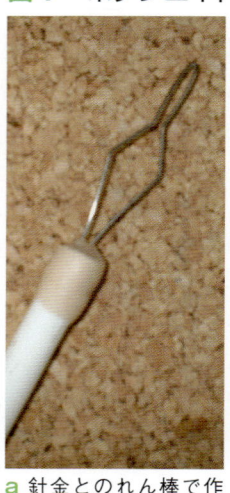

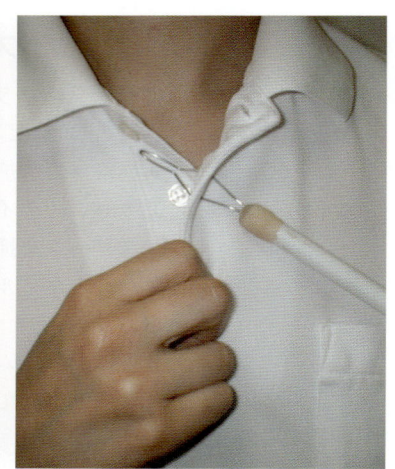

a 針金とのれん棒で作製したボタンエイド

b 使用風景（ボタンを留める）

図8　マウスパッド製ソックスエイド

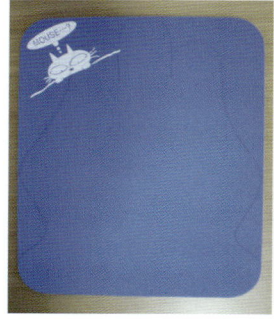

a マウスパッド

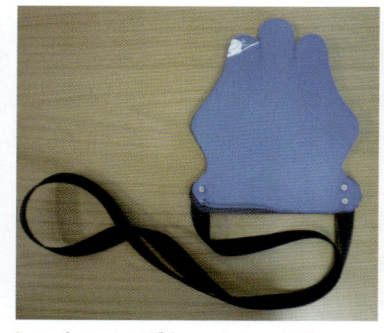

b マウスパッド製ソックスエイド

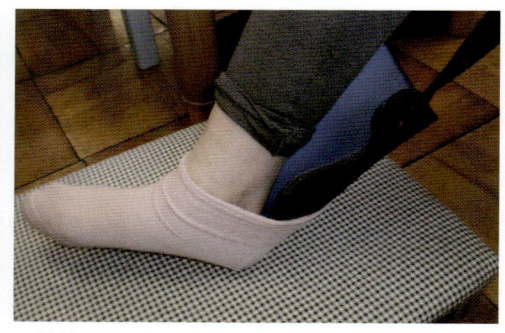

c 装着風景

▶ ドレッシングエイドの作製手順（図6）

材料：のれん棒，ピアノ線，タコ糸，オストロン®※

①1mのれん棒※※（またはカラーアルミ棒）を使用場面や患者の上肢機能に合わせて切断する。
②ピアノ線を約25cmの長さに切り出す。
③ピアノ線をラジオペンチ・金槌・万力などを使って図6aのような形のフック（先端部）に形成する。
③完成したフックの根元をマクラメなどの紐でしっかり固定する。
④フックをのれん棒に挿入しオストロン®で接着する。
⑤フックの先端部の2カ所に少量のオストロン®を着ける。
⑥オストロン®を乾かす。
⑦オストロン®が乾いたら適応評価，操作指導を行い完成。
※オストロンは歯科で使用する特殊な素材で，取り寄せが困難な場合はイージーフォーム（自由樹脂：医療機器メーカーにて販売）やパテ（ホームセンターなどで販売）を代用してもよい。
※※のれん棒はホームセンター，カラーアルミ棒は100円ショップにて購入。

▶ ボタンエイドの作製手順（図7）

材料：のれん棒，針金，オストロン®

①のれん棒を15〜20cm程度に切断（長さは対象者の上肢能力により決定）。
②針金を15cm程度に切断する。
③先端部を図7aのような形にラジオペンチなどで形成する。
④完成した先端部をのれん棒に挿入しオストロン®で接着する。
⑤オストロン®の粉末・液体を調合し乾かす。
⑥オストロン®が乾いたら適応評価，操作指導を行い完成。

▶ マウスパッド製ソックスエイドの作製手順（図8）

材料：マウスパッド（家電量販店で購入），アクリルテープなど（手芸店で購入），
　　　カシメ4〜10個（手芸店で購入）

①マウスパッドに型紙をトレース（図8a）する。
②トレースしたものをはさみで切りだす。
③形を整える。
④ベルトを取り付ける位置を2ヵ所を決める。
⑤マウスパッドならびにアクリルテープにも同様に2ヵ所，穴を開ける
　（穴の数：計4〜8穴）。
⑥カシメでベルトと本体を固定する。

4 整容で役立つ自助具

- 上肢機能・把持能力の低下，手指変形により歯磨き・整髪・化粧が困難となる。
- 歯磨きには電動の歯ブラシを活用する。スイッチ操作が困難な場合は，操作しやすいように図9のようにスイッチ部分を改良する。
- リーチ制限を補い整髪や化粧動作を自立するには，「長柄整髪ブラシ（のれん棒取り付け）」（図10a, b），「化粧水用コットン取り付け自助具」（図10c：筆者考案）を作製する。
- 両手での洗顔が困難な場合は，アルフェンス（アルケア株式会社）を利用した「オリジナルフェイスブラシ」（図11a：筆者考案）を作製する。

図9 電動歯ブラシのスイッチ加工

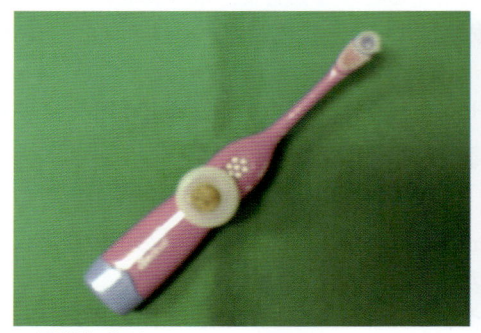

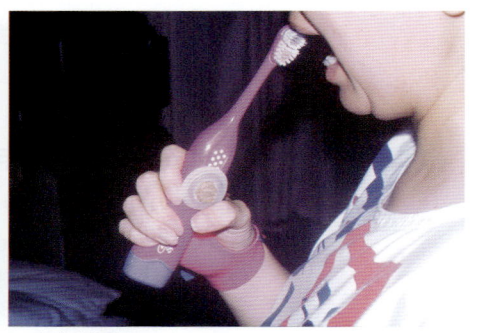

a 電動歯ブラシ　　b 歯磨き風景

図10 リーチ制限を補う自助具

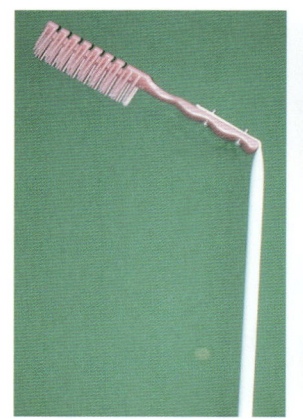

a クシにのれん棒を取り付けた長柄整髪ブラシ　　b 髪をとかす様子　　c 長柄にした化粧水用コットン取り付け自助具　　d オリジナルフェイスブラシ

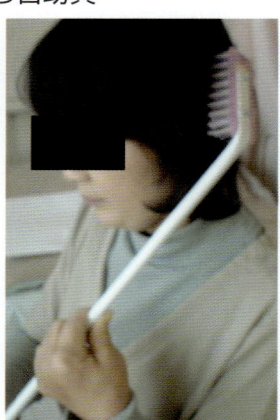

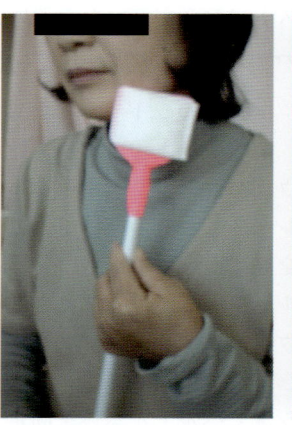

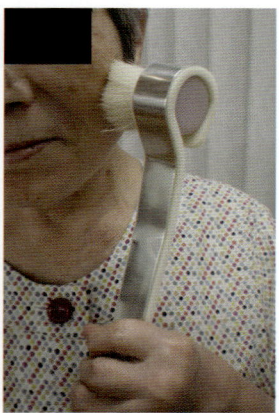

▶ **長柄整髪ブラシの作製手順（図10a, b）**

材料：整髪ブラシ（できるだけ軽量なもの），のれん棒（ホームセンターで購入），
　　　プラスチックなべ小ねじ（ホームセンターで購入）

①のれん棒を患者の上肢機能に合わせて切断する。
②のれん棒の先端部（10cm程度）を万力で平らにする。
③クシの柄の2ヵ所にボール盤などで穴を開ける。
④のれん棒の平らにした部分の2ヵ所にボール盤で穴を開ける。
⑤クシと，のれん棒をボルトとナットでしっかりと固定する。
⑥後頭部の髪をとかせるように長柄のクシ先端部の角度調整を行う。
⑦適応評価，操作指導を行い完成。

▶ **化粧水用コットン取り付け自助具の作製手順（図10c）**

材料：熱可塑性スプリント材，のれん棒（ホームセンターで購入），
　　　オスの面ファスナー，コットン

①のれん棒を患者の上肢機能に合わせて切断する。
②熱可塑性スプリント材（アクアプラスト）でコットン取り付けパーツを作製する。
③コットン取り付けパーツに面ファスナー（オス）を取り付ける。
④コットンを取り付け，適応評価，操作指導を行い完成。

5 入浴時に役立つ自助具

- 洗体動作で介助が求められることが多い動作は，背中の洗体と足趾間の洗浄である。背中の洗浄は既製の「長柄ボディーブラシ」（図11）を使用することが多いが，状態によってはブラシの当たる角度が合わない，握りにくい，思うように操作ができないなどの問題が発生する。

- その際，ヒートガンを使って市販のプラスチック製ボディーブラシの角度を調整したり，グリップ部分を太柄に改良する。そのほか，ブラシのヘッドを壁に固定し，体を上下運動する洗体方法を提案する場合もある（図12：筆者考案）。

- 洗髪動作は，肩関節・肘関節・手関節の可動域制限によるリーチ範囲の低下，手指変形による把持能力の低下で動作が制限される。自助具としては長柄の洗髪ブラシを適応するが，対象者個々の能力によって，長さ・重さ・柄の太さを検討する。さらに，外泊用にアルミフラットバーと折りたたみブラシを加工した，「折りたたみ式長柄の洗髪ブラシ」を作製する（図13：筆者考案）。

図11 既製の長柄ボディーブラシ（操作不十分）

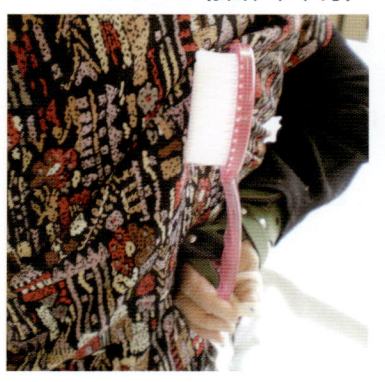

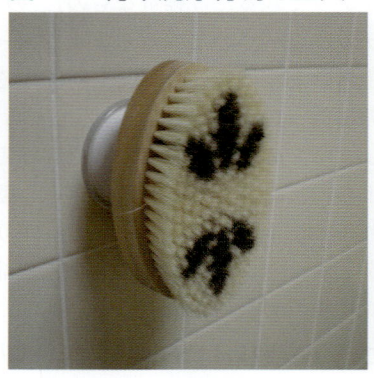

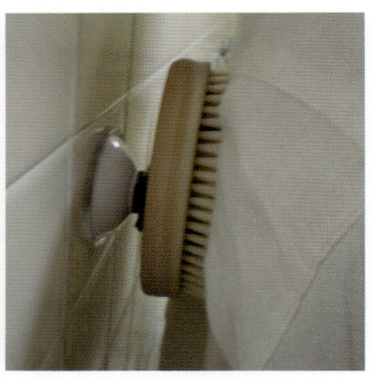

図12 背中洗浄行為の工夫
a 壁にブラシを取り付ける　b 背中に合わせ体を上下する

図13 折りたたみ式洗髪ブラシ
a 折りたたみ式長柄の洗髪ブラシ　b 使用風景

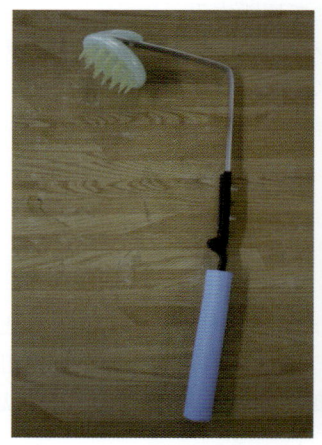

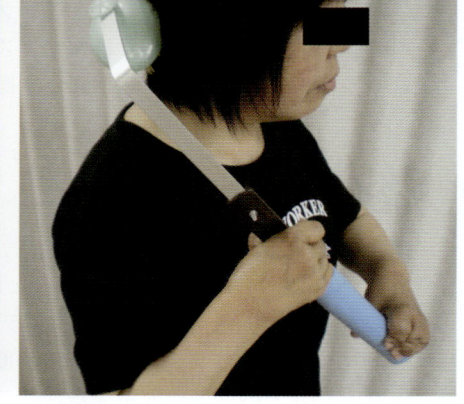

▶ 長柄足趾間洗浄ブラシの作製手順（図14）

- 足趾間の洗浄は水虫予防などフットケアで重要な行為である．しかし，リーチ制限がある場合は介助が必要である．そこで，自立目的に考案したのが長柄の足趾間洗浄ブラシ（図14：筆者考案）である．

材料：足指ブラシ（日用品店で購入），アクリル棒（ホームセンターで購入）
①既製の足指ブラシのヘッド部分をハサミでカットする．
②アクリル棒を対象者の必要な長さにカットする．
③①で切り出したヘッドをアクリル棒へ挿入する．

自助具

図14　オリジナル足趾間洗浄ブラシ

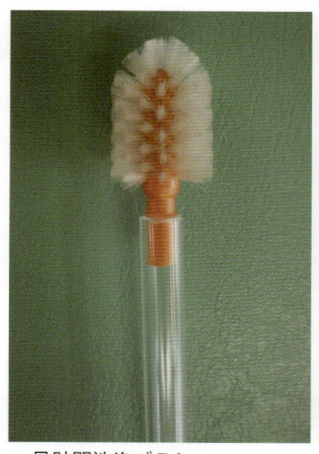

a　足趾間洗浄ブラシ 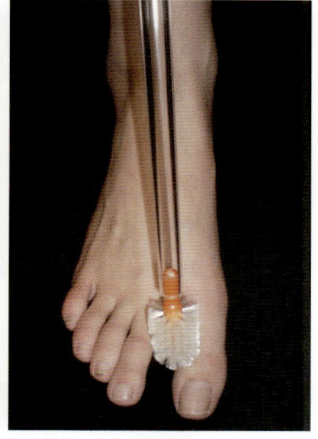　　　b　ブラッシング風景

6　服薬関連の自助具

- RA患者では合併症としてシェーグレン症候群を併発し，ドライアイを発症する場合がある．その場合，点眼薬の使用となるが，リーチ制限や手指変形，ピンチ力低下が認められると点眼動作が困難となるため，点眼器をマネージメントする．
- 図15は既製の点眼器「らくらく点眼Ⅲ（川本産業株式会社製）」，図16は当院オリジナルの「手製アルミ製点眼器」である．患者の状態によっては，図17のように100円ショップで購入できる折りたみヘアブラシで代用できる場合もある．
- PTPシートもしくはブリスターパックから錠剤を取り出すことが困難な場合，既製の「おくすりぽん」（図18）の適応や市販のゼリーやプリンなどのプラスチック容器の底を一部くりぬいて作製した「オリジナルおくすりポン」（図19：筆者考案）を作製する．

図15　らくらく点眼Ⅲ

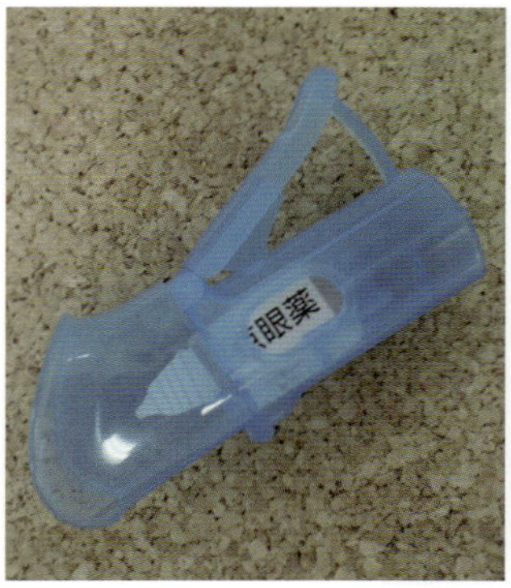

図16　オリジナル点眼器

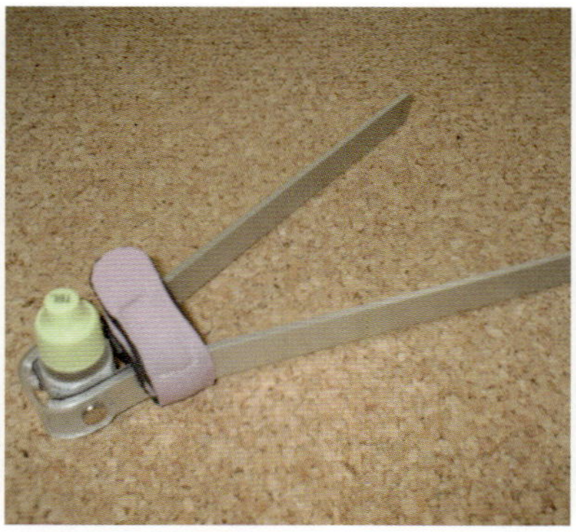

a　アルミ製点眼器 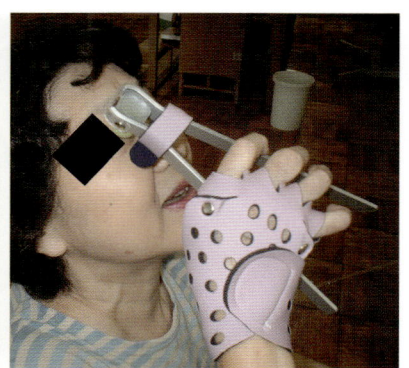　　　b　点眼時の風景

Ⅳ　ADL指導

図17　点眼器の代用品

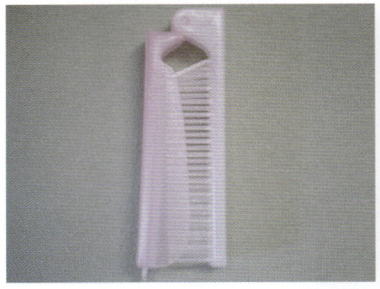

a 折りたたみヘアブラシ 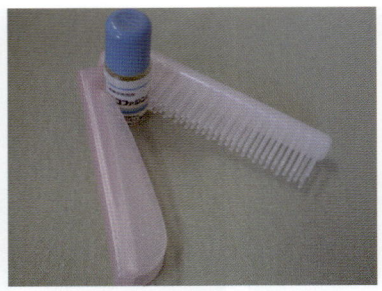　　b 簡単点眼器 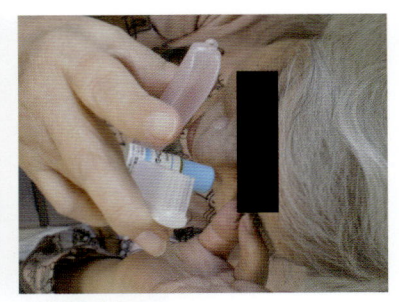　　c 点眼風景

図18　おくすりぽん

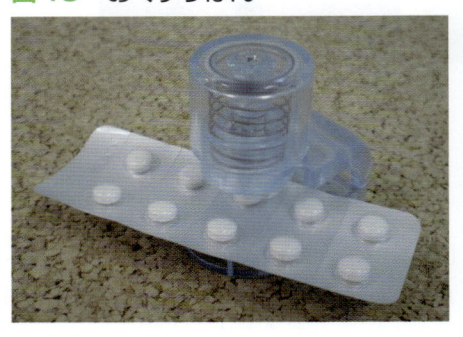

図19　オリジナルおくすりぽん

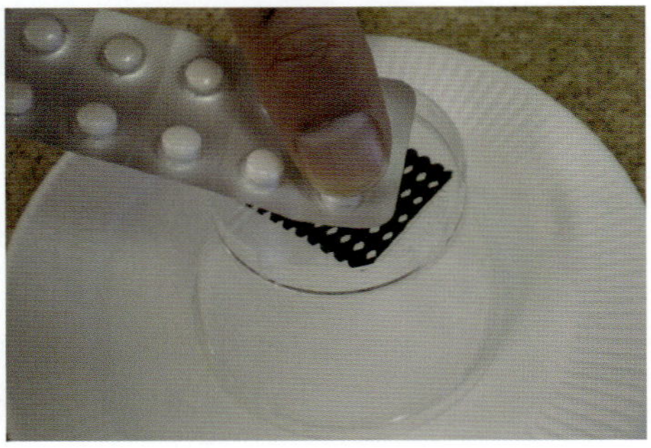

7　ケアのための自助具

- 耳掃除は「したいときに自分でしたい」と思うものである．しかし，上肢機能の低下が認められる場合は，その行為は困難となり，介助を求めることになる．そこで，対象者の耳掃除を自立へと導くため，アルミ棒とアクアチューブ（酒井医療）で作製した自助具を作製する（図20）．

図20　耳掃除のためのオリジナル自助具

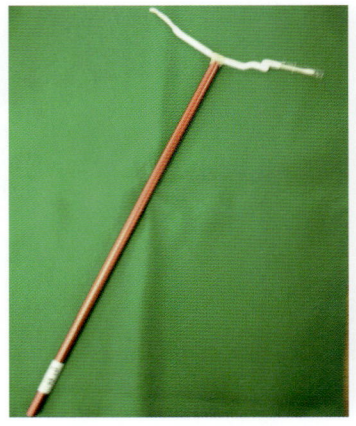

a 『耳までとどけ，耳ィーちゃん』
（筆者考案：第39回日本作業療法学会発表作品）

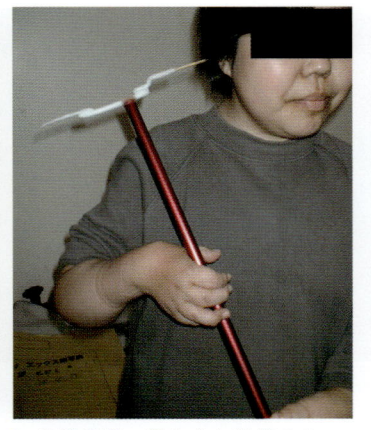

b 使用風景：耳かきと綿棒の2wayタイプ

自助具

8 調理動作で役立つ道具

- RA患者の場合，調理動作で従来の包丁では手関節や手指に負担がかかることが多い。そこでできるだけ関節に負担がかからないような包丁（図21）を選定する。
- 関節保護・変形予防・操作性を考え「釘付まな板」（図21b）のような改良を勧める。

図21 楽々丸包丁

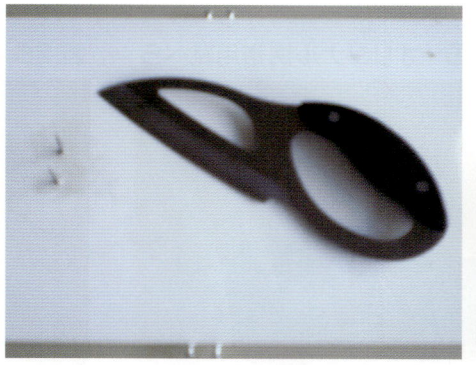

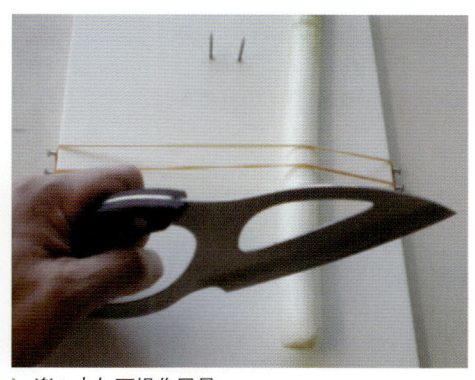

a 楽々丸包丁（三木刃物製作所製）　　b 楽々丸包丁操作風景

9 その他

○枕

- 枕のマネージメントは頸椎になんらかの問題があるRA患者にとって重要であり，頭部や頸椎の個々の病態によるポジショニング評価が重要である。
- ADI（環椎軸椎歯突起間距離）にズレが生じている場合は，前屈位に注意し，頸椎や周囲の軟部組織の負担にならない頭部や頸椎に適合する高さや形状が必要である。
- 既製の低反発枕（図22）や低反発枕が合わない場合は，洗濯ネットとカットパイプで「オリジナル枕」を作製する（図23）。

図22 既製の低反発枕

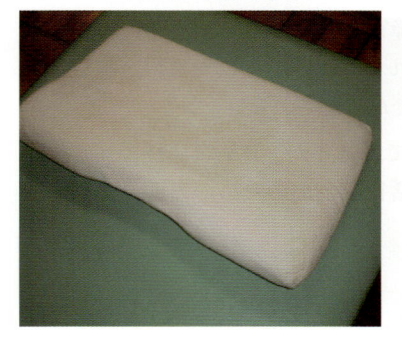

図23 オリジナル枕

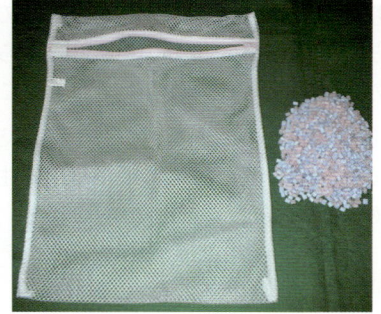

a 洗濯ネットとカットパイプ　　b 対象者にあわせた形状

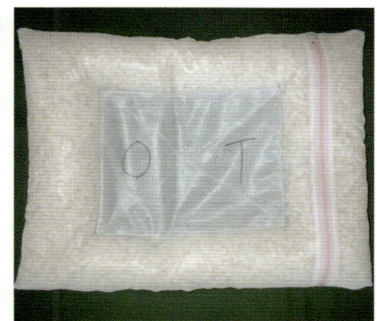

○ 靴べら

- 靴を履く際，靴べらの工夫が必要である。
- リーチの低下を補う長い靴べらを適応する（100円ショップなどで購入）。
- 外出用に携帯用靴べらを準備する「Vela（パシフィックサプライ製）」（図24）を紹介するか，折りたたみヘアブラシを加工し，短い靴べら2枚を組み合わせて「折りたたみ式オリジナル携帯用靴べら」を作製する（図25：筆者考案）。さらに，横ファスナーやベロを引き上げる際にフック状の機能を備えた靴べらを作製する（図26）。

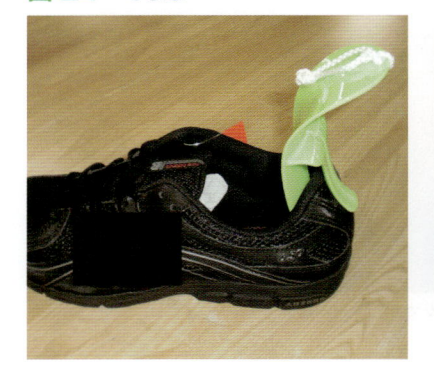

図24 Vela

図25 オリジナル携帯用靴べら

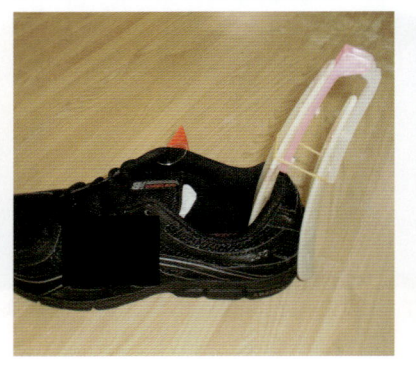

図26 フック付靴べら

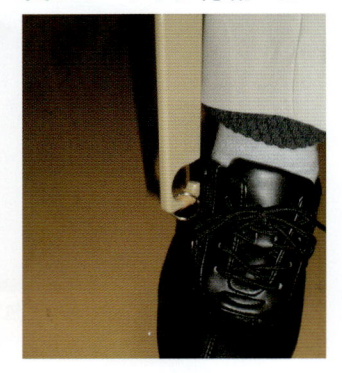

10 自助具の発展と将来の展望

- 薬物療法の発展による「光と影」は少なからず自助具の環境にも影響している。自助具が必要でない人，自助具がないと生活できない人，その格差は，ますます大きくなることが予想される。また，自助具は企業の開発やデザイナーの進出により，クオリティの高い製品が世に出回り，人々にとって身近なものとなり，さらにユニバーサル化が進むと思われる。
- 一方，Bioの恩恵を受け状態悪化に陥るRA患者は減少し，それに伴い自助具の需要も減少，臨床における作業療法士の手づくり自助具は近い将来ほぼ作製する機会がなくなるのではないかと考える。自助具のニーズは，薬物の恩恵が受けられない患者，あるいはなかなか適合薬物が見つからず状態が不安定な患者など一部の患者や，臨床より地域で生活する中等度から重度の障害を呈するユーザー層に自助具の需要が中心となり，外来や訪問リハなど，限られた時間，限られた材料，限られた予算の中での対応が求められる時代が訪れることが予想される。
- 自助具の適応や作製数の減少は，喜ばしいことではあるが，RAのリハビリテーションにおける代表的な取り組みの1つである生活行為向上のための自助具作製の火が消えつつあることは寂しい限りである。

IV ADL指導

4 靴

石田健司

- 関節リウマチ（RA）患者の靴（本項では治療用「靴型装具」も「靴」とよぶ）をつくるポイントは，患者の問題点（歩行のどの時点でどこが痛いか）をよく聞くことである．
- 両足それぞれ別々の対応が必要なこともある．
- 靴作製上の注意点として，①靴の高さ，②靴の幅，③靴の長さ，④靴をはく／脱ぐ際の苦労はないか，手はどのように使えるか，⑤踵接地時の痛みはあるか，⑥前足部荷重時の痛みはあるか，⑦踏み返しは楽か，⑧足底部に当たる所はないか，⑨足背部に痛みはあるか，などは確認すべき必要最低限の事項である．
- 歩行という生活習慣には，「量」だけでなく「質」としての側面もある．その「量」と「質」の両面が必要で，それらを確保できる靴をつくる必要がある．

RAによる足部の疼痛や変形は，歩行障害をきたすにもかかわらず，外来診療において「手」と比べて十分に注意が払われているとはいい難い．Clayton[1]によれば，RA患者の16％が足部病変を初発症状とし，末期にはほとんど全例がなんらかの足の障害を有しているとされている．しかし恥ずかしながら筆者も，これまでみてきたリウマチの患者全例に対し，靴・靴下を脱いでもらい，どのような靴をはいていて，足・足趾にどのような変形をもっているのか，胸をはってみてきたとはいい難い．本項では，放置されると病態が進行し，疼痛や変形のために立位や歩行といった基本的ADLの障害となる「足部」にスポットを当てて，ADL指導の一環として，靴の処方（作製手順）・評価法や靴選択のポイントを述べる．

1 靴作製手順

◯ 靴作製前段階

- 靴作製は，（原則，身体障害者手帳優先であるが）医療で行うか，福祉で行うかの適応をまず決める必要がある．前者は，治療用装具（靴型装具）であり，医師が治療用に必要と判断した場合に処方可能である．後者は補装具（靴）であり，「靴」を補装具に認定している都道府県で，下肢（足）に関する身体障害者手帳を有する患者の申請がまず必要で，その後の適応判定と適合判定が行われる．

◯ 靴作製

▶ 問診・診察

- 問診・診察として，歩行時の愁訴を聞き，足底部の胼胝を確認し，足趾の変形を計測し，下肢各関節（股・膝・足関節）の自動・他動の関節可動域を測定しチャートに記載する（図1）．

図1 RA 靴用チャート

RA 靴の判定チャート

氏名 _____ 生年月日 T   S   年   月   日   年齢 _____
住所 _____ TEL _____
障害名 _____ 種   級 _____

Ⅰ. 現在の使用薬　　　　　　　Ⅱ. 現在の CRP　　　　　Ⅲ. 手術の既往
　① 　　　　　　　　　　　　　(　　　　　　　)　　　　① THA　 (Rt ・ Lt)
　②　　　　　　　　　　　　　　　　　　　　　　　　　　② TKA 　(Rt ・ Lt)
　③　　　　　　　　　　　　　　　　　　　　　　　　　　③ その他

Ⅳ. 関節可動域
　①股関節　　　　Rt　　　　　Lt　　　　③足関節　　　　Rt　　　　Lt
　　屈曲　　(　　　) (　　　)　　　　　　背屈　　(　　　) (　　　)
　　伸展　　(　　　) (　　　)　　　　　　底屈　　(　　　) (　　　)
　　外転　　(　　　) (　　　)　　　　④前足部　　　　Rt　　　　Lt
　②膝関節　　　　Rt　　　　　Lt　　　　　背屈　　(　　　) (　　　)
　　屈曲　　(　　　) (　　　)　　　　　　底屈　　(　　　) (　　　)
　　伸展　　(　　　) (　　　)

Ⅴ. 関節疼痛部

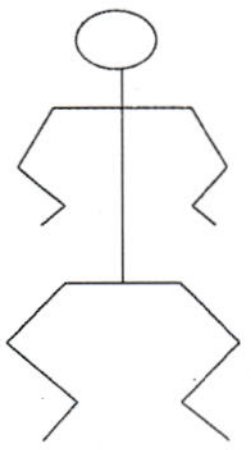

　　　　　　　　　　左手指 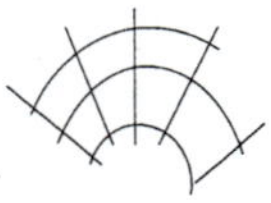　　　　　　右手指

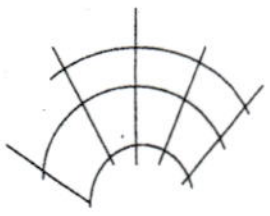

　　　　　　　　　　左足趾 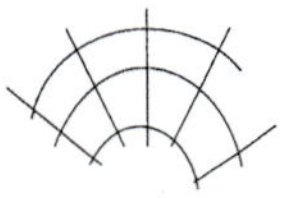　　　　　　右足趾

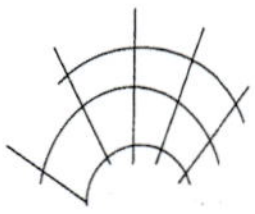

Ⅵ. 現在の歩行時の愁訴

Ⅶ. 足部の変形部と突出　　　　　　　　Ⅷ. 足底胼胝部
　　左足背　　　　右足背　　　　　　　　右足底　　　　左足底

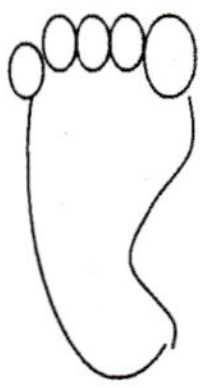

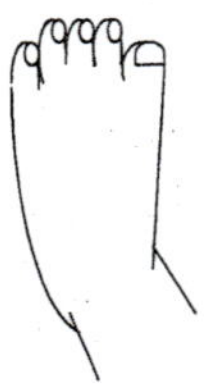

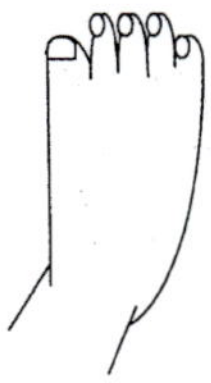

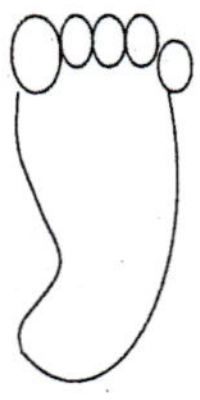

Ⅸ. その他
　①踵部の圧痛の有無　　　　(Rt　　　) (Lt　　　)
　②踵骨棘の触知の有無　　　(Rt　　　) (Lt　　　)

▶ 足底・足の2次元計測

- 図2①のようにスクライバーを用いて，紙面に足の輪郭図を描く．その際，インサイドボールとアウトサイドボールは，特に丁寧に描く（図3）．また図2②のように，足の各周長（ボールガース・ウエストガース・インステップガース・ヒールガース，（図3）[2)]）を測定し，図2③のように，ハイトゲイジを用いて足趾の高さを測定する．また足底部を，図2④のようにプリントする．

図2 足底・足の2次元計測

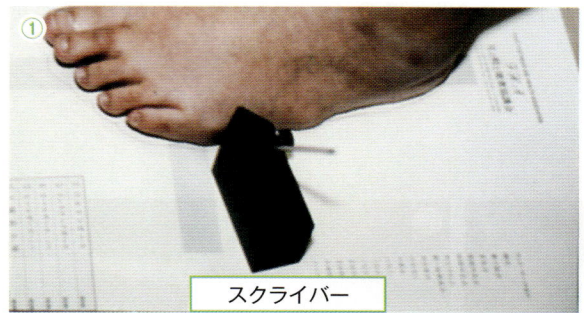

① スクライバー
スクライバーを用いて，足の輪郭図を描く．

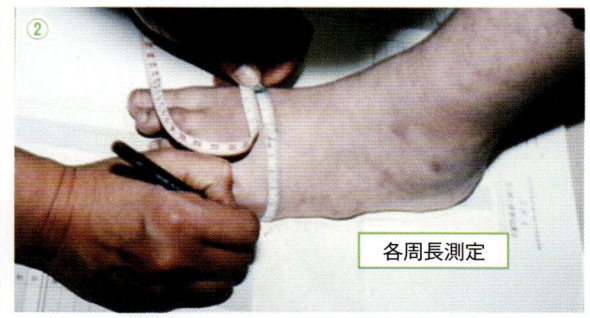

② 各周長測定
足の各周長（ボールガース・ウエストガース・インステップガース・ヒールガース）を測定する．

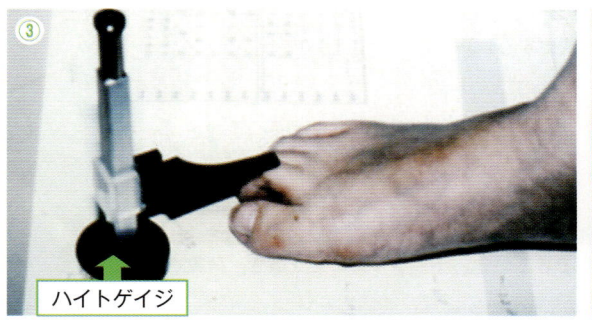

③ ハイトゲイジ
ハイトゲイジを用いて足趾の高さを測定する．

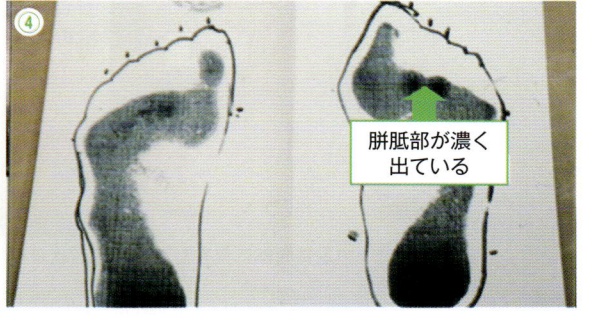

④ 胼胝部が濃く出ている
足底部をプリントする．

図3 足の各種周長

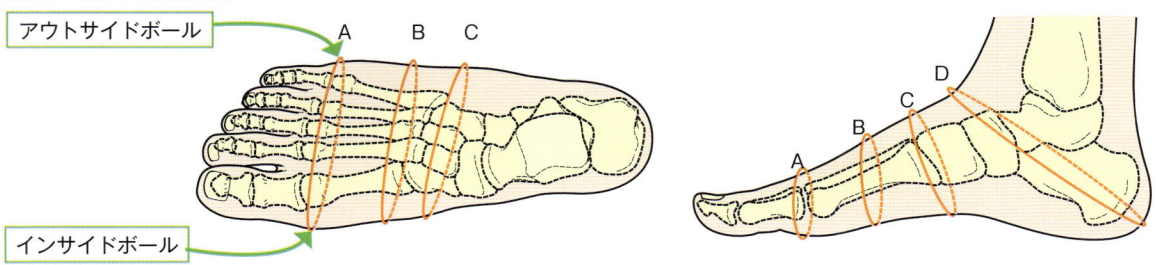

アウトサイドボール
インサイドボール

採寸部位として，ボールガース・ウエストガース・インステップガース・ヒールガースを計測する．
A：ボールガース
B：ウエストガース
C：インステップガース
D：ヒールガース

文献2）より引用改変

▶ 足底の3次元計測

- 足底の3次元的形状を採型する。図4③のように，トリシャム（非常に柔らかいが一旦変形すると元に戻らないスポンジ様のもの）に足を置き，しっかりと荷重させる。それによって図4②のように，第2第3中足骨頭部の胼胝の形状および高さも評価できる。

▶ 足底部の陽性・陰性モデルづくり

- 型をとったトリシャム（図4③）に基づいて，足底の陽性モデルを作製し（図5），それに対して靴のインサートの概形をつくる。このインサートは，数種の硬さの異なる素材でつくる。

図4　足底の3次元計測
足底の3次元的型状を型にとる。

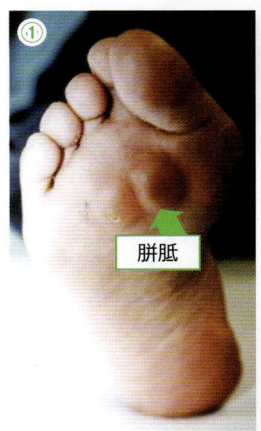

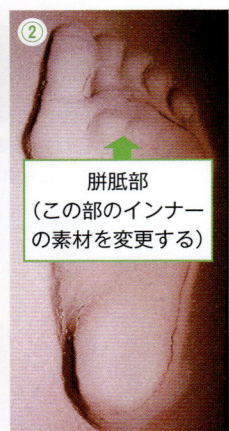

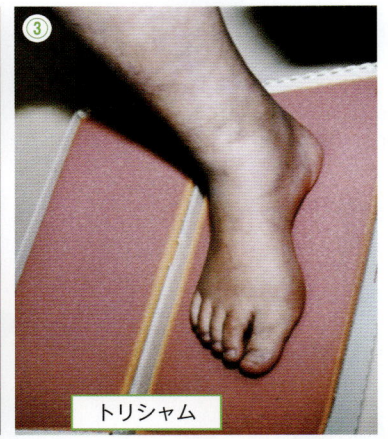

① 胼胝
② 胼胝部（この部のインナーの素材を変更する）
③ トリシャム

中足骨頭部に存在した胼胝の形状が再現できている。　トリシャムに足を置き，荷重させる。

図5　足底部の陽性・陰性モデルづくり

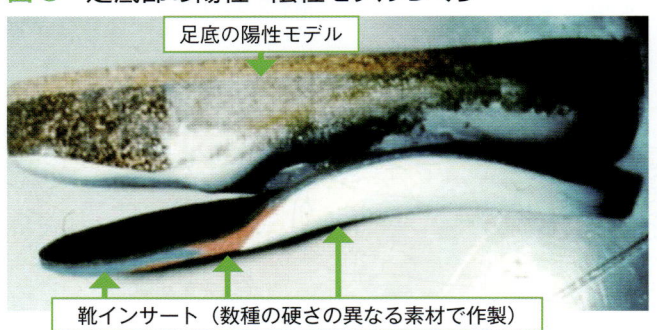

足底の陽性モデル
靴インサート（数種の硬さの異なる素材で作製）

型をとったトリシャムを陰性モデルにして，足底の陽性モデルを作製する。その陽性モデルに対して靴のインサートの概形をつくる。インサートは，数種の硬さの異なる素材でつくる。特に胼胝部分には柔らかい素材を用いる。

○靴の適合判定

▶主観的評価

- 主観的評価として，でき上がった靴を両足ともはいてもらい，歩いてみて，違和感や靴に足が当たっているところはないか，歩行時に疼痛が生じないかを確認する．適合判定時だけでは，短距離しか歩いてもらえないので，1～2カ月間使ってもらって，問題の生じる場合は修理する必要がある．

▶インサートの客観的評価

- 靴作製後の客観的評価の1つとして，歩行時の足底圧評価を行う．図6は，59歳女性の歩行時立脚期の足底圧推移である．左から右に，素足，これまではいていた靴（旧靴），今回作製した靴（新靴）の順である．また下段から上段に，立脚前期，中期，後期を示した．

- この症例では図6の素足に示されたように，立脚中期に土踏まずの部分が映っていて，アーチの崩壊がみられる．中央はこれまではいていた靴（旧靴）であるが，痛みを有した踵や，胼胝のあった前足部の赤い部分は，素足よりは減少しているが，まだ圧の集中（赤色の部分）が残っている．今回作製した新靴では，赤色はすべて消失している．

- このように圧の分散化ができるまで，インサートにこだわって作製する．原則，圧の集中するところ，すなわち赤色の部分が消失するまで，何度でもつくり直す．筆者の経験上，よいものが処方できれば，足抵部の胼胝も改善する（図7）．

図6 インサートの足底圧評価

足底圧（59y.o. F.）			
	素足	旧靴	新靴
立脚後期			
立脚中期			
立脚前期			

歩行時の足底圧評価を行う．左から右に，素足，これまではいていた靴（旧靴），今回作製した靴（新靴）の順に配置されている．圧の分散が図れていないところに色がついている．圧の分散化ができるまで，インサートは何度でもつくり直す．

図7 胼胝

踏み返し，足底，total contact，除圧がポイントになる．

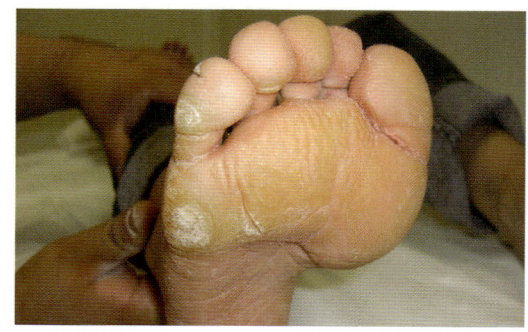

a 足底板作製前

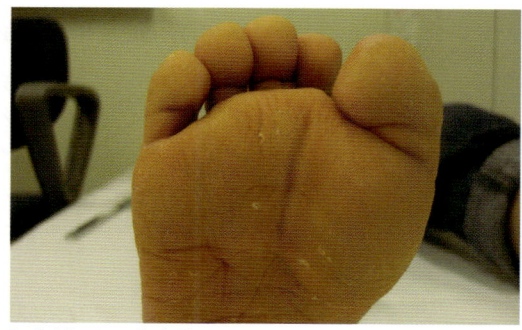

b 作製から1年半後

○ その他の靴作製時のポイント

- 靴をはいた際に，トウ・スプリングが維持されていることを確認する（図8）。このトウ・スプリングが，立脚後期の踏み返しの「楽さ」を決めることになる。たとえ靴にトウ・スプリングがあっても，靴をはいて荷重した際になくなってしまっては，意味がない。患者の体重を考慮して，靴の本底は，しっかりした資材でつくる必要がある。
- 捨て寸は約10mmとするが（図9），RA患者の場合，変形が強く，隣の趾に「騎乗」していたり，鉤爪趾変形や槌趾変形になっていることもある（図10）。そのため図2③のように，ハイトゲイジを用いて足趾の高さを測定し，それに応じた靴先（トウ・ボックス）を作製する。その際の足趾変形への評価・対応として，チェックシューズを利用している（図11①）。チェックシューズは，靴の外側を透明の物で作製し，強く当たっているところはないか（強く当たっているところは，皮膚が白くなっているのが透けて見える），閉まるべきところ（ボールガース部）は，きちんと押さえられているか，を見ることができる（図11②）。

図8 トウ・スプリング

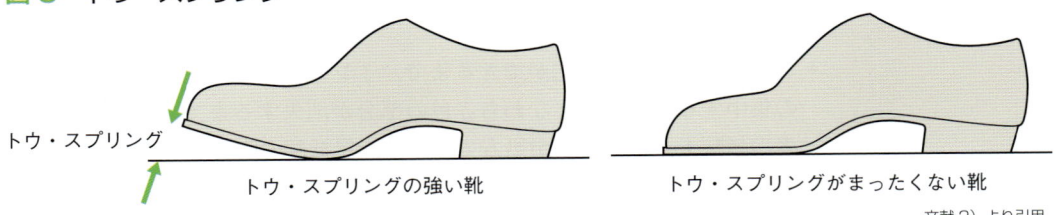

トウ・スプリング

トウ・スプリングの強い靴　　　　トウ・スプリングがまったくない靴

文献2）より引用

体重荷重しても，トウ・スプリングがなくならないようにつくる。このトウ・スプリングが，踏み返しを楽にする。MTP関節の負荷も減少される。

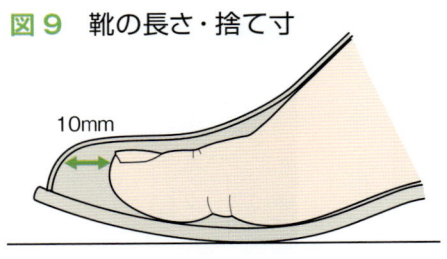

図9 靴の長さ・捨て寸

10mm

捨て寸は10mmとする。

図10 鉤爪趾変形や槌趾変形

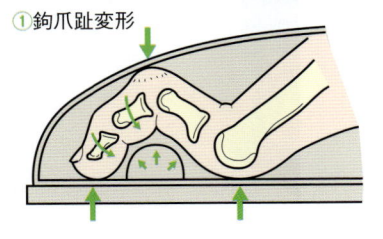

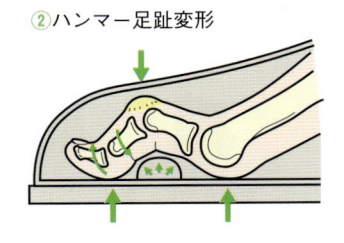

①鉤爪趾変形　　　　②ハンマー足趾変形

文献2）より引用

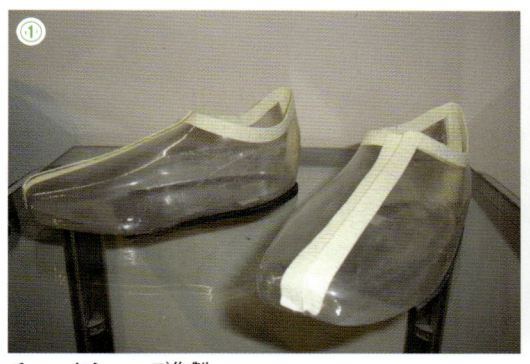

図 11　チェックシューズ

①チェックシューズ作製

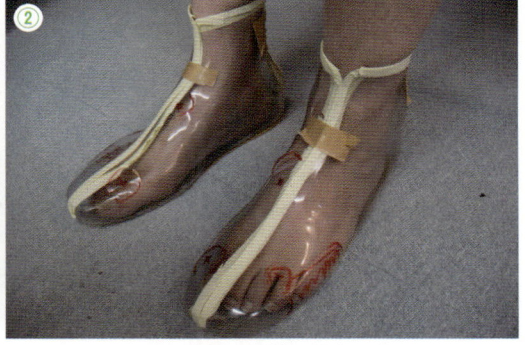

②チェックシューズを作製し圧迫の程度を確認

どこを除圧しどこを圧迫させるか。
閉まるべき所は閉める（ボールガース部はきちんと押さえられているか）。
圧の強くかかっているところは白くなる（足趾背側の除圧はきちんとできたか，その他の圧迫部位はないか）。
浮いているところはないか。

- 靴の高さは，足関節の疼痛や足関節の不安定性があれば，チャッカ以上の高さが望ましい（図12）。ただRA患者の場合，手指の変形や筋力低下のために，靴の着脱が困難な場合もある。その場合，靴ひもを閉める部分を履き口が大きく，べろが開いて着脱しやすい外科開きにして（図13），大きく展開できる靴も作製可能である。
- RAは，言うまでもなく，女性患者が多い。そのため，靴がファッションの一部という「理解」が，靴を作る側に必要である（筆者の苦い経験から：上記のように靴を作製し，疼痛がなくなり，客観的評価でも満点の靴を作った際のリウマチ患者の一言「先生は女心がわかってない。どこも痛くなくなって，いい靴だけど，はいて外に出たいとは思えない」）。以後，靴を作製する際には，その意義を十分説明したうえで，患者の「意向」も考慮している。

図 12　靴の高さ

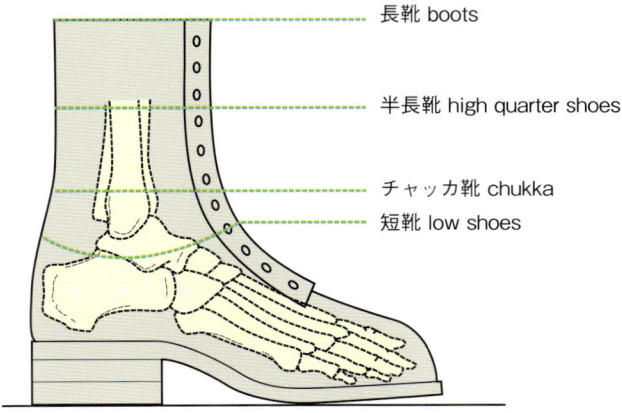

- 長靴 boots
- 半長靴 high quarter shoes
- チャッカ靴 chukka
- 短靴 low shoes

文献2）より引用改変

足関節の疼痛や足関節の不安定性により，靴の高さを決める。高いほうが足関節の固定にはよいが，靴の着脱が難しくないことがある。手指の変形や筋力低下も考慮して高さを決める。

図 13　外科開き靴

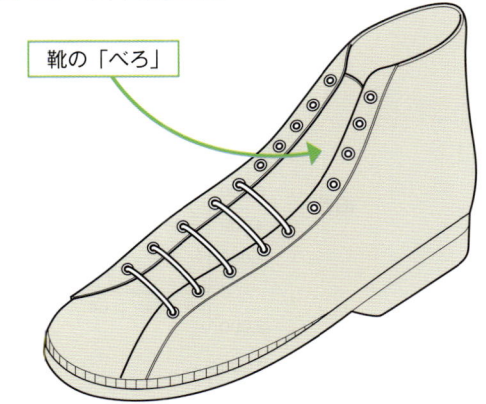

靴の「べろ」

外科開き surgical convalescent

文献2）より引用改変

足関節のROMが悪く，靴がうまくはけない場合には，靴の「べろ」の部分を大きく展開できる靴をつくることもある。

2 靴の有用性

- 全国に適応はできないが，高知県では，平成12年8月より，身体障害者手帳に基づき，靴型装具として「靴」を作製できるようになった。「靴」支給を受けた症例の歩容改善状況や踵骨の骨量の変化につき，平成14年に高知県RA友の会と合同で横断的・縦断的調査を行った。対象者は，踵骨の骨量並びに歩行解析調査を事前に行っていたRA患者28名のうち，今回「靴」を作製し，追跡調査に協力の得られた19名が評価対象である。女性18名，平均年齢54.8歳，50歳以上が15名である。

● 客観的歩容評価

▶ 歩行解析（歩行時垂直床反力）

- 客観的歩容評価としてfootscan®を用いて，歩行時の足底圧の推移を調査した。図14には，57歳女性の垂直床反力結果を示す。図14上段より，素足・旧靴・新靴である。歩行時の垂直床反力において，下段の新靴では，本来の2峰性（ヒール・コンタクトとトウ・オフの圧上昇）の回復が生じていた。このような2峰性の回復変化は19例中9例（47％）に認めた。

図14　歩行解析（歩行時垂直床反力）
客観的歩容評価としてfoot scan®を用いて，歩行時の足底圧の推移を調査した。
歩行時の垂直床反力において，下段の新靴では，本来の2峰性（ヒール・コンタクトとトウ・オフの圧上昇）の回復が生じている。また素足・旧靴では6歩であるが，新靴は5歩になり，かつ時間が短くなっている。

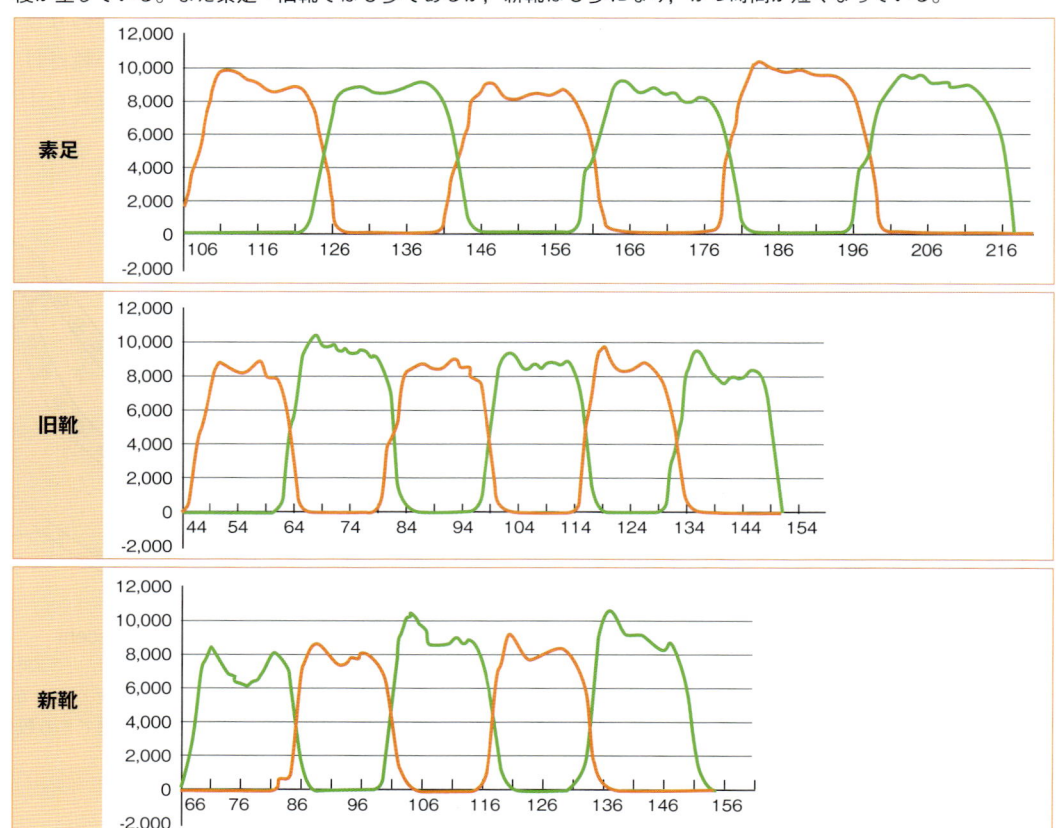

▶ 歩行解析（歩幅調査）

- GaitScan® を用いて，歩行時の重複歩幅（2歩）を測定した．図15は，全症例の平均重複歩幅距離の歩行解析結果である．平均重複歩幅距離では，素足611mm，旧靴756mm，（2年間使用後の）新靴866mmであり，有意に歩幅は増加していた．

▶ 踵骨の stiffness 値

- 踵骨骨量の目安として，超音波骨密度測定装置（Lunar社製：Achilles A-1000®）を用いて踵骨 stiffness 値を調査した．図16のように新靴作製前と新靴作製後1年6カ月〜2年3カ月：平均2年後の踵骨 stiffness 値を示す．新靴作製前の踵骨 stiffness 値は，平均45.7％であったが，平均2年後には50.5％になっていた．両者間の危険率は0.077であった（表1）．歩行という生活習慣の運動負荷が，たとえ閉経期以降（50歳以上）の女性でも，普段足底部の痛みのために歩行できずに廃用となっていた踵骨の骨量に対し，加齢による骨量減少に抑制をかけた可能性があると思われた．
- 歩行の質・量を高度なレベルに維持させるべく，RA症例に指導する意義があると思われる．

図15　歩行解析（重複歩幅調査）

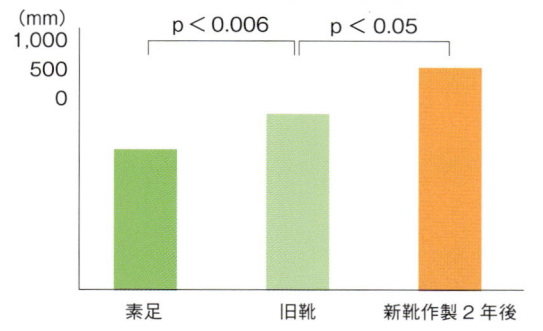

GaitScan を用いて，歩行時の重複歩幅（2歩）を測定した．平均重複歩幅距離では，有意に歩幅は増加していた．

図16　踵骨の stiffness 値の変化

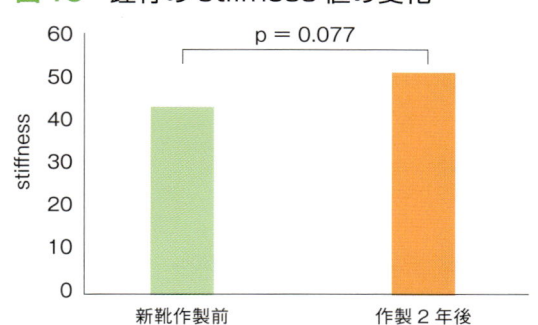

新靴をはきこなした2年間，踵骨 stiffness 値は低下せず，維持されていた．

表1　靴作製者の踵骨 stiffness 値（S値）の縦断的調査

症例数	S値 平均値±標準偏差		有意差	備考
	新靴作製前	新靴2年使用後		
19	45.7 ± 18.5	50.5 ± 10.1	$p < 0.08$	全例
15	42.0 ± 16.4	48.7 ± 9.4	$p < 0.02$	更年期障害症例：2例削除およびアレンドロネート服用者：2名削除

リウマチ症例でこれまで足底部の痛みのために十分歩行できなかった19症例に対し，歩行できる靴を提供することにより，踵骨の stiffness 値は，2年間の縦断的調査では維持されていた．有意ではなく（$p = 0.07$）むしろ増加傾向にあった．更年期障害症例やアレンドロネート服用者を除き，2年間投薬が変わらずリウマチのコントロールができていた症例では，骨量の増加がみられた．

○ 主観的評価(高知県リウマチ友の会調査による)[3]

- 日本リウマチ友の会・高知支部が,平成13年に独自に調査した結果である。対象は,平成12年9月～平成13年6月末までに「靴」給付を受けた支部会員24名,性別:女性23名,男性1名,平均年齢55.9歳である。作製した靴(外ばき)の満足率すなわち「大変満足」と「満足している」を合わせた率は79%であった(図17)。平成12年にリウマチ白書[4]に発表された全国の靴型装具の満足率43.6%よりよい結果であった。

- 詳しい結果は,下記ホームページ参照のこと。
  http://ha5.seikyou.ne.jp/home/ra-kochi/sibukouenkiroku/sibukouen/kutuannketo/kutuannketo.html

図17 主観的評価

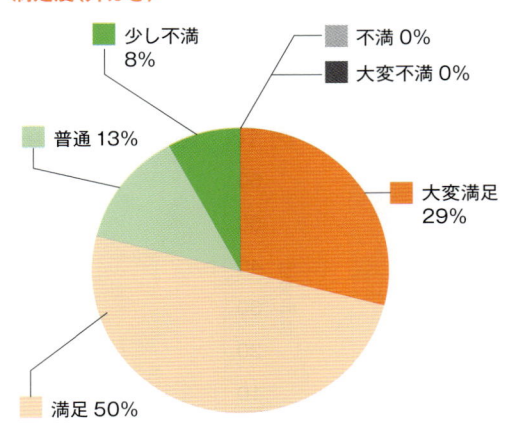

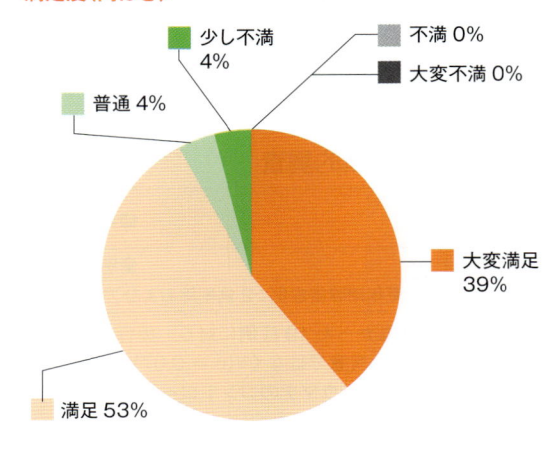

満足度(外ばき)
- 大変満足 29%
- 満足 50%
- 普通 13%
- 少し不満 8%
- 不満 0%
- 大変不満 0%

満足度(内ばき)
- 大変満足 39%
- 満足 53%
- 普通 4%
- 少し不満 4%
- 不満 0%
- 大変不満 0%

文献3)より引用改変

日本リウマチ友の会・高知支部が,平成13年に独自に調査した結果である。大変満足と満足を合わせると,外ばきの靴は79%・内ばきは92%となっている。

3 靴作製上の手続きおよび費用について

- 装具として作製する場合は治療としての医療行為であり，補装具として作製する場合は身体障害者手帳に基づく日常生活用具として作製することになる（表2）。
- 経費は，表3，4のとおり，国で定められた費用がかかる。リウマチは両足とも患側なので，例えば短靴の整形靴一足でも最低 78,000 円（39,000 円×2）以上の費用がかかる。実際にはそれに加えて付属品の加算がかかるので，100,000 円を超えることもある。決して安いものではないので，作製担当者はしっかり適応を見定め，有効利用できるものを適切に提供する必要がある。

表2 靴を作製する際の対応

医療として装具を作る場合
- 医師の処方箋が必要
- 装具を作製するのは義肢装具士（国家資格）
- 靴は1足
- 医療費で対応（費用：患者により一旦「立て替え」が必要）

福祉行為として補装具を作る場合
- 県で認定された補装具判定医師の適応判定が必要（事前に市町村に申請が必要）
- 作製するのは「業者」（県が認定した業者）
- （必要なら）屋内用・屋外用の2足作製する
- 負担金は（障害者自立支援法で原則1割だが）前年度の納税額で決まる
- 身障手帳に「足が悪いことの記載があること」，「等級は無関係」
  例：手の障害に靴を作ることはできない

表3 靴型装具の価格（作成要素）（単位：円）

名称	種類	患側 価格	健側 価格
短靴	整形靴	39,000	24,000
	特殊靴	48,400	—
チャッカ靴	整形靴	40,300	24,900
	特殊靴	50,300	—
半長靴	整形靴	41,500	25,800
	特殊靴	52,200	—
長靴	整形靴	44,100	27,600
	特殊靴	57,600	—

表4 靴型装具の価格（付属品等の加算要素）（単位：円）

名称	種類	価格
月型の延長	—	3,950
トウボックス補強	—	2,450
マジックバンド	—	1,450
補高	敷き革式	7,100
	靴の補高	3,350
	トルクヒール	5,450
ヒールの補正	ウェッジ・ヒール サッチ・ヒール フレア・ヒール など	3,350
足底の補正	内側ソール・ウェッジ 外側ソール・ウェッジ	4,350
	トーマス・バー メタタルザル・バー ロッカー・バー など	3,350

4 まとめ

- 家庭でできる廃用予防として,「歩く」ことを奨励するのが一般的である. その際,「1日何歩以上歩きましょう」と指導しがちであるが, 単に量の指導だけでなく, 質の指導も必要であると考える. これからは歩行の質的指導も行われていくべきポイントと考える.

- 床反力が2峰性を示した症例は, 2峰性を示さなかった症例と比べ, 有意に歩幅が大きく, 歩行の質的指導のキーポイントではないかと考えている. すなわち個々の症例に合わせて可能な限り歩幅を大きくとらせることで, しっかりとしたヒール・コンタクト(しっかりとかかとをつけること)とトウ・オフ(前足部でしっかり大地を蹴ること)が生まれるように歩行指導を行っていくことが重要である. そのためには, 種々の関節の関与や脊髄症の関与もあるが, まずは痛みなく歩きやすい靴の処方が望まれる.

- 歩行可能なRA症例であれば, RA患者の健康管理を推進するうえで, 歩行運動の果たす役割は大きい. 歩行の際に痛みのない靴がリウマチ症例に提供できるように, 適切な靴の補装具処方が必要である.

- 人類は, 立つことによって両手を開放し, これまでの進化を遂げてきた. 言い換えれば, 足が進化の拠り所をつくったといえよう. 進化の拠り所であるにもかかわらず, あまり顧みられることのなかったRA患者の足を見直してみてはどうだろうか.

- 靴の有用性の研究は, 平成14年度日本リウマチ財団研究助成金に基づいて行われた.

[文献]

1) Clayton ML : Correction of arthritic deformities of the foot and ankle.Arthritis and Allied Condition, McCarty DJ,11th eds ,Lea and Febiger,Philadelphia, p889〜901, 1989.
2) 日本整形外科学会ほか監:義肢装具のチェックポイント, 医学書院, 2007.
3) http://ha5.seikyou.ne.jp/home/ra-kochi/sibukouenkiroku/sibukouen/kutuannketo/kutuannketo.html
4) 日本リウマチ友の会:2000年リウマチ白書 リウマチ患者の実態〈啓発編〉, 流207:15, 2000.

V

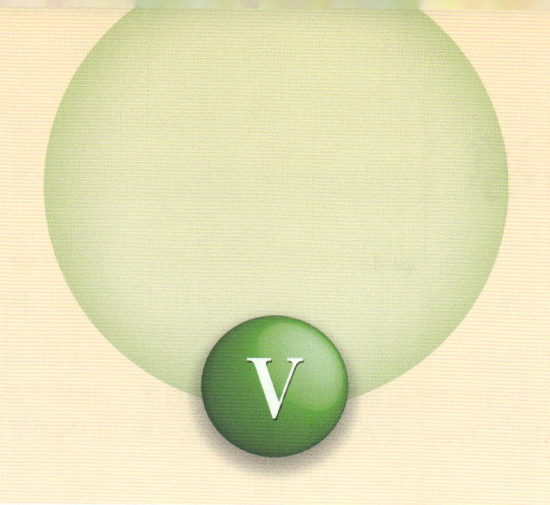

在宅ケア

V 在宅ケア

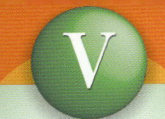

1 生活指導

米澤有里

- 生活指導は住居での日常生活動作や日常関連動作のみならず,「地域で暮らす人」としての視点に基づいたものでなければならない。すなわち,社会生活(家族以外の人との行き来や関係性)も対象となる。
- 生活指導の際には,対象者の生活が長期間継続している状況のなかに介入するという部分を重要視しなければならない。その時期の問題を分析するだけでは不十分で,今までの生活が現在の生活にどう影響し,現在の生活を続けると将来どのような生活になるかといったとらえ方が必要[1]である(図1)。
- 生活指導するには,関節リウマチ(RA)について十分な医療知識をもつ(スペシャリスト)ことは当然であり,なおかつ生活者の視点(ゼネラリスト)を備えなければいけない[2]。
- 本人や家族の優先順位と,医療専門職の優先順位に差がある場合は,よく話し合う。生活背景の理解に努め,個人の価値観に敬意を払い,くれぐれも一方的な押し付けにならないよう注意する。
- 生活指導後,モニタリングを行う。自分の行った指導が実施されているか,また,目的に応じた効果があったかを確認することが必要である。結果を検討することにより,指導者の技術も向上する(図2)。

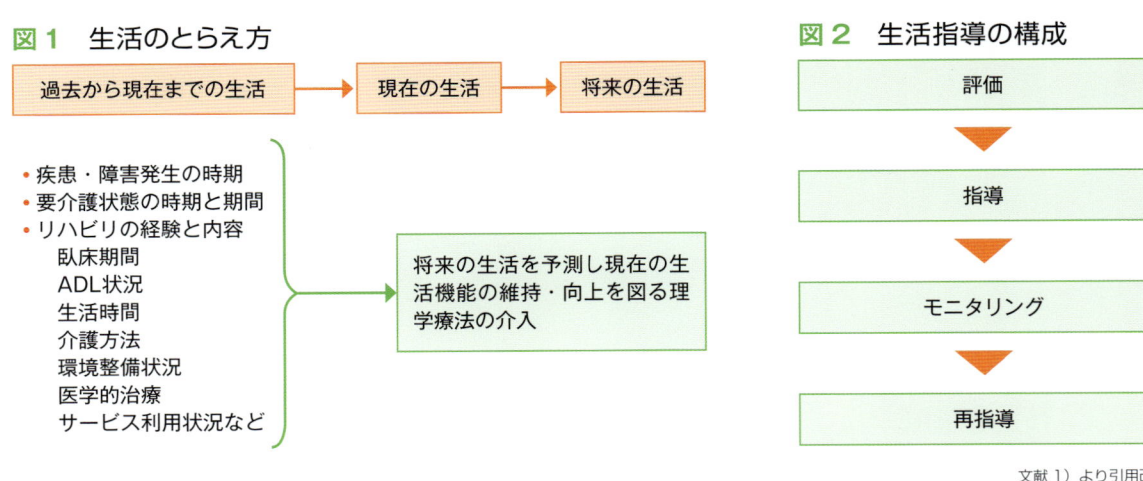

図1 生活のとらえ方

過去から現在までの生活 → 現在の生活 → 将来の生活

- 疾患・障害発生の時期
- 要介護状態の時期と期間
- リハビリの経験と内容
    - 臥床期間
    - ADL状況
    - 生活時間
    - 介護方法
    - 環境整備状況
    - 医学的治療
    - サービス利用状況など

→ 将来の生活を予測し現在の生活機能の維持・向上を図る理学療法の介入

図2 生活指導の構成

評価 → 指導 → モニタリング → 再指導

文献1)より引用改変

1 生活指導のための評価（表1）

- RA 特有の評価はもちろん，本人・家族の望む生活を理解し，生活全般の状況を把握する．
- 評価の範囲が多岐にわたるので，一度に行おうとせず優先順位の高いニーズから実施する．慣れない間は，1日のタイムスケジュールに沿って聞き取ると行いやすい．

▶ 主訴

- 本人・家族が困っていることや，望む暮らしを聞き取る．また，専門職の見地から潜在しているニーズを確認することが重要である[3]．

▶ 生活活動範囲や活動状況（図3）

- 職業，家庭での役割（家事，子育てや介護），地域での活動（ボランティア活動，自治会の役員など），趣味活動などを確認しておく．
- 外出の頻度や行き先，その手段についての情報を得る．
- 1日，1週間の過ごし方やスケジュールも把握しておく．

表1 生活指導のための評価

- 主訴
- 生活活動範囲や活動状況
- 日常生活動作評価
- 家族の状況
- RA の病態
- 身体機能評価
- 住環境

図3 生活の範囲と活動状況

外出	頻度	毎日・2〜3／週・1／週・ほとんどない	
	行き先	通院・買い物・仕事・地域活動・その他（　　　　　）	
	手段	公共機関（電車・バス）・車（運転・同乗）・徒歩・その他（　　　　　）	
社会生活	□仕事　　　　（　　　　　　　　　　　）		
	□地域活動　　（　　　　　　　　　　　）		
	□学習活動　　（　　　　　　　　　　　）		
	□趣味活動　　（　　　　　　　　　　　）		
	□その他　　　（　　　　　　　　　　　）		
家庭生活	□家事	調理（　　　　　　　　　　　）	
		掃除（　　　　　　　　　　　）	
		洗濯（　　　　　　　　　　　）	
		買い物（　　　　　　　　　）	
		その他（　　　　　　　　　）	
	□介護　　　　（　　　　　　　　　　　）		
	□子育て　　　（　　　　　　　　　　　）		
	□その他　　　（　　　　　　　　　　　）		

▶ 日常生活動作評価
- 食事・排泄・更衣・入浴・整容・起居移動動作において，動作方法や介助の状況について評価する。
- 動作の場所，所要時間や痛みについても聞き取る。日差や日内差についても確認しておく。

▶ 家族の状況
- 同居や別居家族の構成，また，その関係性やキーパーソンを把握する。
- 主介護者，協力者を確認し，介護者の負担の度合いや健康状態について把握する。
- 家族の病気の理解についても確認する。関節保護の理解が難しく，症状がよくならないのは本人の努力不足だと思う人がいる。また，本人が動くと，その動作ができる程度に痛みが軽減したと考えやすい。

▶ RAの病態
- 炎症状態　　：血液検査（CRP，赤沈値）の値や関節炎の程度からリウマチ活動性を知る。
- 薬物療法　　：内容，実際の内服などの状況（自己コントロールや中断の有無）を把握する。薬の副作用の有無のチェックも大切である。
- 手術歴　　　：人工関節置換術，関節固定術などの既往。
- 装具療法　　：正しく装着されているか，装着の実施状況を確認する。在宅では装着せず，しまい込んだままということもあるので，まず処方の有無を聞き取る。
- 自己管理能力：患者自身の病気の理解や受けとめの状況を把握する。また，リウマチ活動性把握と関節保護や身体活動量（休息と活動のバランス）の調整の実施状況を確認する。

▶ 身体機能評価
- 関節の状態：痛み，腫脹，関節可動域，変形，不安定性などについて評価する。
- リーチ範囲：自分の体のリーチ範囲について評価する。また，立位や座位での空間リーチ範囲についても評価する。
- 筋力　　　：四肢関節の筋力，手指のつまむ，ひっぱる，にぎる力などを評価する。
- 体力　　　：活動持久性について評価する（作業時間，座位時間，歩行時間など）。

▶ 住環境
- 住居の形態：一戸建て・集合住宅，持家・借家など。
- 各部屋の状況：自室・トイレ・浴室・玄関など。
- 家の周囲の状況：階段や坂道の有無など。

2 生活指導（表2）

- 指導する時期は大きく分けて，①在宅での生活が再開する前（病院や老人保健施設の退所時）と，②在宅で生活中（訪問サービス，通所サービスなどの提供時）の2種類がある．
- また，実施する場としては，実際に生活する家と，それ以外の場に分けられる．事情が許せば，現場に出向くのがよい．家屋状況がわかりやすいのはもちろんだが，家の周囲の状況なども理解できる．また，こちらが教えていただくような独自の工夫も見受けられる（図4〜6）．

表2　生活指導の方法

時期	在宅生活前	在宅生活中
場所	家	家以外
手段	個別	集団

図4　階段の工夫

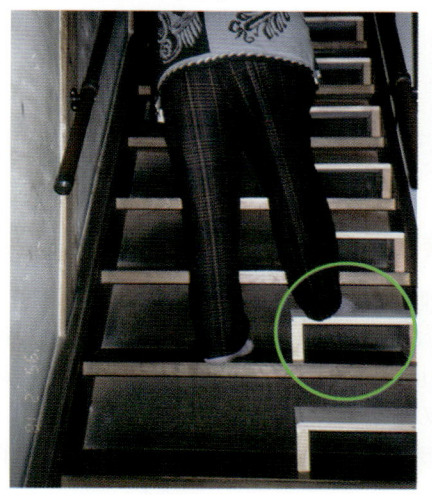

右側に半分の高さの台を設け（矢印部），段の高さを軽減している．

図5　いすの工夫

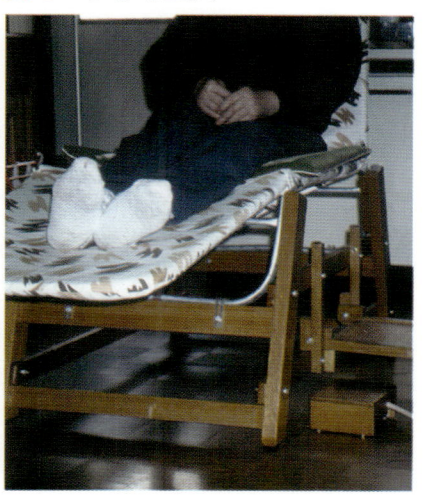

いつも過ごす台所で安楽な姿勢がとれる．背・膝の角度調整が可能．

図6　戸の工夫

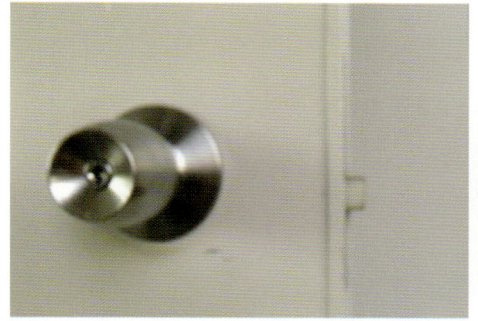

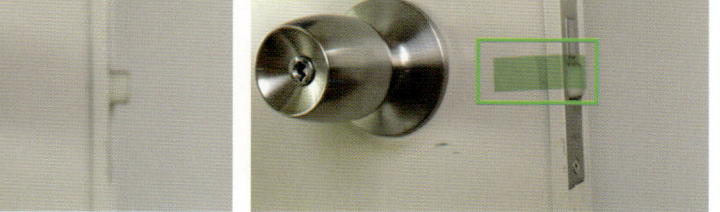

戸の開閉が楽なように三角とばねをテープで止める．

- 生活指導の手段としては，個別と集団の2種類があり，それぞれの特徴を踏まえて使用する．
- 以上の組み合わせにより，いつ，どこで，どんな方法で指導するかが決まる．
- 世界保健機関（WHO）の国際機能分類（図7）に基づき，評価における問題点およびその関係性を理解し，どの要素にどうアプローチするかが生活指導となる．

図7 国際生活機能分類（2001）

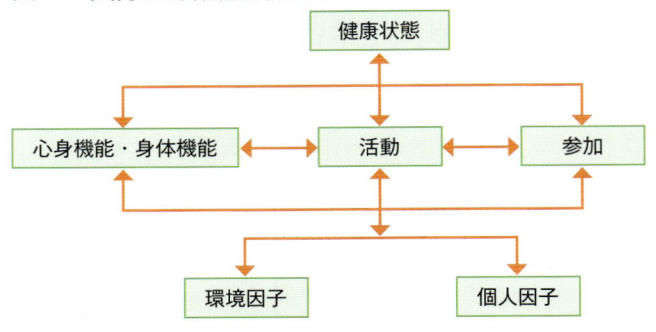

```
                健康状態
        ┌──────────┼──────────┐
        ↓          ↓          ↓
  心身機能・身体機能 ←→ 活動 ←→ 参加
                    ↑
        ┌───────────┴───────────┐
     環境因子                 個人因子
```

3 個別指導（表3）

- 本人・家族と直接面談して個別に実施する方法であり，個別の問題に合わせて詳細に行うことができる．

○ 自己管理能力，家族指導

- RA患者の場合，自己管理能力や家族の理解が生活に大きく影響する．病歴が短い場合や，今まで症状が軽度で急に増悪した場合などは，病気の理解が不十分なことが多い．本人・家族の受け止め状況を考慮しながら，病気・炎症の症状などについての理解不足を補う．自分のリウマチ活動性を把握し，その状況によって生活行動（関節保護や休息と活動のバランス）をどのようにすればよいかを理解できるようにする．

表3 個別指導

- 自己管理能力、家族指導
- 生活の範囲と活動内容
- 日常生活動作
- 運動療法
- 諸制度の利用
- 住環境整備（「家屋改造」p.255参照）

生活指導

◯ 生活範囲と活動内容

- RAは女性に多く，家事を行っている人が多い（図8，9）。また，発症年齢は中高年に多いため，介護や孫の子守りに携わることもある。平均寿命が延びたため，60歳代は現役世代であり，多方面で活躍する人が多い時代となった（図10，11）。また，40歳前後の高齢出産が増え，RAに罹患してから出産をする人もみられる。
- 専門的見地から評価した内容を本人にわかりやすく伝え（どういう動作がどの関節にどういう負担や変化をもたらすのか，その活動量がリウマチ活動性にどれくらい影響するのかなど），その活動方法を検討する。特にリウマチ活動性が高めの人には，身体活動量をかなり控えるよう助言し，各関節の症状や検査値をみながら少しずつ増加するよう提案している。関節に負担がかかるからと禁止するのではなく，代替え方法（図9，12）を考え，指導するのが重要である。

図8　調理場面

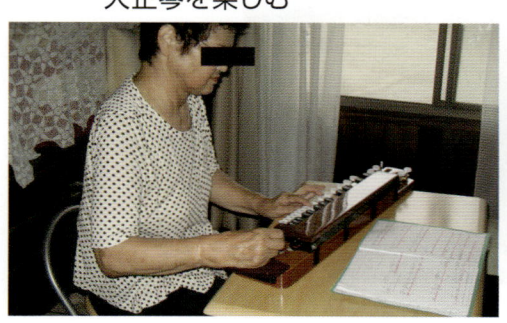

図9　洗濯干し（縁側を作製し，家の中から行える）

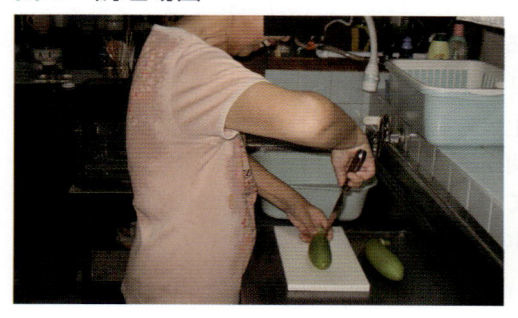

図10　リウマチ患者交流会がきっかけで大正琴を楽しむ

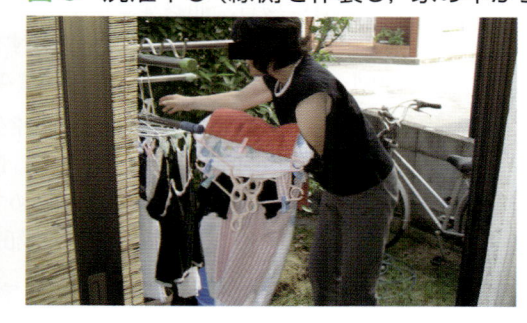

図11　絵手紙で遠方の姉妹や友人と交流，展覧会にも出展

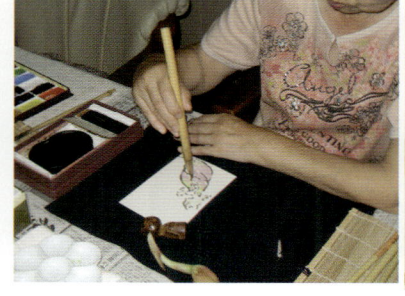

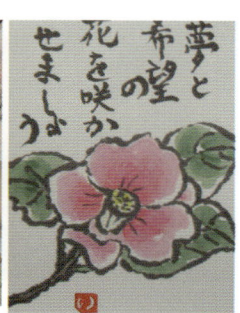

図12　立位時間を短縮しエネルギーの効率化を図る

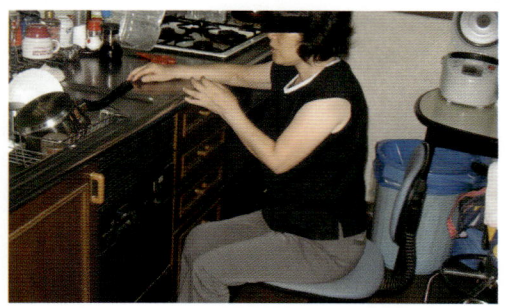

○ 日常生活動作

- まず日常生活動作を自立させたいと考えがちだが，時間をかけて更衣を行うと何もできなくなってしまうのなら，その動作は介助を受けるという考えもある．冒頭にも述べたが，本人・家族のニーズの優先順位を知る必要がある．排泄・食事動作自立の欲求は共通して高い．
- 日常生活動作の各々の指導も重要であるが，1日，1週間のトータルの活動量にも留意して行う．また，日内差や日差も考慮し，異なる場合の対応策も考える．昇降便座や，3モーターの電動ベッドなどは，関連する動作が行いにくいときのみ使用することができ，有用な福祉用具である．

○ 運動療法

- 身体は使わなければ弱化するため，ある程度動かさなければならない．しかし，RA患者の場合，痛みなどにより動作が制限されたり，関節負担を避けるあまり身体活動量が不足しがちになったりする．RA患者の体力維持，増加を図るには水中運動（図13）や自転車漕ぎ（図14）が効果的である[4]．
- 各関節（特に可動域が低下し，日常生活の支障になっている関節）を各運動方向へ最大範囲動かす習慣がつくとよい．関節の自由度が高く，軟部組織による支持が大きい肩関節に対する運動を特に勧めている．もちろん，手関節など固定させたい場合は避けるべきで，頸部も頸椎亜脱臼のリスクがあるので行わない方が無難である．

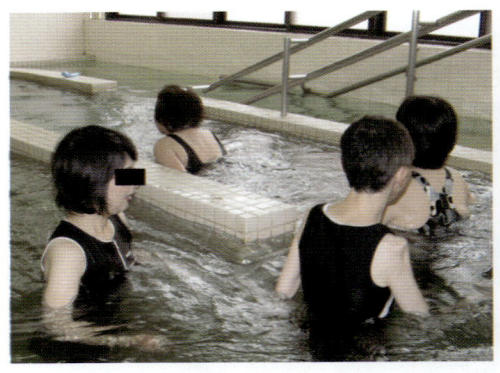

図13 プールでの運動

図14 家庭で行いやすい，据え置き自転車での運動

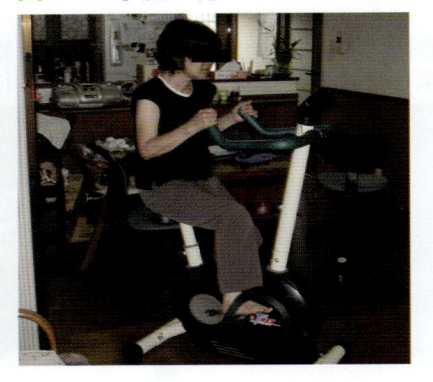

○ 諸制度の利用（表4）

- 年齢や障害の程度で利用できる制度は異なるが，生活をより質の高いものにするのに有効である．

表4 福祉制度

制度	対象	家屋改造	福祉用具	訪問看護（リハ）	訪問介護	通所介護	通所リハ
介護保険法	40歳以上，RAの診断あり	○	○	○	○	○	○
自立支援法	身体障害者手帳所持，またはRAの診断あり	○	○	—	○	○	—
医療保険法		—	—	○	—	—	—

※介護保険優先

生活指導

4 集団指導（表5）

- 生活行動の変化（気付き＝動機付け）は，一定の集団による共同の学習が効果的である[5]。
- 集団の特性や，同じ立場の人からの影響をうまく活用した生活指導である。以下の効果を発揮できるように留意し実施する。

表5 集団指導

- ピアカウンセリング
- グループダイナミックス
- 情報交換，収集
- 患者教育
- 仲間づくり

▶ ピアカウンセリング

- 同じ疾患に罹患しているということから，自己の体験や思いを語りやすい。そして，他の参加者と，不安に思うこと，つらい体験などを共感，共有できる。また，参加者が相互に助言しあい，専門職からの助言より納得しやすい場合がある。

▶ グループダイナミックス

- 自分の考えや行動を他の参加者の言動によって，気づいたり見直すきっかけになる。「あの人ができるのなら，自分もできそう」，「ああいう風になってはいけない」など。
- また，自分だけでは取り組みにくいことでも，他者と一緒なら行いやすい。

▶ 情報交換，収集

- 専門職からの情報ばかりでなく，RA患者自身の実際の体験に伴う情報が強く望まれている。人工関節置換術を行って生活はどのように変わるのか，新薬を使用するとどれくらい効果があるのかなどの情報交換は有用である。

▶ 患者教育

- 専門職（医師，理学・作業療法士，看護師など）により，RAの病態・特徴，薬物療法，手術療法，関節保護などの説明を行う。一度に多くの人に伝えることができる反面，一般的，一方的になりやすい。
- 集団では患者に第三者的に指導を行うことができる。参加者は直接指導されるより，自分で気づき自ら考え行動を決定し実践する方が行動変容しやすい。

▶ 仲間づくり

- 参加者同士が顔見知りとなり，交流を深めることで，会以外の場面でともに行動する機会をつくれる。そうすることで，生活の活動範囲や内容の向上につながる。

▶ 稲美町での実際

- 平成13年に患者教育を主目的に事業を開始した。しかし，参加者に好評であったのは同じ疾患に罹患している人たちと話し，情報交換でき，共感しあえたことであった。そのため，会の名前も「リウマチ教室」から「リウマチ患者交流会」と改めて，フリートークを中心に実施している（表6，7）。

- 参加者が発言しやすいように1グループ8人までとし，円陣に配置しファシリテーター（進行役）をつける．ファシリテーターは発言が1人に集中しないように，参加者の不安や疑問などの投げかけには，参加者が答えるよう配慮する．会の終了後も会場を確保し，参加者が残って話せるようにする．毎年新規参加者がいるが，臆せず話の輪に入れている．
- 交流会で個人が発した不安や疑問，問題点は，個別訪問などでフォローする．また，あらかじめ把握している個別の問題点を集団に投げかけ，話題にするようにしている．
- いままでに話題になったテーマは，薬の自己中断，人工関節全置換術，生物学的製剤，妊娠／子育てなどである．当事者は不安な思いや考えなどを語り，ほかの参加者は受容的でありつつ，体験談を話し率直に意見している．その結果，表7にあるような効果が得られた．1回の参加で効果が現れる患者もいれば，ずっと参加していても変化がみられない患者もいるが，変化のない患者にも，参加者たちは受容的な態度を示している．

表6 稲美町での集団指導（リウマチ患者交流会）

目的	現役世代のリウマチ患者が交流を通して，互いに共感し，助言しあい，生活の質の向上を目指す
対象	概ね65歳未満のリウマチ患者（身体障害者手帳申請などで把握）
頻度	年に1回
時間	2時間
内容	自己紹介，近況報告フリートーク
参加者数	10〜15名程度（1グループ6〜8名）

表7 リウマチ患者交流会の効果（一部抜粋）

- プール，大正琴など新たに活動を始め，一緒に参加している（図10）．
- 役場主催の教室に参加するようになった．
- 同じ病院の人達が外来受診日を合わせて，一緒に話しする機会を持つようになった．
- 自分が利用しているオーダーメードの靴屋に，ほかの参加者を連れて行った．
- プレドニンの自己コントロールを納得して止めた．
- 人工関節置換術を受けるのに，不安が減少し決意する後押しとなった（参加者の言葉：「手術してルンルン！」）
- 新薬を開始するのに，体験を聞きチャレンジする勇気が持てた（参加者の言葉：「リウマチになって10年以上になるが，身体がこんなに軽いと感じたことはない！」）
- 妊娠／子育ての不安が減り，同じ体験をした人からの励ましに感激する（参加者の言葉「リウマチ患者の母をもつ子は，とても優しい子に育つよ」）．

[文献]
1) 金谷さとみ：地域における生活機能向上のための理学療法．PTジャーナル38：529-535, 2004.
2) 福屋靖子：地域リハビリテーションにおけるマネージメント及びケアコーディネイーション．理学療法学23：131-136, 1996.
3) 吉川和徳：ADL, APDL, コミュニケーション．OTジャーナル32：397-401, 1998.
4) 西林保朗ほか：慢性関節リウマチ患者の在宅医療とリハビリテーション．MonthlyBookMedicalRehabilitation 6：79-89, 2001.
5) 菊池頌子：生活指導論，PTジャーナル27（3）：146-150, 1993.

V 在宅ケア

2 家屋改造

松葉貴司

- 在宅における関節リウマチ（RA）患者の生活は，長期にわたる経過のなかで試行錯誤の末に構築されたものであり，生活スタイルの変更は容易ではない。
- 環境整備においても，関節保護やエネルギーの保存の観点から適切な動作を目指すことが重要であるが，生活の経緯や試行錯誤の歴史を十分に理解したうえで家屋改造や福祉用具の利用などの提案を行う。
- 家屋改造に関するニーズは，浴室の出入りや浴槽移乗，便器移乗，上がり框や階段昇降など「段差昇降・乗り越えや立ちしゃがみなどの動作」と，水道栓やドアの開閉，排泄後の後始末など「上肢のリーチや操作性」を改善することを目標としたものが多い。
- 環境整備を実施する際に，改造後の動作を模した試用体験を行い，利用者自身に痛みや疲労感の変化をもとに，その有用性を認識できる機会を設けることが重要である。
- 福祉機器の導入や家屋改造は，少なからず経済的負担が生じるため，公的補助制度の利用を検討する。また，介護・看護に関してはホームヘルプサービスや入浴・送迎サービス，訪問看護などを，家事については食料品やクリーニングの宅配サービスなど，その地域における社会資源を活用を考慮する。

1 環境整備の目標設定

- RA患者のADLは関節痛の状態によって大きな影響を受ける。疾患自体の活性や服薬の状況，季節や天候などによる日内あるいは日差変動が大きい。
- 体調がよい時間帯に家事をまとめて行う，家族やホームヘルパーなどの介助者がいるときに入浴を行うなど，生活行為によって自立度が異なることも多い。
- また，「昼間はトイレに行くが夜間はポータブルトイレを利用する」，「廊下は手すりを使ってつたい歩きをするが台所はキャスター付きのいすを利用する」というように，複数の形態を組み合わせていることがある。
- 従って，時間帯や所要時間，使用する器具，介助の場合は介護者の動作などを正確に把握し，改善を目指す生活行為ごとに各々の目標となる動作と自立度を設定する。

2 生活を構成する動作

- 在宅生活における生活動作は，単に「浴室」や「便所」，「玄関」といった場所だけで完結するのではなく，たとえば寝室のベッドから起き上がり，廊下を移動して，トイレで排泄をするというように，一連の動作として行われる。
- 環境整備を計画するには，寝室や居間などの基点における起居動作，移動形態や経路，目的地における生活行為を明らかにすることが重要だが，RA 患者の特徴として，ベッドやいすの周囲の手の届く範囲に生活行為に必要な品物を配置して，起居や移動動作を省略して負担軽減を図っていることも多い。

3 環境整備の基本的な考え方

- RA 患者は起居や移動動作において上肢による免荷や動作時の推力を期待することは難しいため，第一に「立ち上がりやすい高さの設定」，次いで「バランスを補助する手すりの配置」を考慮する。
- 高さの設定については，電動昇降ベッドや昇降いす，昇降便座などの福祉用具の高さ調節機能を活用したり，既存の家具いすの脚を補高したり，改造によって便器や浴槽縁の高さを調整して，立ち上がりやすい高さを設定する。
- 手すりは，立ち上がりなどの際の前方への重心移動のきっかけとして使用したり，動作に伴う姿勢変換や歩行時のバランスを補助するために使用される。
- 手すりは把持するだけでなく，指先を引っ掛ける，前腕部で支える，肘や肩を当てて寄りかかるなど，その使い方に合わせて太さ・形状・壁からの出幅などを検討する。
- 上肢のリーチ制限に対して，到達しやすいスイッチの位置，操作しやすいドアノブや水道栓の形状（一般的にはレバー式がよい）を選択する。

4 事前の体験的評価

- 経年的な身体機能の変化に応じて生活動作に工夫を凝らしてきたRA患者にとって，一朝一夕に生活動作を変更することは困難である。
- 環境整備を計画するにあたっては，事前に試用評価を行うことが重要であり，改造後の生活動作を模した擬似的な環境を再現して，実際に動作時の疼痛や負担感が軽減することを確認する。
- 関節保護などの観点から適切な動作であっても，時間がかかったり，準備に手間取るような方法では，結局，以前の方法に戻ってしまうため，事前の体験的な評価においてその効果を十分に強調して示すことがポイントとなる。

5 環境整備の実際

◯ 寝室

- ベッド上での起き上がりは，ベッドの脇に下腿を垂らしてベッドのサイドフレームなどに足を引っ掛けてゆっくりと起き上がる。
- なかには，両下肢を挙上して振り下ろす反動を利用してはね起きる人もいるが，頸部の過度な屈曲を避けることが望ましく，電動ベッドの背上げ機能の利用を勧める。
- 枕の周囲にあるテレビなどのリモコンやティッシュペーパーの箱などがずれ落ちないように工夫したり，照灯台やワゴンを利用してリーチしやすい範囲に物品を配置する（図1）。
- 照明器具の操作については，ペンダント型照明のスイッチの紐を延長している場合（図2）も多い。リモコン式照明も便利だが，操作ボタンの形状によっては使いにくいことがある。壁面スイッチは，リーチしやすい高さに大きめのスイッチ（ワイドスイッチ）を設置するとよい。
- 掛け布団は，羽毛布団や電気毛布など，軽量で保温性に優れたものの方が処理しやすい。

図1　ベッド周囲のようす

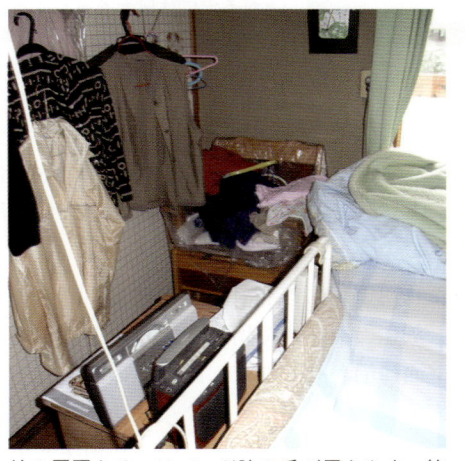

枕の周囲あるいはベッド脇の手が届きやすい範囲に使用頻度が高い物品を配置している。

図2　照明の操作

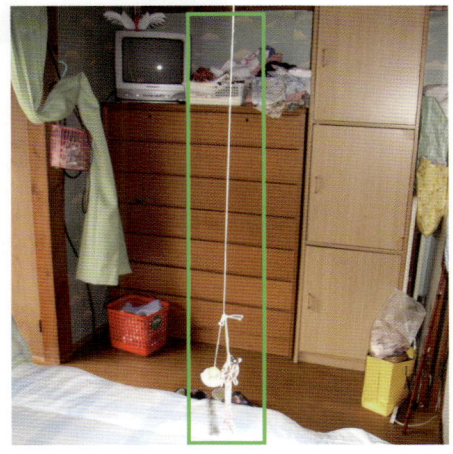

ペンダント式照明のスイッチの紐を延長して，ベッド上臥位のまま操作ができるようにしている。

◯ 居室・居間

- いすからの立ち上がりの際に，座面をこぶしで押して立ち上がることがあるが，上肢の負担軽減を考慮すれば，容易に立ち上がることができる高さを設定し，肘掛けやテーブルなどをバランスの補助程度に使用することが望ましい。
- 身長にもよるが，立ち上がりやすく座ったときに落ち着く高さは，クッションの沈み込みを含めて概ね45〜50cmが目安となろう。

- 最近では，高さが調節できるいすが福祉用具として市販されているが，安楽性と種類が豊富という点から一般的な家具いすやソファーを利用することも多く，こうした既存の家具の脚部を補高する器具も市販されている．
- また，電動式の座面昇降いすが市販されており（図3），立ち上がりやすい高さと座って安楽な高さを調整することができる．介護保険を利用してレンタルすることができるものがあるため，利用しやすくなっている．

図3　電動昇降いす

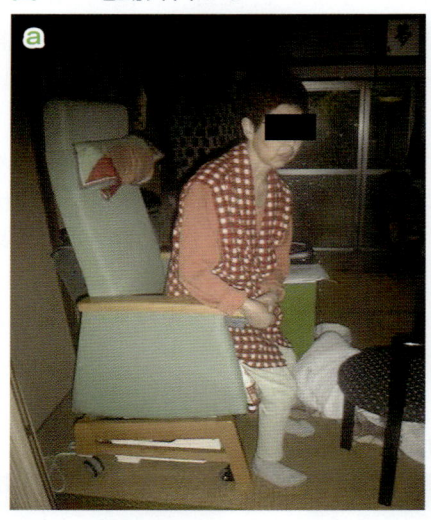

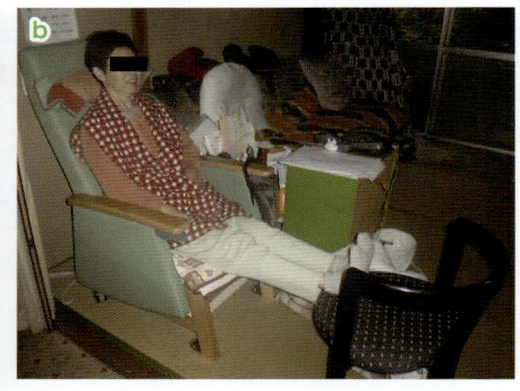

肘掛けに配置されたスイッチを操作して，座面昇降およびリクライニングが可能ないすを使用した例．立ち上がる際には座面を高くする（a）．オッドマンの代わりに丸いすを利用して下肢を挙上する（b）．

○廊下・床面など

- 下肢関節の疼痛やROMの制限により「すり足」で歩行する場合や足底装具を利用している場合は，わずかな段差でもつまずきや足趾を傷つける原因となるため，できる限り段差を解消しておく．
- 足底部の骨突出などにより荷重時の疼痛がある場合は，絨毯やクッション性を有する床材が利用されるが，絨毯の端を鋲で留めるなどの工夫が必要であり，同様に電気器具のコードなども壁面に沿わせるなど，動線上の障害物をなくすように配慮する．
- 車いす（図4）やキャスター付きのいす（図5）を利用する場合は，フローリング材などの硬質の床材を用い，戸枠や引き戸のレールなどのわずかな段差を解消しておくとよい．
- 両松葉杖や歩行車を利用する場合は，車いすと同様に広い通路幅が必要となる．片杖や独歩の場合，タンスの引き出しやテーブル，いすの背をバランス補助として軽く触れることができるように，家具の配置を考慮することも有効である．

図4　車いすの使用例

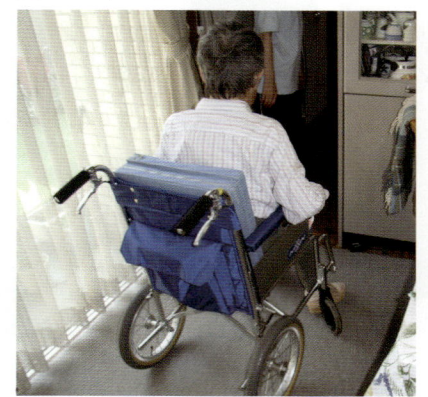

レッグサポートを取りはずして，浅めに腰掛けて両下肢で駆動する。

図5　キャスター付き事務いすの使用例

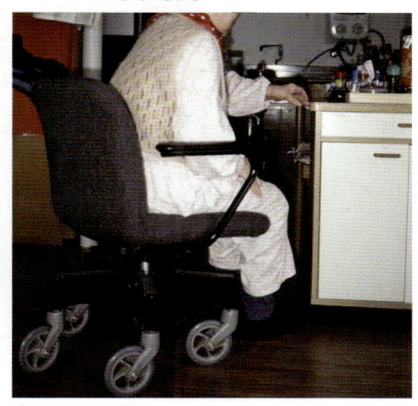

車いすと同様に両下肢で駆動する。車いすよりも横方向の移動や座面の回転などの機能が作業に適している。写真は走行性を向上するためにキャスターを交換したもの。

○扉

- ドアノブはレバー式のものが操作しやすい。ドアノブを交換する（図6），あるいは丸ノブに装着してレバー式ノブの機能をもたせる自助具を利用する。
- 開き戸の場合，扉を開閉する際にスリッパなどが干渉しないように，開き扉の床面に凸状の枠がある場合は，床面の扉枠は撤去してフラットにするか，あるいは階段状にするほうがよい。
- ドアクローザーが付いている開き扉では，扉を開くときの抵抗感が支障をきたすことがあるため，閉まる強さを調節したり，場合によっては撤去する。
- 引き戸の場合，V字レールを用いて段差解消と操作時の抵抗を軽減する。
- 引き戸の取っ手は，かき込み式のものは操作しにくいことが多い。大きなサッシ窓などでは，操作時の抵抗が大きいため，ガラス面に吸着する取っ手を利用することがある（図7）。

図6　レバー式ドアノブ

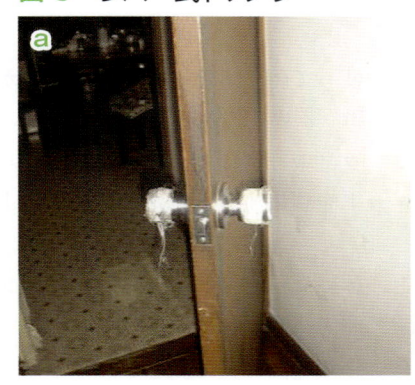

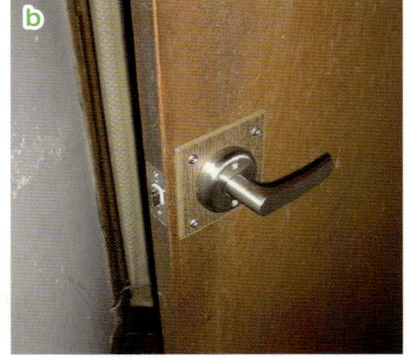

丸ノブ（a）からレバー式に交換した例（b）。丸ノブがすべらないように布テープを巻くなどの工夫がみられる。

図7　吸盤式取っ手

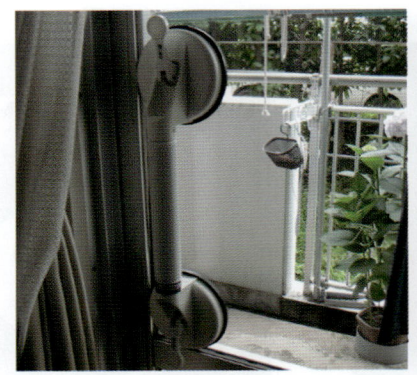

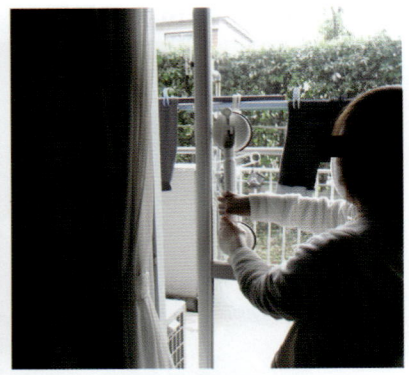

サッシ窓のガラス面に吸着させて、把持部（取っ手）を両手で操作することにより、窓の開閉が容易になるなどの上肢の負担軽減を図る。

○ トイレ

- 洋風腰掛便器（いわゆる洋式便器）の高さは、便座を含めて38～40cmが一般的である。
- 簡易補高便座は、既存の便座の上に乗せて使用するものや便座自体を交換するもの、便器と便座の間にスペーサーを挿入するものがあり、比較的に安価で取り付けも容易だが、便座内部に汚物が付着するなどの欠点がある（図8）。
- 便器自体を車いす対応便器に交換することで、高さが概ね45cmとなる。
- 昇降便座は電動で便座が昇降する機能を持ち、立ち上がりやすい高さと座りやすい高さが著しく異なる場合や他の家族との共用を考える場合に有効であり、便座が水平のまま上昇するタイプと斜めに傾斜して上昇するタイプがある（図9）。
- 前腕部分を支持に利用する場合、紙巻器と一体になったカウンター型の手すりを利用することがある（図10）。
- トイレ用の簡易手すりは、肘掛けのような形状で、上肢をプッシュアップするようにして使用するには便利であるが、便器を囲むように配置することになるため、トイレ床の掃除や他の家族との共用の点では不便さが生じることもある。
- 陰部に手が届かない、きれいに拭き取れないなどの後始末の問題については、洗浄機能付き便座が有効であり、リモコン式の操作スイッチを併用してリーチしやすい場所に配置する（図11①）。
- 陰部洗浄後に、温風乾燥機能を使って乾かすとしても時間がかかるため、ペーパーなどで水気を拭う必要があり、紙巻器の配置などにも配慮する。
- 排泄後の便器洗浄の際に、タンクに取り付けられている洗浄レバーの操作が難しい場合、リモコン便器洗浄ユニットを利用すると、ボタン操作により便器洗浄が可能となる（図11②）。
- 最近では、洗浄機能付便座と一体になった便器があり、リモコン・ボタンの操作あるいは便器を離れると自動で洗浄する機能をもつものがある。
- センサー付き自動スイッチは、検知範囲の人の動きを感知して点灯し、人がいなくなると一定時間の後に消灯する。

図8 補高便座

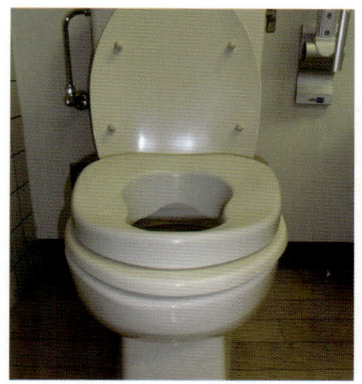

既存の便座にのせて便器の高さを補うもので，写真は洋式便器用で，クッション性があるタイプ。

図9 電動昇降便座の使用例

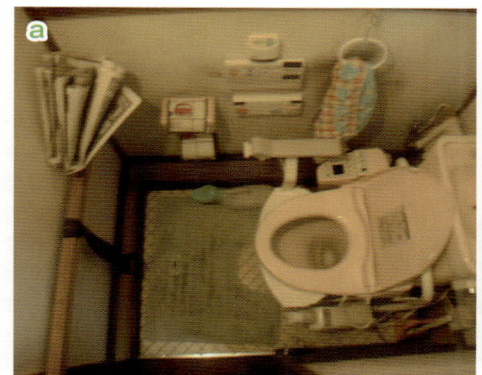

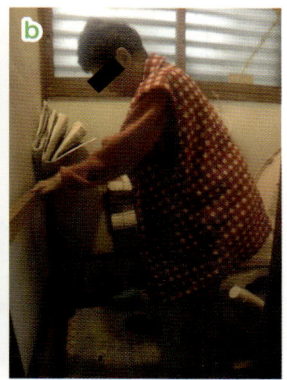

設置以前は画面左の木製手すりに結んだ紐を両手関節に引っ掛けて，強く引く動作を要していたが(**a**)，設置後は立ち上がりやすい高さまでに便座高を調節して，手すりに触れる程度で立ち上がりが可能となった(**b**)。

図10 カウンター型手すり

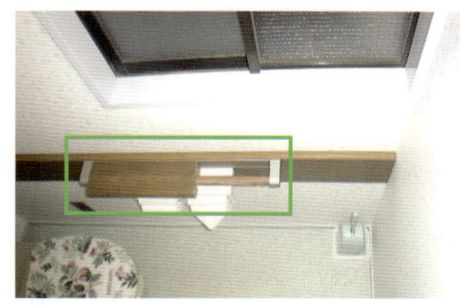

手指による手すりの把持や体重支持が困難な場合，前腕部を支持に使用することがある。写真は紙巻器と一体になったものが市販されている。

図11 洗浄機能付き便座と便器洗浄リモコンの操作

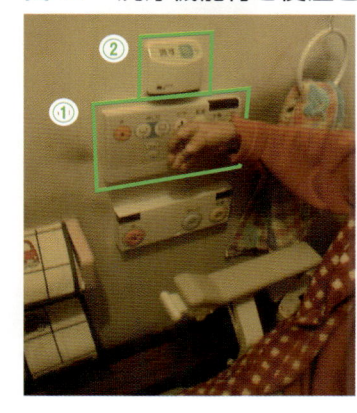

① 大きいボタンのリモコン（オプション品）を壁面に取り付けて水平に押している。標準品のリモコンでも操作可能な例は多く，リーチしやすい場所（たとえば肘掛付近など）に棚を配置して垂直に押すなど工夫が重要である。

② リモコン洗浄ユニットの操作部のボタンを押すことで，タンク部分にある便器洗浄レバーが稼動する。

○ 浴室

- 一般的に浴室の内側（洗い場）が低くなっている場合，スノコなどで段差解消が検討される。これは浴槽の縁の高さを低くして浴槽移乗に有利になる事が多いが，同時に水道栓の高さも低くなるため，浴槽移乗の方法と合わせて水道栓の移設の必要性を検討する（図12）。

- 入り口の凸状の戸枠をまたぐ場合，洗い場と脱衣所の高低差が少なければ，横向きでまたぎ動作を行うとよい。この場合，洗い場ををかさ上げすると入り口で段差の昇降動作が必要となり，かえって不向きなことがある。

- 段差昇降時のバランス補助のために扉の内外に手すりの設置を検討するが，浴室の扉が内開き戸や折れ戸の場合，洗い場の扉吊り元側の壁面には扉の開きしろとなり，手すり設置が困難となる。この場合，内外いずれの方向からも把持できるオフセット手すりを用いることがある（図13）。

- 温熱効果を期待されて浴槽利用を切望される RA 患者が多いが，「湯につかる」ことよりも「温まる」ことを優先するのであれば，湯を霧状にして噴出させるミスト・シャワー設備を利用することも一案である（図14）。

図12　段差解消の留意点

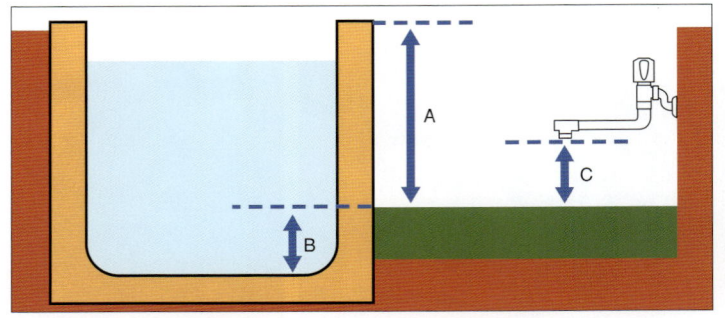

洗い場のかさ上げにより，見かけ上の浴槽縁の高さが低減するが（A），洗い場と浴槽の底の高低差（B）が増大することがある。また，水栓の吐水口までの高さが（C）低くなり，洗面器やバケツ（掃除の際に浴室の水栓を利用することもある）などが入らなくなることがあるので注意する。

図13　オフセット手すり

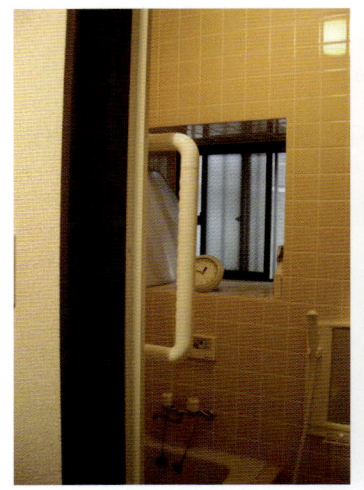

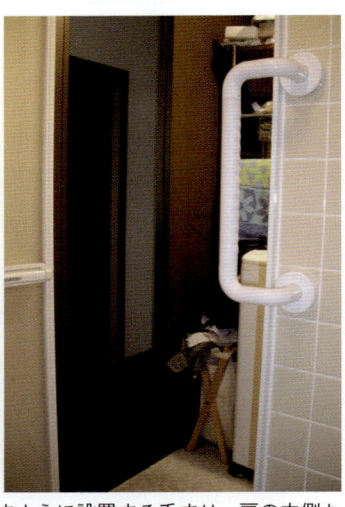

浴室などの出入り口の戸枠からはみ出すように設置する手すり。扉の内側および外側の両側ともに把持しやすくなるが，有効幅が狭くなるので注意する。

図14　シャワーユニットの設置例

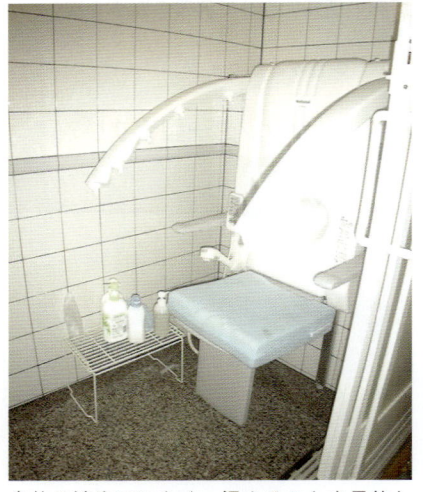

身体の洗浄ではなく，温まることを目的としたシャワー設備が市販されている。

- 浴槽の移乗動作を検討するうえで，またぎやすい縁の高さ（浴槽外側）と湯につかりやすい，あるいは浮力を使って立ち上がりやすい深さ（浴槽内側）のバランスがポイントとなる。
- 立位姿勢で浴槽縁をまたぐ場合，洗い場のスノコや浴槽内の踏み台（浴槽内台）を利用して，浴槽内外の高低差が少なくなるようにするとともに手すりの配置を検討する。
- 腰掛姿勢でまたぐ動作（座りまたぎ）の場合，バスボードや移乗台を用いるが，和式浴槽にバスボードを用いると浴槽の開口部分が狭くなり，股・膝関節のROMによっては下肢を浴槽内に入れることができない状況が生じることがある。この場合は，洗体いす（シャワーベンチ）や移乗台を浴槽縁と同じ高さに調整して利用するとよい（図15）。
- バスボードは浴槽縁をまたぐ際に利用して，浴槽内に沈む（あるいは立ち上がる）際には取り外すことになるため，浴槽移乗の自立を目指す場合はバスボードの着脱操作も考慮する（図16）。

- 人工関節置換術後などで浴槽内における立ち上がり／座り動作で過度な屈曲や内転を生じないようにするために，浴槽内の腰掛台（浴槽内台）を用いることがあるが，「肩まで湯につかる」ことができなくなることが多いので，事前に確認をしておく。
- 和式浴槽の狭さと浮力を利用して，一側壁面を足で押して反対側の壁面に背中をすべらせるようにして巧みに腰を浮かせ，手すりや浴槽縁を支持して立ち上がりを行っている例もあり，個々の能力に応じた移乗動作を見極めることが重要である。
- 浴槽内の立ち上がり／座り動作が困難な場合に，入浴用リフトが使用される。バスリフトは浴槽の上に載せてバスボードのように使用する（図17）。
- 吊り下げるタイプのリフトでは，布製のスリングシートを用いて利用者の身体を支えることが多いが，股関節の過度な屈曲を避ける必要がある場合は，いす型のスリングの利用が検討される（図18）。
- 水道栓は，シングル・レバー混合水栓を用いると，1本のレバー操作で吐水量と温度調整が可能となるが，シャワーと吐水口の切り替えが難しいこともある。最近ではプッシュ式のシャワー水栓が市販されている（図19）。
- シャワーノズルの位置は，洗体時にリーチしやすい位置や洗体時の姿勢に合わせて複数のシャワーフックを設置すると便利である。吐水口が低くて操作しにくい場合などでは，シャワーが吐水口の代わりに利用されていることも多い。

図15　バスボードを製作した例

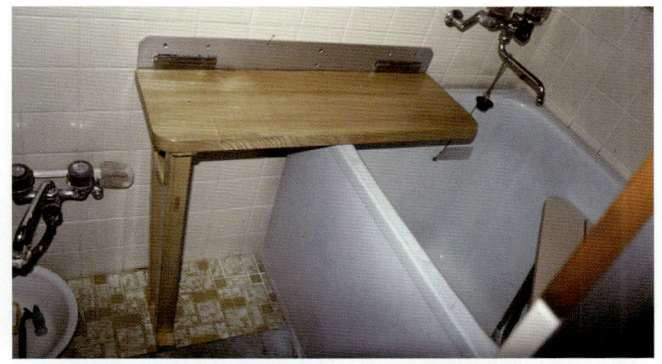

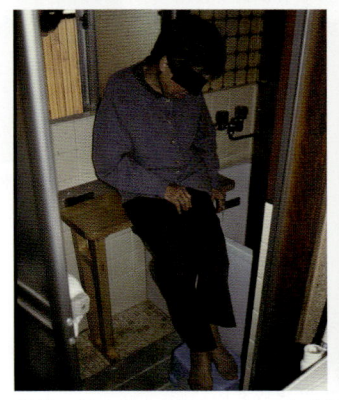

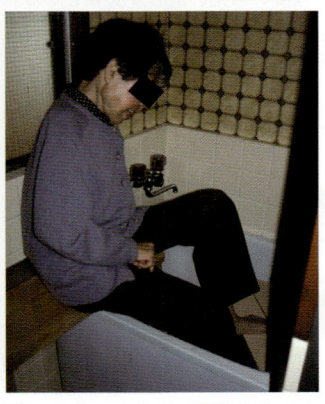

浴槽の対角線を利用して狭い和式浴槽でも座りまたぎが可能となるように，洗い場側の浴槽縁の上に跳ね上げ式のバスボードを設置した。

図16 市販のバスボードを自力で着脱して浴槽移乗する例

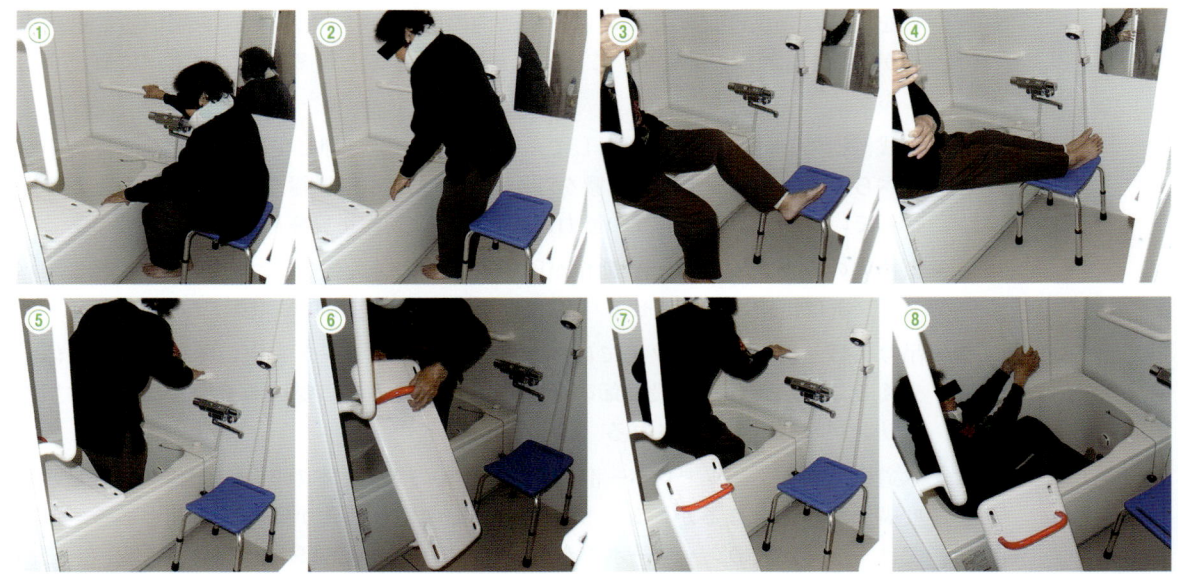

洗体後，手すりを把持して（①），立ち上がり（②），向きを変えてバスボードに腰掛ける（③）。下肢挙上の負担軽減のため，いったん洗体いすに下肢を乗せて（④）から浴槽内に入る（⑤）。バスボードを取りはずして（⑥），浴槽壁面に立てかけておき（⑦），手すりを利用してしゃがむ（⑧）。

図17 バスリフトの使用例

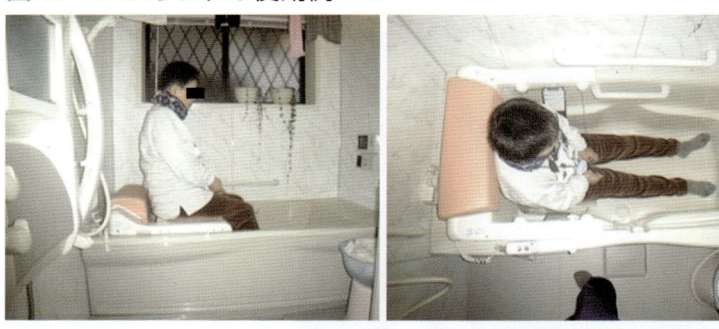

浴槽縁に設置してリモコンのボタン操作により座面が昇降する。下肢関節のROMによるが，長径1,200mm程度の浴槽の広さが必要となる。ヘッドレストがある浴槽では使用できないこと，浴槽内側にアームレストがある場合は専用のオプションが必要になることがあるため注意する。

図18 入浴用リフトのいす型スリング

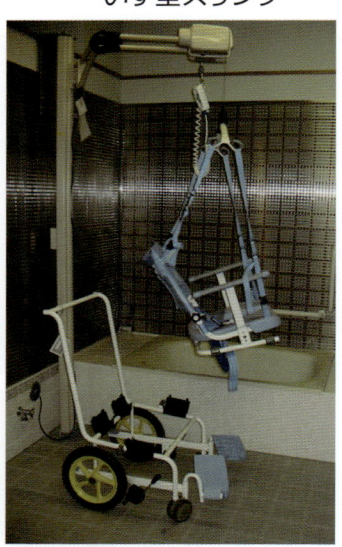

シャワー用車いすの背/座シートの部分が分離してスリングとなる。

図19 タッチ式のシャワー水栓

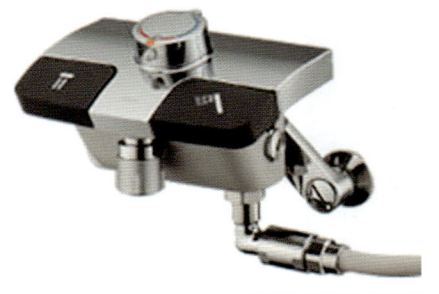

（TOTOカタログより引用）

操作部を押すことでカランとシャワーの吐水を切り替えができる。温度調節もダイヤル式で比較的に操作が容易である。

家屋改造

◯ 洗面所・洗濯室

- RA患者の整容動作は必ずしも洗面所を利用するわけではなく，顔は入浴の際に洗う，歯磨きはリビングに隣接する流し台でする，ベッドや居間のいすに腰掛けて髪を梳くなど，生活スケジュールに組み込まれていることがある。

- 洗面台を使用する場合は，洗面台の水道栓はレバー式混合水栓に交換したり（図20），洗面台の脇にカップや歯ブラシなどを置く場所をつくると便利である。

- 洗面台の前で行われる短時間の整容動作は，立ち上がり/座り動作の負担を軽減するために，立ったままで行う人もいる（図21）。

- また，いすに浅く腰掛けて行う場合があるが，狭い洗面所のスペースを考えると，立ち上がりが可能な座面の高さがあり，比較的に小さく，軽量で片付けやすいものがよい。

- 車いすを利用する場合は，カウンター型の洗面台を用いて十分に接近できるようにするが（図22），車いす仕様の洗面台を立位で利用する家族にとっては低すぎることがあるので注意する。

- 洗濯機の給水の単水栓は，コックをひねる操作が困難なことが多い。既存のコックに自助具をかぶせてレバー式水栓としたり（図23），コック部分をレバーに取り替えることがある（図24）。

- 洗濯物を干す作業は，ハンガーにかけてから物干し竿に掛ける，物干し竿を低くするなどの工夫がされることが多いが濡れた洗濯物は重量があるため，しばしば他の家族と役割となっている場合やヘルパーなどの人的援助に委ねられる作業である。

図20 洗面器の水栓を交換した例

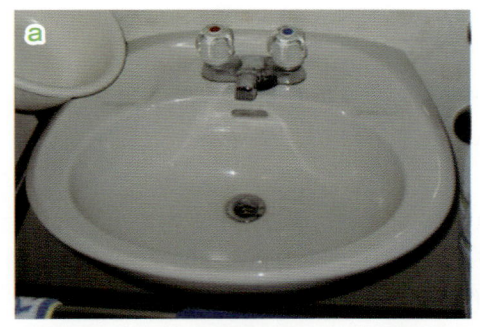

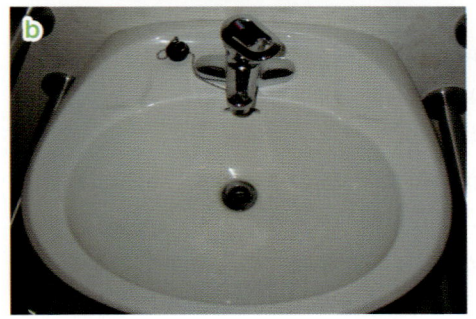

丸ノブの単水栓（a）からレバー式混合水栓（b）に交換することで，水量と温度調節が容易にできる。

図21 洗面器における作業姿勢

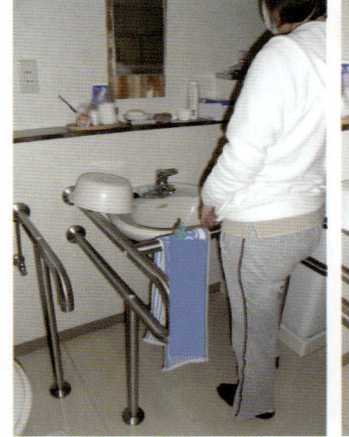

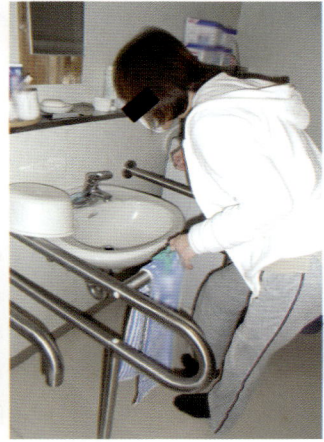

下肢への負担軽減のため，座位作業への変換が勧められるが，短時間の作業ではむしろ立位を選択されることも多い。

Ⅴ 在宅ケア

図22　カウンター式洗面台

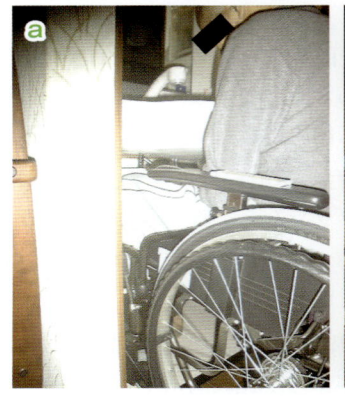

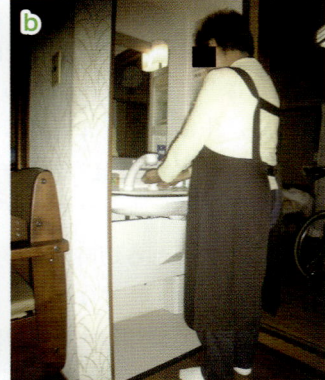

車いすなどの接近性を向上する際に用いられる。使用する車いすの肘掛や膝の高さを参考に洗面台の高さを設定する（a）は脳卒中患者の例。通常，車いすに合わせて高さを設定すると，立位で使用する人にとっては低くなるので事前に確認する（b）。

図23　自助具の使用例

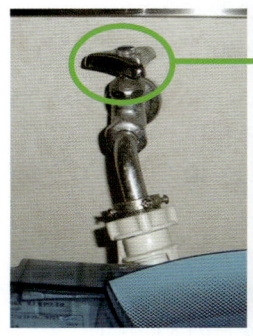

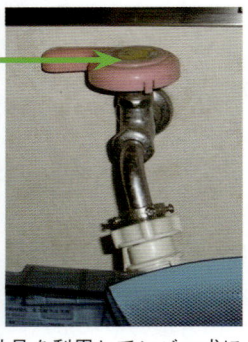

単水栓のコック部分に自助具を利用してレバー式に変更した様子。

図24　コックの取替え

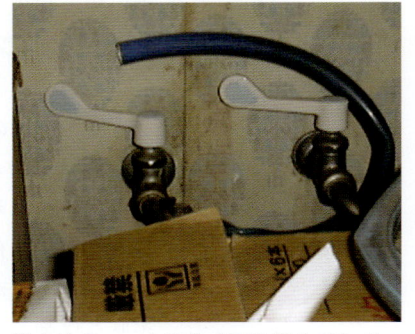

単水栓のコック自体を取り替えてレバー式に変更した例。

○台所

- 毎日繰り返される家事動作を実用的に行うためには，体力・耐久力の維持と仕事量や手順の効率化を図ることが重要であり，RA患者自らは「手抜き」と称する効率化の工夫が重ねられていることも多い。

- 炊事動作は，長時間の立ち作業を避けていすなどを利用する。キャスター付きの事務いすは，座ったままで流し台とレンジ台の前を横移動したり（図25），食卓の配置を工夫して座面の回転機能を使って作業範囲を拡大するなど，作業性に優れた用具である。

- 作業性を大きく向上させる事務いすは，座面の軸回転とキャスターにより取り回し性能に優れる一方でその固定性は低いため，キッチン周囲のコーナー部分に押し当ててから移乗動作を行うなどの注意を喚起する。

- 製図作業用のいすは（図26），高さ調節の範囲が一般の事務いすに比べて高くなるため，ガスレンジの上の鍋底を覗く場合などに便利なことがある。

- 物品の配置については，使用頻度を考慮してリーチ範囲内の配置を工夫する（図27），棚やワゴンを利用して食料品などのストックを取りやすい高さにまとめておくなど（図28），作業性を高める配慮が重要である。

- 家電製品のコンセントは設置されている位置が低く，プラグの抜き差しにはある程度の力が必要なため，容易でない動作のひとつである。コンセントを移設する際に，埋め込みマグネットコンセントを利用すると，軽い力でプラグの着脱が可能となるため便利である。
- 食器洗浄乾燥機は，作業の効率化が期待できるが，上肢の機能によっては食洗機の開閉や食器の出し入れが困難な場合がある。

図 25　キッチンにおけるキャスター付き事務用いすの使用例

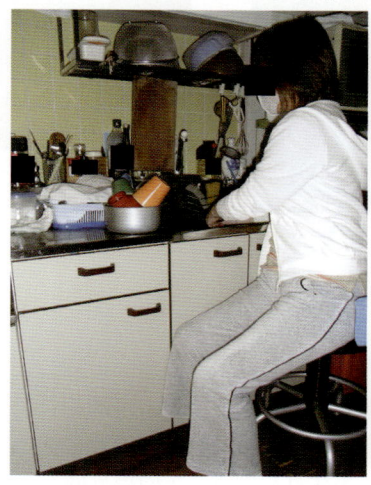

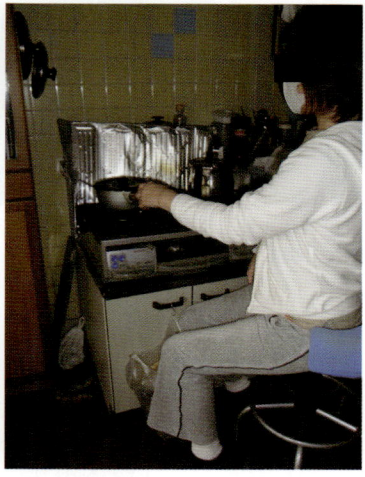

座った姿勢でシンクやレンジの前を横方向に移動する。

図 26　製図作業用のいす

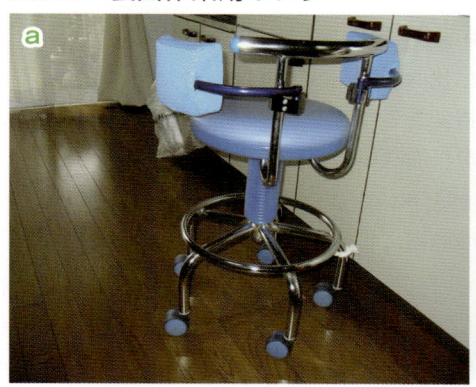

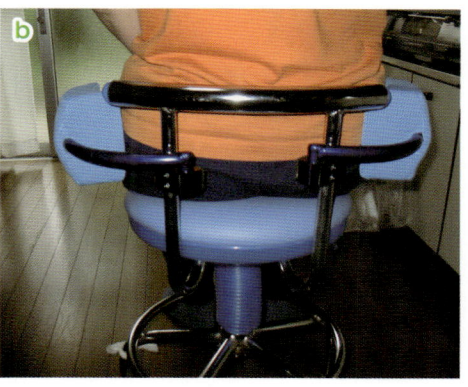

一般の事務いすに比べて座面高の調節範囲が広いが，立ち上がり時に座面下のリング状の足置き台（a）が干渉することがあるので注意する。b は骨盤部分のサポートを追加して作業姿勢の安定性と移動時の追従性を向上させたもの）。

図27　物品の配置

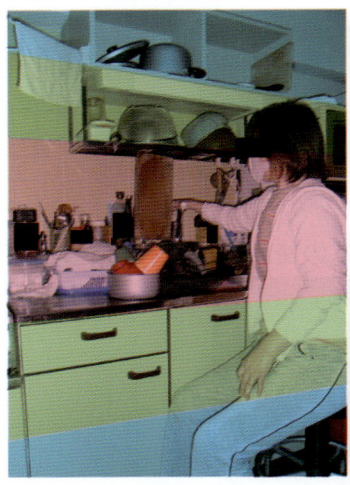

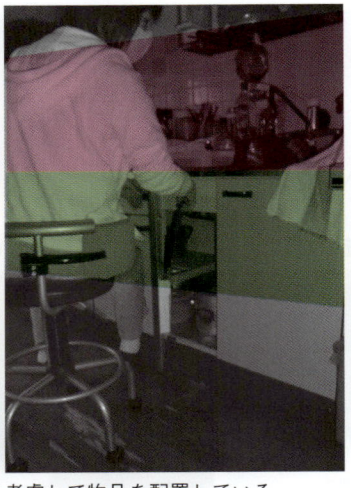

リーチできる範囲のなかに使用頻度を考慮して物品を配置している。
■ 高頻度　■ 中頻度　■ 低頻度

図28　ストック品の配置

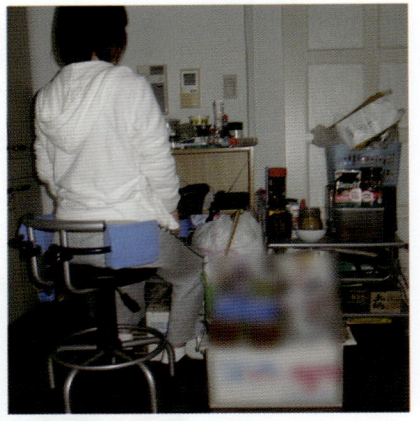

冷蔵庫付近にワゴンや棚を置いて，食料品などのストックを取りやすい高さに配置している。

◯ 玄関・階段・屋外

- 玄関の上がり框が比較的低い場合は，いすを配置して腰掛けて靴の着脱をするとともに座位またぎの要領で框の段差を昇降する．立位で昇降する場合は，数段の踏み台を設置して，段差を分割し，手すりを配置して階段昇降を行う（図29）．
- 玄関ポーチについては，屋外用の立ち上げ手すりを設置したり，上がり框と同様に段差の分割あるいはスロープ化を検討する．スロープを利用する場合，特に足関節のROM制限を有する場合，できる限り緩やかな勾配となるようにする．
- 玄関扉は，屋内の扉に比べて開閉時の抵抗感が大きいため，扉に電動ユニットを取り付けて，電動扉の機能をもたせることができる．引き戸や開き戸に対応する機種があるが，取り付けが可能な扉に制限がある（図30）．
- 階段昇降は動作負担が大きいため，一日に何回も上下階を行き来することを避け，主たる生活空間を1つの階に集約していることもまれではない．
- 階段昇降動作については，一側の手すりを両手で把持したり，臀部で反対側の壁面に寄りかかるようにして，やや横向きで昇降することが見受けられる．
- ホームエレベーターは依然として高価であり，建築基準法上，既存の家屋に設置できないことがあるため，新築の際に利用を計画されることが多い．
- 階段昇降機はエレベーターよりも安価で，屋内仕様と屋外仕様がある．狭い屋内階段にも設置できるものがあるが，上下階で昇降機の座面に移乗するスペースがあるか，座位姿勢をとったとき，膝やつま先が壁と干渉しないように座位姿勢を保持することができるか，昇降機のスイッチ操作が可能かなどを評価しておく必要がある（図31）．

図29　框段差におけるいすや踏み台の利用

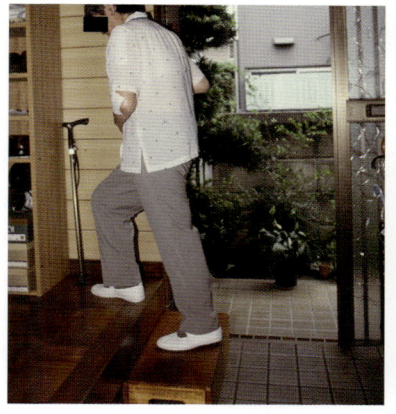

a 框の段差部分に踏み台を利用して分割し、手すりを利用して昇降する例。

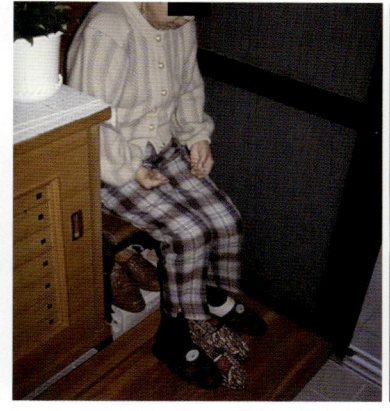

b, c いったんいすに腰掛けて靴を脱ぎ、スノコを利用して框段差を分割し、下足箱を手すり代わりにして昇降する例。

図30　扉の電動化ユニット

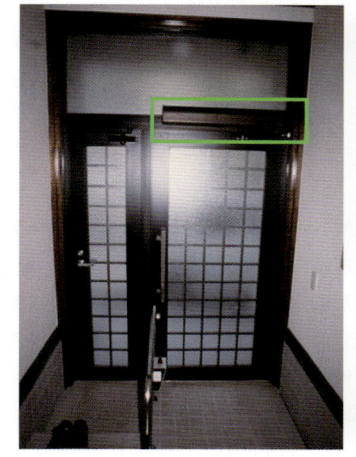

a 既存の玄関扉などの上部に取り付けて自動扉の機能をもたせる電動エンジン。

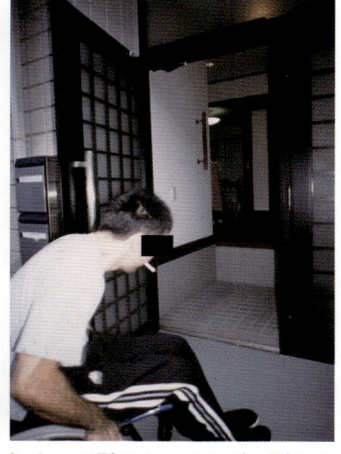

b カード型やキーホルダー型のリモコンで操作する（写真は脊髄損傷者の例）。

図31　いす型階段昇降機

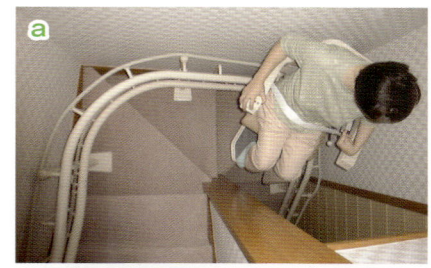

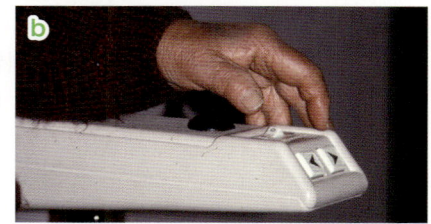

曲がり階段への設置例（a）。肘掛部分のスイッチを操作する。手指の操作性を考慮してレバー式スイッチ（b）などの利用を検討する。

○その他

- 福祉用具や家屋改造などのハード面における技術の進歩が脚光を浴びているが、環境整備を実施する際には少なからず経済的負担が生じるため、公的補助制度の利用についても検討する。

- また、これらの環境整備のノウハウがRA患者の生活障害をすべて解決するには至っていない。家事動作などでは、家族の理解と協力を得て役割分担を図ったり、人的援助の併用を促すことも大切である。

- また、介護・看護に関してはホームヘルプサービスや入浴・送迎サービス、訪問看護などを利用したり、家事については食料品やクリーニングの宅配サービスなど、その地域における社会資源を把握して、情報提供に努めることも重要である。

さくいん

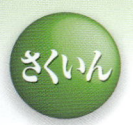

あ

アイシングシステム ……… 145
　　膝に対する—— ……… 145
悪性腫瘍 ……………………… 19
アクテムラ® …………………… 23
握力 ………………… 92, 115, 163
朝のこわばり ………………… 58
アザルフィジン EN 錠® ……… 32
アダリムマブ ……………… 23, 32
圧迫骨折 ……………………… 37
アナフィラキシー …………… 33
アバタセプト ………… 23, 32, 53
アラバ® ………………………… 25
アルミ腋下杖 ………………… 153
アルント・シュルツの法則
　　…………………………… 137, 149
アンカードラッグ …………… 22
アンクルベルト ……………… 157
育児期の RA 患者への対応 … 114
イグラチモド ………………… 27
移乗 …………………… 204, 208
異常歩行 ……………………… 208
いすからの立ち上がり … 179, 184
いすの工夫 …………………… 249
痛み …………………………… 68, 70
　　——心理面 ……………… 68
　　——評価 ……………… 67, 72
易疲労性 ………………… 114, 142
居間の環境整備 ……………… 257
インサート …………………… 237
インターロイキン-1 ………… 68
インターロイキン-6 ………… 68
インテバン® ………………… 28
インドメタシン ……………… 28
インフリキシマブ ………… 23, 32
ウィメンズヘルスに関すること … 107
ウイルス性肝炎 ……………… 36
うつ …………………………… 68
　　——病自己評価尺度 …… 110
　　抗—— …………………… 68
　　抑——傾向の RA 患者への対応
　　…………………………………… 115
運動器疾患撲滅運動 ………… 3
運動器的側面から見たキーワードと対策 …………………… 6
運動機能障害 ………………… 95
運動器不安定症 ……………… 5
運動と安静のヤジロベエ …… 71
運動療法 …………… 118, 252
　　——のパラダイムシフト … 133
　　——のリスク管理 ……… 132
　　減張位早期—— ………… 193
　　足趾—— ………………… 156
エクササイズ ………………… 7
　　——で推奨される運動レベル
　　…………………………………… 10
エコー ………………………… 64
エタネルセプト …………… 23, 24
エビデンスに基づく医療 …… 3
遠位指節間関節 ……………… 165
遠位橈尺関節に対する手術 … 45
炎症 …………………………… 6
　　——性サイトカイン …… 23
　　——性線維 ……………… 68
　　——の器質面 …………… 68
　　——マーカーと物理療法 … 135
エンブレル® ………………… 23
屋外の環境整備 ……………… 268
オレンシア® ………………… 23
温泉運動浴 …………………… 142
温熱療法 ……………………… 140
　　磁気—— ………………… 147
温浴 …………………………… 142

か

階段昇降 ……………………… 211
　　——と WBI の関係 ……… 79
階段の環境整備 ……………… 268
階段の工夫 …………………… 249
改訂版 FAI 自己評価表 ……… 81
外転運動 ……………………… 177
買い物 …………… 79, 213, 220
家屋改造 ……………………… 255
下肢関節に対する人工関節置換術
　　…………………………………… 175
下肢挙上のポジショニング … 205
下肢筋に対する筋力強化 … 125, 128
下肢再建術 …………………… 49
下肢手術の適応と部位別術式 … 49
下肢伸展挙上運動 …………… 176
下肢装具 ……………………… 152
家事動作 ……………………… 218
家族指導 ……………………… 250
家族の状況 …………………… 248
肩関節の筋力強化運動 ……… 128
肩関節の ROM 治療 ………… 120
活動性の程度 ………………… 19
滑膜炎 ………………………… 119
滑膜切除術 …………………… 42
カバンの持ち方 ……………… 220
可溶性 TNF 受容体 …………… 32
肝炎 ……………………… 19, 29
　　B 型——ウイルス ……… 36
　　B 型——対策ガイドライン … 37
　　C 型——ウイルス ……… 37
　　ウイルス性—— ………… 36
寛解基準 ……………………… 65
寛解導入手術 ………………… 41
寛解の定義 …………………… 19
感覚的疼痛スケール ………… 72
肝機能障害 …………………… 30
環境整備 ……………………… 257
　　——の基本的な考え方 … 256
　　——の目標設定 ………… 255
　　居室の—— ……………… 257
　　玄関の—— ……………… 268
　　寝室の—— ……………… 257
　　洗濯室の—— …………… 265
　　洗面所の—— …………… 265
　　台所の—— ……………… 266
　　床面の—— ……………… 258
　　浴室の—— ……………… 262
　　廊下の—— ……………… 258
環軸椎後方固定術 …………… 52
間質性肺炎 ……………… 29, 31
患者教育 ……………………… 253
患者交流会 …………………… 254
患者の状況 …………………… 5

患者の心理 …………………… 106
肝障害 …………………………… 29
関節液検査 ……………………… 62
関節炎 …………………………… 56
　　　──に対する治療イメージ
　　　　　　　　　　　　　… 119
関節外症状 …………………… 118
関節可動域 ……………………… 75
　　　──計測 ………………… 84
　　　──治療 ……………… 119
関節機能検査 …………………… 91
関節機能障害 …………………… 95
　　　──ゼロを目指した手術 … 41
関節形成術に対する術後療法 … 197
関節腫脹の触診方法 ………… 136
関節水腫の触診方法 ………… 136
関節痛 …………………………… 72
　　　──に対する物理療法の選択
　　　　　　　　　　　　　… 139
　　　──の訴えと歩行障害 … 77
　　　──の評価 ……………… 72
　　　足── ………………… 159
関節熱感の触診方法 ………… 135
関節破壊の進行 ………………… 17
関節変形 ………………………… 59
関節包内運動 ………………… 119
関節保護 ……………………… 214
　　　Melvinの──原則 …… 214
　　　Swezeyの──原則 …… 214
　　　食事時の── ………… 217
関節モビライゼーション …… 123
関節リウマチ …………………… 2
　　　──診療ガイドライン … 8, 20
感染症 …………………………… 31
　　　生物学的製剤と── …… 33
　　　日和見── ……………… 29
　　　MTXと── ……………… 33
寒冷療法 ……………………… 145
起居動作 ……………………… 204
基礎療法 ………………………… 8
機能評価 ………………………… 75
機能分類基準 …………………… 76
客観的歩容評価 ……………… 240
ギャッジアップ ……………… 206

臼底突出症 ……………………… 50
胸鎖関節 ……………………… 120
居室の環境整備 ……………… 257
近位指節間関節 ………… 48, 165
筋スパズム …………………… 126
近赤外線治療器 ……………… 147
筋に対するリラクセーション … 129
筋力強化運動 ………………… 127
　　　下肢筋に対する── … 128
　　　肩関節の── ………… 128
　　　上肢筋に対する── … 128
　　　体幹に対する── …… 129
　　　大腿四頭筋の── …… 182
　　　ハムストリングスの── … 181
　　　腹筋群の── ………… 129
　　　ボール使用による── … 128
筋力増強練習 …………… 10, 177
薬（薬剤） ……… 10, 14, 22, 25, 29
　　　──性過敏症症候群 …… 32
　　　──の副作用 …………… 29
　　　──の種類と特徴 ……… 22
　　　抗リウマチ──のポジショニング
　　　　　　　　　　　　　… 22
　　　抗リウマチ──の薬価 … 25
　　　症状と治療──との関係 … 16
　　　疾患修飾性抗リウマチ──
　　　　　　……… 10, 22, 25, 27, 30
　　　ステロイド── ………… 27
　　　低分子量分子標的── … 25
　　　非ステロイド性抗炎症──
　　　　　　　　　　　… 10, 28, 38
靴 ……………………………… 233
　　　──型装具での対応 … 158
　　　──作製上の手続き … 241
　　　──作製上の費用 …… 241
　　　──作製手順 ………… 233
　　　──の選び方 ………… 158
　　　──の高さ …………… 239
　　　──の適合判定 ……… 237
　　　──の有用性 ………… 240
　　　──べら ……………… 232
　　　──用チャート ……… 234
外科開き── ………………… 239

グループダイナミックス …… 253
車いす ……………… 204, 212, 259
　　　電動── ……………… 212
グレード分類 …………………… 79
グローブ法 …………………… 141
ケアラム® ……………………… 27
経口JAK阻害薬 ……………… 32
頚椎安定性 ……………………… 52
経費的電気刺激 ……………… 146
頸部筋の等尺性収縮 ………… 129
血液検査 ………………………… 62
血液障害 ………………………… 30
結核 ………………………… 29, 35
血清アミロイド蛋白 ………… 135
血沈 …………………………… 135
ケナコルト® …………………… 27
玄関の環境整備 ……………… 268
肩甲胸郭関節 ………………… 120
肩甲骨へのアプローチ ……… 121
肩甲上腕関節へのアプローチ … 121
肩甲上腕リズム ………………… 43
肩鎖関節 ……………………… 120
減張位早期運動療法 ………… 193
抗IL-6受容体抗体 …………… 32
更衣 …………………………… 217
　　　──動作で役立つ自助具 … 223
抗インターロイキン …………… 53
抗うつ …………………………… 68
高疾患活動性 …………………… 41
交代浴 ………………………… 143
抗リウマチ薬のポジショニング … 22
抗リウマチ薬の薬価 …………… 25
股関節 …………………………… 50
　　　──の外転運動 ……… 177
　　　──の屈曲運動 ……… 177
　　　──のROM治療 …… 125
　　　──へのアプローチ … 125
　　　──罹患による歩行障害 … 152
　　　人工──全置換術
　　　　　　　　　　… 41, 50, 175
呼吸運動 ……………………… 129
国際生活機能分類 …………… 250
語句評価スケール ……………… 73
骨髄抑制 ………………………… 30

骨折 ………………………………… 53
骨粗鬆症 ……………………………… 6
コットン取り付け自助具 ……… 227
骨密度の関係 ……………………… 80
ゴリムマブ …………………… 23, 32
コルベット® ……………………… 27

さ

細菌性肺炎 ………………………… 34
最大酸素摂取量 ………………… 131
サラゾスルファピリジン ……… 32
シェーグレン症候群 …… 118, 229
磁気温熱療法 …………………… 147
磁気加振式温熱治療器 ………… 147
指屈筋腱に対する手術 ………… 46
シクロオキシゲナーゼ …… 28, 68
ジクロフェナク …………………… 28
自己管理能力 …………………… 250
シーソー型ボタン ……………… 217
手指の手術 ………………………… 47
自助具 …………………………… 221
　──作製指針 ………………… 221
　──導入ポイント …………… 221
　──の適合判断 ……………… 221
　ケアのための── …………… 230
　更衣動作で役立つ── ……… 223
　コットン取り付け── ……… 227
　食事動作で役立つ── ……… 222
　整容で役立つ── …………… 226
　調理動作で役立つ── ……… 231
　入浴時に役立つ── ………… 227
指伸筋腱断裂に対する手術 …… 46
指節間関節 ………………………… 48
持続的冷却装置 ………………… 145
疾患活動性の評価 ………… 19, 76
疾患修飾性抗リウマチ薬
　………………… 10, 22, 25, 27, 30
疾病の成り立ち …………………… 2
自転車エルゴメータ …………… 132
自転車での移動 ………………… 252
死の受容過程 ……………………… 4

シムジア® ………………………… 23
尺側偏位 ………………… 59, 172, 195
尺骨遠位端切除 …………………… 45
シャワー ………………………… 262
住環境 …………………………… 248
重錘負荷を利用した呼吸運動 … 129
集団指導 ………………………… 253
手関節 …………………………… 45, 123
　──スプリント ……… 168, 171
　──の手術 …………………… 45
　──へのアプローチ ……… 123
　全──固定術 ………………… 45
　部分──固定術 ……………… 45
手根管症候群 ……………………… 43
手根中央関節 ……………………… 45
手指 ……………………… 124, 185
　──関節の ROM 治療 …… 123
　──伸筋腱皮下断裂の再建
　　……………………………… 189
　──スプリント …………… 165
　──に対する術後療法 …… 185
　──にみられる関節変形 … 59
　──MP 関節形成術 ……… 195
　手内在筋による──伸展 … 193
手術 ……………………………… 40
　──の優先順位 ……………… 42
　上肢──療法 ………………… 185
　下肢──の適応 ……………… 48
　整形外科──の考え方 ……… 40
　遠位橈尺関節に対する── … 45
　下肢再建── ………………… 49
　寛解導入── ………………… 41
　環軸椎後方固定── ………… 52
　関節機能障害ゼロを目指した──
　　……………………………… 41
　指屈筋腱に対する── ……… 46
　指伸筋腱断裂に対する── … 46
　手関節の── ………………… 45
　手指の── …………………… 47
　手指 MP 関節形成── …… 195
　脊椎── ……………………… 52
　切除関節形成── …………… 47
　相対的寛解導入── ………… 41
　足関節固定── ……………… 51

足関節の── …………………… 51
足趾形成── …………………… 52
足趾の── ……………………… 51
中足骨頸部短縮斜め骨切り──
　…………………………………… 52
橈骨手根関節に対する──
　…………………………………… 45
軟部組織制動による再建──
　………………………………… 196
非寛解── ……………………… 41
部分手関節固定── …………… 45
母指 IP 関節固定── ………… 47
MP 関節形成── ……… 48, 196
腫脹 …………………………… 59, 150
　関節──の触診方法 ……… 136
術後療法 ………………… 175, 185
　ダイナミックスプリントを用いた
　──スケジュール ………… 192
　MP 関節形成術（人工関節）の
　──スケジュール ………… 198
　関節形成術に対する── … 197
　手指に対する── ………… 185
　上肢関節に対する── …… 185
　人工肘関節全置換術── … 187
出産 ……………………………… 107
　──期の RA 患者への対応
　　……………………………… 114
　──に対する医療施設での対応
　　……………………………… 108
腫瘍細胞壊死因子-α ……… 50, 68
手浴 ……………………………… 142
障害の受容過程 ………………… 109
障害の成り立ち …………………… 2
障害肘の 3 タイプ ……………… 44
障害評価における身体機能 …… 75
障害評価の手順 ………………… 83
上肢関節に対する術後療法 … 185
上肢筋に対する筋力強化運動 … 128
上肢再建術式 …………………… 42
上肢手術療法 …………… 42, 185
上肢に対する ROM 治療 …… 120
症状と治療薬との関係 ………… 16
情報交換 ………………………… 253
照明の操作 ……………………… 257

症例とのかかわり……114	水治療法……142	——の種類と薬理作用……32
初期評価に必要な項目……76	睡眠障害……8	——の特徴……23
食事時の関節保護……217	数値評価スケール……73	整容……218
食事動作で役立つ自助具……222	スーパーライザー治療器……148	——で役立つ自助具……226
触診……60	スタティックスプリント……197	脊椎手術……52
関節腫脹の——方法……136	スティーブンス・ジョンソン症候群……29	切除関節形成術……47
関節水腫の——方法……136	ステロイド性骨粗鬆症の管理と治療のガイドライン……38	セルトリズマブ ペゴル……23, 32
MCP関節の——……60	ステロイド薬……27	ゼルヤンツ®……26
MTP関節の——……155	ストレス……8	セレコキシブ……28, 38
PIP関節の——……60	ストレッチ……119	セレコックス®……28
食器……222	スプーン……222	遷延治癒……53
心因性疼痛……67	スプリント……160	全手関節固定術……45
侵害受容性疼痛……67	——装着のアドヒアランス……174	舟状月状骨解離……45
神経因性疼痛……67	手関節固定——……171	洗浄行為の工夫……228
神経障害……54	手関節——……168	全身循環動態に対する治療……131
進行過程からみた疼痛とその対策……69	手指——……165	洗濯室の環境整備……265
進行期RAに対する治療アルゴリズム……18	スタティック——……197	洗濯干し……251
人工関節置換術……11	母指CM関節——……160	洗髪ブラシ……228
下肢関節に対する——……175	夜間——……191	洗面所の環境整備……265
人工股関節全置換術……41, 50, 175	リング型——……164	前腕……122
——後のクリニカルパス……176	スワンネック変形……47, 59, 165	——リンパ浮腫……142
人工指関節……196	生活活動内容……251	早期RA患者……114
——置換術……48	生活機能障害……95	——に対する治療アルゴリズム……17
人工足趾関節置換術……52	生活機能評価……83	装具……152
人工膝関節全置換術……41, 51, 175, 180	生活指導……246, 249	——対策……155
人工肘関節全置換術……44, 186	生活習慣病……2	靴型——での対応……159
——術後療法スケジュール……187	生活の質……69	下肢——……152
人工肘関節の種類……186	生活のとらえ方……246	膝——……154
寝室の環境整備……257	生活の範囲と活動状況……247	増殖滑膜……62
腎障害……29	生活の不自由……6	相対的寛解導入手術……41
身体機能のとらえ方……77	生活を構成する動作……256	足囲……158
身体機能評価……248	整形外科手術の考え方……40	足関節……51, 126, 159
診断……6	整髪ブラシ……227	——可動域制限……156
——と病勢の評価……65	生物学的製剤……23, 25, 160, 185	——固定術……51
深部静脈血栓症……53	——時代のADL評価……96	——痛……159
シンポニー®……23	——使用に関する推奨……19	——の周長……235
心理面の評価……109	——と感染症……33	——の手術……51
診療ガイドライン……14	——とトファシチニブの相違……26	——の底屈運動……176
新RA分類基準……65	——における肺炎のリスク因子……35	——の内外反変形……159
水腫……136		——の背屈運動……176
		——のROM治療……126
		——の2次元計測……235
		——へのアプローチ……127

足趾 51, 126
　　──間洗浄ブラシ 228
　　──形成術 52
　　──の運動療法 156
　　──の手術 51
　　──のROM治療 126
　　──へのアプローチ 127
足底圧評価 237
足底の2次元計測 235
足底の3次元計測 236
足底板 159
足底部の陽性/陰性モデル ... 236
足部アライメント 156
足部の観察 155
足部の触知 155
足部罹患による装具対策 ... 155
足浴 142
ソックスエイド 224

た

体幹に対する筋力強化運動 ... 129
体験的評価 256
体重支持指数のグレード分類 ... 79
代償運動 89
帯状疱疹 36
大腿四頭筋の筋力増強運動
　.. 177, 182
大腿四頭筋の等尺性収縮運動 ... 176
大殿筋の等尺性収縮運動 ... 177
台所の環境整備 266
ダイナミックスプリント ... 190, 197
　　──を用いた術後療法スケジュール 192
タクロリムス 25, 32
立ち上がり動作 ... 179, 184, 208
脱臼 53
炭酸浴 144
地域リハの定義 9
チェックシューズ 239
中疾患活動性 41
中足骨頚部短縮斜め骨切り術 ... 52
超音波検査 64

調理動作で役立つ自助具 ... 231
調理場面 251
治療 4
　　──介入の重要性 14
　　──体系 7
　　──の実際 118
　　──薬と症状との関係 ... 16
治療アルゴリズム 20
　　進行期RAに対する── ... 18
　　早期RAに対する── ... 17
杖 178, 204, 210
つらさ 69
低疾患活動性 41
低分子量分子標的薬 25
テーピング 194
テーブル拭き 220
手すり 260
点眼器 229
電気療法 146
電動車いす 212
電動昇降いす 258
電動ベッド 206
ドアノブ 259
トイレ 260
橈骨月状骨 45
橈骨手根関節に対する手術 ... 45
動作分析とEBMに基づく設計
　.. 221
等尺性収縮 127
　　頚部筋の── 129
　　大腿四頭筋の── ... 176, 181
　　大殿筋の── 177
トウ・スプリング 238
等張性収縮 127
疼痛 6
　　感覚的──スケール 72
　　進行過程からみた──とその対策
　　... 69
　　心因性── 67
　　侵害受容性── 67
　　神経因性── 67
投与時反応 33
特定不安検査 113
徒手筋力検査法 92, 127

徒手療法 148
トシリズマブ 23, 32, 53
扉の整備 249, 259
トファシチニブ 26, 32
トリアムシノロンアセトニド水性懸濁
注射液 27
ドレッシングエイド 224
トレンデレン・ブルグ歩行 ... 209

な

軟性リストサポーター 169
軟部組織制動による再建術 ... 196
日常生活機能評価 83, 248
日常生活テスト 98
日常生活動作 107
　　──能力 5
　　──評価 248
ニューモシスチス・カリニ肺炎 ... 35
入浴 218
　　──時に役立つ自助具 ... 227
妊娠 107
　　──期のRA患者への対応
　　... 114
　　──に対する医療施設での対応
　　... 108
寝たきりのRA患者の起立練習 ... 12

は

肺炎 29, 34
　　生物学的製剤における──のリスク因子 35
　　間質性── 29, 31
　　細菌性── 34
　　ニューモシスチス・カリニ──
　　... 35
　　メトトレキサート── ... 31
ハイドロキシクロロキン ... 15
箸 222
バスボード 262
バスリフト 264

発症年齢 …………………………… 5
歯磨き …………………………… 226
ハムストリングスの筋力強化運動
　………………………………… 181
パラダイムシフト ………… 8, 16, 29
パラフィン ……………………… 141
パンヌス ……………………… 62, 68
ピアカウンセリング …………… 253
皮下注射製剤の特徴 ……………… 24
非寛解手術 ………………………… 41
膝関節 …………………………… 126
　——全置換術後のクリニカルパ
　　ス例 ………………………… 180
　——に対するアイシングシステム
　　………………………………… 145
　——に対する刺激領域 ………… 149
　——の内反動揺 ………………… 209
　——の ROM ……………… 126, 181
　——へのアプローチ …………… 126
　——罹患による歩行障害 ……… 153
　プラスチック——装具 ………… 154
　モールド——装具 ……………… 154
　高度内反屈曲拘縮—— ………… 51
肘関節 …………………………… 122
　——の ROM 治療 ……………… 122
　——へのアプローチ …………… 122
　障害——の 3 タイプ …………… 44
　人工——全置換術 ………… 44, 186
非ステロイド性抗炎症薬
　…………………………… 10, 38, 28
皮膚症状 ………………………… 58
皮膚粘膜眼症候群 ……………… 29
ヒュミラ® ……………………… 23
表情尺度スケール ……………… 73
病勢のコントロール ……………… 5
病態 ………………………… 6, 248
日和見感染症 …………………… 29
不安 …………………………… 69, 106
フォリアミン® ……………… 23, 30
副作用 …………………………… 29
　——防止に関する診療ガイドラ
　　イン …………………………… 15
福祉制度 ………………………… 252
副腎皮質ステロイド ………… 34, 37

服薬関連の自助具 ……………… 229
ブシラミン ……………………… 32
腹筋群の筋力強化運動 ………… 129
フットケア ……………………… 156
フットポンプ …………………… 179
物理療法 …………………… 134, 140
　関節痛に対する—— …………… 139
　——の選択肢 …………………… 140
　——の刺激の強度と目安 …… 137
　——の EBM …………………… 138
部分手関節固定術 ……………… 45
プラスチック膝装具 …………… 154
プールでの移動 ………………… 252
ブレディニン …………………… 26
プレドニゾロン ………………… 38
プレドニン® …………………… 27
プログラフ® ………………… 25, 32
平行棒内歩行 ……………… 178, 183
閉鎖的連鎖運動 ………………… 127
ベッド周囲のようす …………… 257
ペットボトルオープナー ……… 219
便座 ……………………………… 261
胼胝 …………………… 59, 143, 156, 237
包丁 ……………………………… 231
ボール使用による筋力強化運動
　………………………………… 128
歩行 ……………………………… 240
　——時垂直床反力 ……………… 240
　——動作 ………………………… 208
　——の改善 ……………………… 152
　異常—— ………………………… 208
　杖—— ……………………… 178, 210
　平行棒内—— ……………… 178, 183
歩行器 …………………………… 182
　——歩行 ………………………… 183
歩行障害 ………………………… 77
　関節痛の訴えと—— …………… 77
　股関節罹患による—— ………… 152
　膝関節罹患による—— ………… 153
母指 CM 関節 …………………… 47
　——スプリント ………………… 160
母指 IP 関節固定術 ……………… 47
母趾 MTP 関節 …………………… 52
ポジティブ・エクササイズ＋ 10 ！
　………………………………… 13
ボタンエイド …………………… 224
ボタンホール変形 ……… 47, 59, 164
ホットパック …………………… 141
ホットマグナー ………………… 147
ボディーブラシ ………………… 228
歩幅調査 ………………………… 241
ボルタレン® …………………… 28

ま

枕 ……………………………… 231
　外転—— ………………………… 179
　低反発—— ……………………… 205
慢性心不全 ……………………… 19
ミゾリビン ……………………… 26
耳掃除 …………………………… 230
ムチランス変形 …………… 6, 43, 63
メトトレキサート …… 4, 15, 22, 30, 53
　——肺炎 ………………………… 31
メトレート® …………………… 30
免疫抑制剤 …………………… 25, 29
モールド膝装具 ………………… 154
目標達成に向けた治療 …………… 5
モノクローナル抗体 …………… 23

や

夜間スプリント ………………… 191
薬剤（薬）………… 10, 14, 22, 25, 29
　——性過敏症症候群 …………… 32
　——の副作用 …………………… 29
　——の種類と特徴 ……………… 22
　抗リウマチ——のポジショニング
　　………………………………… 22
　抗リウマチ——の薬価 ………… 25
　症状と治療——との関係 ……… 16
　疾患修飾性抗リウマチ——
　　……………… 10, 22, 25, 27, 30
　ステロイド—— ………………… 27
　低分子量分子標的—— ………… 25

非ステロイド性抗炎症——
　　　　‥‥‥‥‥‥‥‥ 10, 28, 38
薬物治療の目標 ‥‥‥‥‥‥‥ 15
薬物療法 ‥‥‥‥‥‥ 10, 14, 22, 29
ヤヌスキナーゼ ‥‥‥‥‥‥‥ 26
有痛性跛行 ‥‥‥‥‥‥‥‥ 208
床面の環境整備 ‥‥‥‥‥‥ 258
葉酸 ‥‥‥‥‥‥‥‥‥‥ 23, 30
抑うつ傾向のRA患者への対応
　　‥‥‥‥‥‥‥‥‥‥‥ 115
浴室の環境整備 ‥‥‥‥‥‥ 262
予防接種 ‥‥‥‥‥‥‥‥‥ 19

ら・わ

ライフサイクル ‥‥‥‥‥‥ 106
リーチ制限を補う自助具 ‥‥ 226
リーチ動作 ‥‥‥‥‥‥ 77, 91
　　——障害度 ‥‥‥‥‥‥‥ 78
　　——とROM制限 ‥‥‥‥ 77
　　——難易度 ‥‥‥‥‥‥‥ 78
リウマチ結節 ‥‥‥‥‥‥‥ 59
リウマトレックス® ‥‥‥ 22, 30
リストサポーター ‥‥‥‥‥ 169
リツキシマブ ‥‥‥‥‥‥‥ 15
リマチル® ‥‥‥‥‥‥‥‥ 32
リング型スプリント ‥‥‥‥ 164
臨床的疑問 ‥‥‥‥‥‥‥‥ 21
リンパ増殖性疾患 ‥‥‥‥‥ 31
リンパ浮腫 ‥‥‥‥‥‥‥ 142
冷水浴 ‥‥‥‥‥‥‥‥‥ 146
レフルノミド ‥‥‥‥‥‥‥ 25
レミケード® ‥‥‥‥‥‥‥ 23
ロイコボリンレスキュー ‥‥ 30
廊下の環境整備 ‥‥‥‥‥‥ 258
ワイズ ‥‥‥‥‥‥‥‥‥ 158

A・B・C

ACR/EULARによるRA分類基準
　　‥‥‥‥‥‥‥‥‥‥ 57, 65
ACRリコメンデーション ‥‥ 17
ADL能力 ‥‥‥‥‥‥‥‥‥ 11
ADL評価 ‥‥‥‥‥‥‥‥‥ 95
AIMS2 ‥‥‥‥‥‥‥‥‥ 102
Arndt Schulz rule ‥‥‥‥‥ 137
assessment of motor and process
skills：AMPSA ‥‥‥‥‥ 104
B型肝炎ウイルス ‥‥‥‥‥‥ 36
B型肝炎対策ガイドライン ‥‥ 37
biological agent ‥‥‥ 23, 40, 160
Brooks法 ‥‥‥‥‥‥‥‥‥ 52
C型肝炎ウイルス ‥‥‥‥‥‥ 37
C反応蛋白 ‥‥‥‥‥‥‥ 135
carpometacarpal joint：CM関節
　　‥‥‥‥‥‥‥‥‥‥‥‥ 47
　　母指——スプリント ‥‥ 160
clinical disease activity index：
CDAI ‥‥‥‥‥‥ 56, 65, 135
centralization ‥‥‥‥‥‥‥ 196
Chamay法 ‥‥‥‥‥‥‥‥ 45
Clayton法 ‥‥‥‥‥‥‥‥ 45
clinical question ‥‥‥‥‥‥ 21
continuous passive motion：CPM
　　‥‥‥‥‥‥‥‥‥‥‥‥ 181
CORE study ‥‥‥‥‥‥‥ 185
cornell medical index：CMI ‥ 112
C-reactive protein：CRP ‥ 53, 135
cross intrinsic transfer ‥‥‥ 196
cyclooxygenase：COX ‥‥‥ 28
cyclooxygenase-2：COX-2 ‥ 68

D・E・F・G

Darrach法 ‥‥‥‥‥‥‥‥ 45
disability of the arm, shoulder, and
hand questionnaire：DASH ‥ 104
disease activity score：DAS28
　　‥‥‥‥‥‥‥‥‥ 57, 65, 135
disease-modifying anti-rheumatic
drugs：DMARDs ‥‥ 10, 22, 27, 30

　　——特徴 ‥‥‥‥‥‥‥‥ 27
distal interphalangeal joint：DIP関節
　　‥‥‥‥‥‥‥‥‥‥ 48, 165
　　——屈曲位でのMP関節伸展
　　　運動 ‥‥‥‥‥‥‥‥ 193
distal radioulnar joint：DRU関節
　　‥‥‥‥‥‥‥‥‥‥‥‥ 45
drug-induced hypersensitivity
syndrome：DIHS ‥‥‥‥ 32
erythrocyte sedimentation rate：
ESR ‥‥‥‥‥‥‥‥‥‥ 135
evidence based medicine：EBM
　　‥‥‥‥‥‥‥‥‥‥‥ 3, 134
extensor carpi radialis longus：
ECRL ‥‥‥‥‥‥‥‥‥‥ 45
extensor carpi ulnaris ‥‥‥‥ 45
face scale ‥‥‥‥‥‥‥‥‥ 73
FAI値比較 ‥‥‥‥‥‥‥‥ 82
Fearnley分類 ‥‥‥‥‥‥‥ 196
Feldon法 ‥‥‥‥‥‥‥‥ 196
grading of recommendations
assessment, development and
evaluation：GRADE ‥‥‥‥ 16

H・I・J・K

HAD ‥‥‥‥‥‥‥‥‥‥‥ 41
health assessment questionnaire：
HAQ ‥‥‥‥‥‥‥‥‥‥ 100
HBV ‥‥‥‥‥‥‥‥‥‥‥ 36
HCV ‥‥‥‥‥‥‥‥‥‥‥ 37
humeral head replacement：HHR
　　‥‥‥‥‥‥‥‥‥‥‥‥ 42
international classification of
functioning, disability and health：
ICF ‥‥‥‥‥‥‥‥‥ 75, 250
international classification of
impairments, disabilities and
handicaps：ICIDH ‥‥‥‥ 75
interleukin-1：IL-1 ‥‥‥‥ 68
interleukin-6：IL-6 ‥‥‥‥ 68
　　——阻害薬 ‥‥‥‥‥‥‥ 32
IP関節橈屈変形 ‥‥‥‥‥ 165
janus kinase：JAK ‥‥‥‥‥ 26
Kleinert変法 ‥‥‥‥‥‥‥ 46

Krukenberg 変形·················· 59

L・M・N

Larsen の 6 段階 X 線病期分類
·· 63
LDA ·································· 41
Magerl 法 ···························· 52
MCP 関節の触診 ···················· 60
MDA ································· 41
Melvin の関節保護原則 ············ 214
metacarpophalangeal joint：MP 関節 ································· 216
　　──伸展運動 ··················· 193
　　──スプリント ················· 160
metatarsophalangeal joint：MTP 関節 ································ 51
　　──の触診 ····················· 155
　　母趾── ························ 52
methotrexate：MTX
································ 4, 22, 30, 53
　　──と感染症 ····················· 33
　　──と TNF 阻害薬の併用療法
································ 24
midcarpal joint：MC 関節 ········· 45
modified HAQ：mHAQ ····· 83, 101
MP 関節形成術 ··············· 48, 196
　　──後のダイナミックスプリント
································· 197
　　──後の夜間用スタティックスプリント ························· 197
　　──（人工関節）の術後療法スケジュール ······················ 198
narrative based medicine：NBM
··· 3
Nicolle 法 ·························· 196
numeric rating scale：NRS ······ 73
non-steroidal anti-inflammatory drugs：NSAIDs ········· 10, 28, 38

O・P・Q・R

off set 継手の試み ················· 154

PeakVO$_2$ ·························· 131
proximal interphalangeal joint：PIP 関節 ·························· 48, 165
　　──屈曲位での MP 関節伸展運動 ································· 193
　　──の触診 ······················ 60
quality of life：QOL ·············· 69
radiocarpal joint：RC 関節 ······· 45
range of motion：ROM ·········· 75
　　膝関節の──
　　　──計測時に注意すべき点 ·· 90
　　　──制限とリーチ動作 ········ 77
rheumatoid arthritis：RA ········· 2
　　──症例の 10m 歩行所要時間と NRS の変化 ·················· 151
ROM 治療 ························· 119
　　下肢に対する── ·············· 125
　　肩関節に対する── ············ 120
　　股関節の── ··················· 125
　　手指関節── ··················· 123
　　上肢に対する── ·············· 120
　　足関節の── ··················· 126
　　足趾の── ····················· 126

S・T

Sauvé-Kapandji 法 ················ 45
scapulohumeral rhythm ········· 43
self-rating depression scale：SDS
·· 110
self-rating questionnaire for depression：SRQ-D ············ 111
signal transduction and activator of transcription：STAT ········ 26
simplified disease activity index：SDAI ····················· 56, 65, 135
soft tissue reconstruction ······· 196
squeeze test ······················· 62
state-trait anxiety inventory-form JYZ：STAI ······················ 112
Steinbrocker の病期分類 ····· 34, 63
Steinbrocker の機能障害分類
··· 75
steroids ···························· 27

stiffness 値 ························ 241
straight-leg raising：SLR ······· 176
　　──運動 ························ 181
Swanson ···························· 48
Swezey の関節保護原則 ·········· 214
T 細胞 ······························· 68
　　──選択的共刺激調節薬 ······· 32
Thompson 法 ······················ 47
total elbow arthroplasty：TEA
································· 42, 186
total hip arthroplasty：THA
······················ 41, 50, 125, 175, 180
total knee arthroplasty：TKA
······················ 41, 51, 126, 175, 180
total shoulder arthroplasty：TSA
·· 42
transcutaneous electrical nerve stimulation：TENS ··········· 146
treatment to target：T2T ··· 14, 96
tumor necrosis factor：TNF
······························· 50, 53, 68
　　可溶性──受容体 ··············· 32
　　──阻害薬 ·········· 23, 32, 34, 50
　　──と MTX の併用療法 ······ 24
two-question depression screen
·· 112

V・W・X

verbal rating scale：VRS ········· 73
visual analogue scale：VAS
···································· 56, 72
weight bearing index ············· 79
window of opportunity：WBI ··· 14
window's sign ····················· 62
Women's Health ················· 106
Wood 法 ··························· 196
X 線画像検査 ······················· 62

数字・記号

2 質問法 ···························· 112
％YAM ······························ 80

改訂第2版　リハ実践テクニック
関節リウマチ

2009年　2月10日　第1版第1刷発行
2014年12月10日　第2版第1刷発行
2023年　7月20日　　　　第3刷発行

- ■監　修　西林保朗　にしばやし　やすろう
- ■編　集　佐浦隆一　さうら　りゅういち
　　　　　　八木範彦　やぎ　のりひこ
- ■発行者　吉田富生
- ■発行所　株式会社メジカルビュー社
　　　　　〒162-0845 東京都新宿区市谷本村町2-30
　　　　　電話　03(5228)2050(代表)
　　　　　ホームページ　http://www.medicalview.co.jp/

　　　　　営業部　FAX 03(5228)2059
　　　　　　　　　E-mail　eigyo@medicalview.co.jp

　　　　　編集部　FAX 03(5228)2062
　　　　　　　　　E-mail　ed@medicalview.co.jp

- ■印刷所　シナノ印刷　株式会社

ISBN 978-4-7583-1491-6　C3347

©MEDICAL VIEW, 2014. Printed in Japan

- 本書に掲載された著作物の複写・複製・転載・翻訳・データベースへの取り込みおよび送信（送信可能化権を含む）・上映・譲渡に関する許諾権は，(株)メジカルビュー社が保有しています．
- JCOPY〈出版者著作権管理機構 委託出版物〉
　本書の無断複製は著作権法上での例外を除き禁じられています．複製される場合は，そのつど事前に，出版者著作権管理機構（電話 03-5244-5088，FAX 03-5244-5089，e-mail：info@jcopy.or.jp）の許諾を得てください．
- 本書をコピー，スキャン，デジタルデータ化するなどの複製を無許諾で行う行為は，著作権法上での限られた例外（「私的使用のための複製」など）を除き禁じられています．大学，病院，企業などにおいて，研究活動，診察を含み業務上使用する目的で上記の行為を行うことは私的使用には該当せず違法です．また私的使用のためであっても，代行業者等の第三者に依頼して上記の行為を行うことは違法となります．